Checkliste
Parietale Osteopathie

Original German edition:
Andreas Maassen,
Checkliste Parietale Osteopathie, 1/e
©2011 Karl F. Haug Verlag in MVS Medizinverlage
Stuttgart GmbH & Co.KG, Germany

Illustrations:
Illustrations from Prometheus
LernAtlas der Anatomie:
Markus Voll, München;
Karl Wesker, Berlin.
Other anatomic illustrations:
Malgorzata and Piotr Gusta,
Champigny-sur-Marne, France
Photos: Marjan van den Bos,
Sittard, The Netherlands

重要な注意事項

あらゆる科学と同様、医学は絶えず進歩しています。医学の知見、特に治療法や薬物療法に関する知見は、研究と臨床により広がって拡大しています。本書で述べる用量や使用法は、**本書の完成時の医学的知見**と適合しているかを著者、編集者、出版社が仔細に確認しており、読者に信頼していただけるものです。

ただし、用量や使用法の情報は、出版社が保証するものではありません。**薬を使用する場合**は、添付文書を詳細に調べ、必要があれば専門家に相談し助言を受け、そこで推奨された処方や注意された禁忌と本書の内容に齟齬がないかを確認してください。特に広く使われていない薬や新薬については、このような確認が重要です。**用量や使用法については使用者の責任となります。**本書の誤りに気づかれた場合、出版社にお知らせくださるよう著者と出版社からお願いします。

本書では登録商標マーク（Ⓡ）を特に明示して**いません**が、これは商標が保護されていないということではありません。

本書は細部まで著作権が保護されています。著作権法の定める範囲を超えた本書の利用は、出版社の同意がない限り、禁止されており違法です。特に、複写、翻訳、マイクロフィルム化、電子機器によるデータの取込み・加工などが該当します。

筋骨格系の
オステオパシー

基礎と実践をひとつにまとめた
わかりやすいチェックリスト

著者
アンドレアス・マースセン
Andreas Maassen

監修
平塚 晃一

翻訳
吉水 淳子

筋骨格系はオステオパシーを学ぶ基本

　オステオパシーの生みの親であるDr.アンドリュー・テーラー・スティル氏は、解剖学にとても興味を持ち、研究者として筋肉と骨格について学びました。「オステオパシーの技術と理論と哲学は解剖に次ぐ解剖から発展した」と、その考えは現在も受け継がれ、オステオパシーを理解するには筋骨格系を知ることが必須とされています。

　筋骨格系とは単に身体を整えればいいというものではありません。筋肉と骨格だけでは本来人間の持つ機能は果せません。その機能を果すためには、骨と骨をつなぐ靭帯、骨を動かし移動するための筋肉、筋肉を付着させるための腱、そしてそれらを保護し潤すために必要な骨膜、筋膜、腱膜、腱鞘が必要です。また、心臓をはじめとした循環器系、栄養と水分を取るための消化器系、酸素を供給し排出するための呼吸器系、老廃物や排泄のための内臓系、それから免疫系やリンパ系、脳からの命令と伝達をする神経もあります。人間は頭で考えるだけでは、この宇宙をはじめさまざまな現象に対応できません。そのために自律神経が必要になってきます。生殖と思考と自分の内部そして外部とバランスをとるホルモン系もたいせつな機能として存在しています。ウイルスに対する抵抗や免疫も重要な役目です。

　あげればきりがない程、身体は生きるための活動をしています。

オステオパシーはこうしたすべてに対処できるよう、部分的、全体的そして相対的に生命力を阻害する機能を見つけ、それらに対して本来の生理的な機能を取り戻すための「医療」として存在しています。従ってオステオパシーを行う「オステオパス」はこの人間に備わったすべての生命現象にできる限り精通していくことが望ましいと考えます。その考え方を堅持するためには、頑固たる信念と哲学が必要になります。そして解剖学、生理学、病理学をはじめとする医学的な多くの知識とそれらを活用する知識が必要になってきます。

　先にものべたように、この筋骨格系はオステオパシーの導入口として欠かすことのできない基本です。その基本があって、さまざまなテクニックが生まれるのです。

　本書では、直接法やスラスト法、筋肉エネルギーテクニック（M.E.T）などの様々な治療法の他、トリガーポイントに関連している重要なテクニックなども解説しています。

　オステオパシーを学ぶ学生だけでなくオステオパシーを実践している人に対しても、最も重要な診断と治療テクニックの概要を提供しています。

　本書だけでは、筋骨格系はかたり尽くされてはいませんが、オステオパシーを学ぶ基本として活用いただければ幸いです。

日本オステオパシー連合　オブザーバー
日本オステオパシー学会　名誉会長

平塚　晃一, MRO（J）

はじめに

「言われたことは忘れる。教わったことは覚える。自ら行動したことは理解する」

孔子（B.C.551-479）

　本書の第1部では、筋骨格系オステオパシーの歴史を概観し、ドイツでの研究の現状を見た後、解剖学的な基礎知識について述べる。これに先立ち、ここで、一般医学とオステオパシーはいずれも解剖学と生理学を基礎とするが、根本的な相違があることを指摘しておきたい。

　簡単に言うと、一般医学は、主に病気指向のアプローチを行う。すなわち形態学的・構造的損傷を見つけようとする（画像検査や臨床検査を用いて）。こういった損傷が存在すれば治療の対象となる。あるいは、形態学的損傷がなく機能的な障害がある場合、しばしば精神的な心因性の機能的障害とされる。「『機能的』（funktionell）vs『形態学的』（morphologisch）『構造的』（strukturell）であり、『機能的』vs『器質的』（organisch）『身体的』（somatisch）ではない。機能的障害は、器官で発生する限り、身体的なもの（Somatisches）である」[86]。内科医や総合医を受診する患者の約25-40%は機能的障害を有するとされる[86]。

　オステオパシーは、主に全体指向（global orientiert）のアプローチを行う。すなわち、構造と機能の相互作用を通じて構造的障害あるいは機能的障害が発生するとし、機能の正常化を優先する。治療の目標は、身体の最適な自己治癒メカニズムの回復である。構造的損傷の存在は、オステオパシー治療に必須の前提条件ではない。むしろ、重大な構造的損傷は禁忌となる場合さえある。要するに、オステオパシーは、主に機能的変化を見つけようとするものである。

　本書の第2部では、運動器系の検査について述べる。運動器系の検査は、迅速検査（全般的な検査）と特殊検査に分けられる。これらの検査を通じて機能障害を絞り込むことができる。さらに、矯正（機能障害を正す）のテクニックについて述べる。これらのテクニックも、運動器系の検査と同様、全てを網羅するのではなく、筆者が日々の診療や応用オステオパシー研究所（IFAO）で教鞭を取る中から選んだものである。本書は、あらゆる研究成果を可能な限り紹介するよりも、実践に重点を置いている。とはいえ、スティル博士のモットー（「オステオパシーの医師は自らが施す治療の理由を説明できなけれ

ばならない。患者に対してではなく、むしろ自分に対して」)に従い、本書では研究成果を厳選して紹介している。本書をよく読めばそれらが散見されるだろう。とはいえ、読むことを優先しテクニックを行うことを疎かにしてはならない。実践の能力は、臨床において訓練し向上させなければならない。

　第3部では、筋骨格系オステオパシーが治療を提案しうる適応症について述べる。その際、全般的治療の概念を提示する。これは、個々の患者に合わせて調整する必要がある。また、例外的に、具体的な機能障害を挙げ、障害が見つかりやすい部位を示す場合もある（見つけなければならないわけではないが）。これは、病因の検討や、検査画像の保存が必要な場合もあるからである。

　第4部では、筋骨格系オステオパシー治療の重要な側面として、筋連鎖やトリガーポイントについて述べる。また、筋筋膜系の機能障害の生理学的背景や、運動器系の治療テクニックについても述べる。

　本書は、筋骨格系オステオパシーを実践する上で重要な情報を可能な限り網羅している。その際、理論的解説よりも実践を重視した。また、追加的な情報をコンパクトにまとめ、読者が掘り下げて研究できるようにした。筋骨格系障害は、しばしば内臓系や頭蓋仙骨系との関連が示唆される。ここで読者に推奨したいのは、筋骨格系、内臓系、頭蓋仙骨系の3つに平等にアプローチすることである。これら3つの系は、いずれかが他の2つの系の機能を厳密に決定する統括者という関係にはない。3つの系はそれぞれ、全身の統一的機能の一部として機能している。筆者は、常々、診療と教育を行う中で、筋骨格系のテクニックは決まって疎かにされているという印象を持っている。オステオパスは、狭義の「手仕事の職人」として、どんな問題にも対応できるよう、適切な道具を道具箱に備えておくべきである。本書が、読者の道具を増やすのに役立つことを願う次第である。

　ここで、家族に感謝を述べたい。「モデル」になってくれたレヴィ、筆者のため多くの時間を割いてくれたアンゲリカ、ヨエル、ルカ、エリア、必要な時に常にそこにいてくれる両親に感謝する。また、写真の撮影でお世話になったマルヤン・ヴァン・デン・ボスにも大変感謝している。

アンドレアス・マースセン

第1部
1. 筋骨格系オステオパシーの歴史
2. 様々な研究および研究の現状
3. 筋骨格系オステオパシーの解剖学的な基礎知識

第2部
4. 診断学
5. テクニック

第3部
6. 適応症

第4部
7. 筋筋膜系
8. 筋連鎖
9. トリガーポイント
10. 筋筋膜系の機能障害の生理学的背景および治療法

付録
11. 参考文献
12. 略語表
13. 図の出典
14. 索引

目次

筋骨格系はオステオパシーを学ぶ基本 .... 平塚 晃一 vi

はじめに viii

第 1 部　歴史、研究、解剖学的な基礎知識

1　筋骨格系オステオパシーの歴史 ▶ 2

2　様々な研究および研究の現状 ▶ 4

3　筋骨格系オステオパシーの解剖学的な基礎知識 ▶ 7

3.1	**体幹壁** 7	3.2.3	手 100
3.1.1	脊柱 7	**3.3**	**下肢** 108
3.1.2	胸部 47	3.3.1	股関節 109
3.1.3	骨盤 59	3.3.2	膝関節 123
3.2	**上肢** 74	3.3.3	腓骨 134
3.2.1	上肢帯 75	3.3.4	足 138
3.2.2	肘関節 93		

第 2 部　診断法とテクニック

4　診断法 ▶ 150

4.1	**診断の基礎知識** 151	4.2.4	頸胸椎移行部／頸椎／上位胸椎／上肢帯・上肢 .. 167
4.1.1	筋骨格系の障害 152	**4.3**	**脊柱の特殊検査** 169
4.1.2	筋骨格系の機能障害の判定 152	4.3.1	脊柱のL5-Th3/Th4 170
4.2	**迅速検査／全般的な検査** 154	4.3.2	上位・中位胸椎と胸腰椎移行部 172
4.2.1	下位腰椎／骨盤／股関節・下肢 156	4.3.3	腰椎 175
4.2.2	胸椎／肋骨 163	4.3.4	頸胸椎移行部 178
4.2.3	胸腰椎移行部／横隔膜／下位胸部 164	4.3.5	頸椎 182
		4.4	**肋骨** 186

4.5	**上肢**		**188**
4.5.1	上肢帯		188
4.5.2	肘関節		193
4.5.3	手		197
4.6	**骨盤**		**199**
4.6.1	仙腸関節		199
4.6.2	腸骨		202
4.6.3	仙骨		203
4.6.4	恥骨結合		207
4.6.5	骨盤の誘発検査		208
4.7	**下肢**		**213**
4.7.1	股関節		213
4.7.2	膝関節		216
4.7.3	腓骨		218
4.7.4	足		220
4.8	**鑑別検査**		**227**
4.8.1	腰椎		228
4.8.2	頸椎		230
4.8.3	上肢帯		237
4.8.4	股関節		237
4.8.5	膝関節		238
4.8.6	関節半月		239
4.8.7	足		240

5　テクニック ▶ 241

5.1	**入門と基礎**		**241**
5.1.1	筋エネルギー法		241
5.1.2	スラスト法―マニピュレーション		244
5.2	**脊柱**		**248**
5.2.1	スラスト法		248
5.2.2	MET		262
5.3	**肋骨**		**277**
5.3.1	スラスト法		277
5.3.2	MET		281
5.4	**上肢**		**285**
5.4.1	上肢帯		285
5.4.2	肘関節		297
5.4.3	手		305
5.5	**骨盤**		**307**
5.5.1	腸骨		307
5.5.2	仙骨		317
5.5.3	恥骨結合		324
5.6	**下肢**		**327**
5.6.1	股関節		327
5.6.2	膝関節		337
5.6.3	腓骨		346
5.6.4	足		349

第3部　適応症（A-Z）

6　適応症 ▶ 368

6.1	アキレス腱痛		368
6.2	内転筋刺激		369
6.3	アレルギー		370
6.4	気管支ぜんそく		372
6.5	椎間板ヘルニア		373
6.6	夜尿症		374
6.7	膀胱炎		375
6.8	高血圧症		376
6.9	慢性気管支炎		377
6.10	歯ぎしり		377

6.11	骨盤底筋の機能不全	378	6.41	腰痛	406
6.12	胆嚢摘出術の術後	379	6.42	坐骨神経痛	407
6.13	膝蓋軟骨軟化症	380	6.43	乳房切除術の術後	408
6.14	潰瘍性大腸炎	381	6.44	扁桃炎	409
6.15	過敏性腸症候群	382	6.45	正中神経圧迫症候群	410
6.16	クローン病	383	6.46	更年期障害	411
6.17	憩室症	384	6.47	月経異常	412
6.18	乳児疝痛	385	6.48	中耳炎	413
6.19	聴覚異常	386	6.49	副鼻腔炎	414
6.20	卵巣炎	386	6.50	腎盂炎	414
6.21	上腕骨上顆炎	387	6.51	便秘	416
6.22	会陰切開術の術後	389	6.52	口腔顔面機能障害	417
6.23	勃起障害	390	6.53	オスグッド・シュラッター病（若年性変形性骨軟骨症）	418
6.24	関節症症候群	391
6.25	踵骨棘	392	6.54	卵巣嚢胞	419
6.26	不妊症	393	6.55	肩関節周囲炎	420
6.27	鼓腸	393	6.56	咽頭炎	422
6.28	胆道ジスキネジー	394	6.57	屈曲母指	422
6.29	胃炎	395	6.58	良性前立腺肥大症	423
6.30	顔面神経痛	395	6.59	胃食道逆流症	424
6.31	変形性膝関節症	396	6.60	膝蓋大腿疼痛症候群	424
6.32	ギヨン管症候群（尺骨管症候群）	398	6.61	筋膜疼痛症候群	425
			6.62	めまい	427
6.33	尿失禁（腹圧性失禁）	399	6.63	ズデック症候群	428
6.34	不整脈	399	6.64	足首捻挫後	429
6.35	腸腰筋症候群	400	6.65	足根管症候群	430
6.36	肋間神経痛	401	6.66	胸郭出口症候群	431
6.37	坐骨神経症候群	402	6.67	前脛骨筋症候群	432
6.38	手根管症候群	403	6.68	胃十二指腸潰瘍	433
6.39	喉頭炎	404	6.69	下肢静脈瘤	434
6.40	頭痛	405

第4部　筋筋膜系、筋連鎖、トリガーポイント

7　筋筋膜系 ▶ 436

7.1 求心性神経と脊髄促通 436
7.2 筋膜系 439

8　筋連鎖 ▶ 441

9　トリガーポイント ▶ 443

9.1 トリガーポイントの治療 443
9.1.1 トリガーポイントの特性 443
9.1.2 トリガーポイントの触診法 444
9.1.3 治療の種類 444
9.2 身体各部の
トリガーポイント 445

9.2.1 頭部 445
9.2.2 頸部と項部 447
9.2.3 胸部と肩領域 448
9.2.4 体幹下部 452
9.2.5 上肢 455
9.2.6 下肢 457

10　筋筋膜系の機能障害の生理学的背景と治療法 ▶ 463

10.1 再生過程の生理学 463
10.1.1 炎症期 463
10.1.2 再生期 464
10.1.3 再構築期 464

10.2 可能な治療的介入 465
10.2.1 組織レベル 465
10.2.2 心理学的および
精神生理学的レベル 469

付録

11　参考文献 ▶ 472

12　略語 ▶ 477

13　図の出典 ▶ 479

14　索引 ▶ 480

第1部
歴史、研究、解剖学的な基礎知識

1	筋骨格系オステオパシーの歴史	2
2	様々な研究および研究の現状	4
3	筋骨格系オステオパシーの解剖学的な基礎知識	7

1 筋骨格系オステオパシーの歴史

　オステオパシーの創始者**アンドリュー・テイラー・スティル**（1828-1917）が登場するはるか以前から、地球のどの大陸においても、未開の人々は、本能的・直感的な仕方で、病気の**手当て**を試みていた。このような手当ては、様々なテクニック（現在でいうモビリゼーション、軟部組織治療、鎮痛処置など）を通じてなされていた。多くの国々で民間療法が生まれ、その一つとして「整骨」も行われていた。

　スティルもまた民間療法に精通していた。さらに、彼に特徴的なこととして、幅広い領域（当時の様々な精神的潮流に加え、接骨、ヨーロッパにおける医学の哲学と発展、機械工学など）に関心を持っていた。南北戦争直後の時代に既に、当時行われていた医学を批判し、「病気は機構上・構造上の問題を原因として生じる」と主張していた[82]。1874年6月22日、スティルは、自分が患者に行っていた治療の基本的な手順（後に「オステオパシー」と称される）をまとめた。1892年、オステオパシーの知識を教授することについて認可を受け、同年、ミズーリ州カークスビルにアメリカン・スクール・オブ・オステオパシー（ASO）を設立した。スティルは、体系的アプローチにより、人体における相互作用などの複雑なプロセスを認識した。

　ジョン・マーティン・リトルジョン（1866-1947）は、ヨーロッパにおけるオステオパシーの発展に大きく寄与した。健康上の理由でアメリカへ渡る前、グラスゴーで法学・神学・医学・哲学・社会学などを修めた。1895年にカークスビルでスティルの治療を受けた。治療の成果とスティルのオステオパシーに感服し、ASOで生理学の教師となり、ほぼ同時にオステオパスになるため訓練を受け始めた。1900年、自分の兄弟と共に、シカゴ・カレッジ・オブ・オステオパシーを設立した。ここでは生理学が主要科目とされた。

　医療行政が進展し（フレクスナー・レポートが出されるなど）、1913年、リトルジョン一家はイギリスに帰国した。1917年、ロンドンにブリティッシュ・スクール・オブ・オステオパシー（BSO）を設立し、『ジャーナル・オブ・オステオパシー』を創刊した。リトルジョンの脊柱の生体力学では、力線、力の多角形（polygon of forces）、回転軸（pivots）、弯曲などについて述べられている。「いわばスティルはオステオパシーの肉と霊であり、ジョン・マーティン・リトルジョンはオステオパシーの知性であることに疑いの余地はない」[82]。

　「リトルジョンの著作で述べられている基本哲学は、標準的なオステオパシー治療、すなわち全体的な治療法の基礎となっている」[31]。リトルジョンが示したモデルは、ジョン・ワーナム（1907-2007）による「トータル・ボディ・アジャストメント」の基礎になっている。

フレッド・L・ミッチェル・シニア（1909-1974）は、1958年、『構造的骨盤機能』（Structural pelvic function）という論文を発表した。この中で、新たな骨盤の生体力学的モデルと新種のテクニック（当初筋協働テクニック（muscular cooperation technique）と呼ばれた）を示した。1959年にシカゴ・カレッジ・オブ・オステオパシーを卒業したミッチェルは1960年から1964年にかけて、息子のフレッド・L・ミッチェル・ジュニアとともに、「筋エネルギー法」（MET）というコンセプトを作り上げ、1964年からカンザスシティ整形外科大学（Kansas City College of Orthopedic Medicine and Surgery）でMETを主題とした連続授業を開始した。

ミッチェル・シニアの死後、METのカリキュラムを開発する作業グループが発足した。1979年、最初の教本『オステオパシー・マッスル・エナジー手技の評価・治療マニュアル』（An evaluation and treatment manual of osteopathic muscle energy procedures）が出された。また、これに続く3つの教本を1995年から1999年にかけてミッチェル・ジュニアとその息子のP・カイ・ガレン・ミッチェルが執筆した。

アービン・M・コー（1909-2004）は、生理学者として、アメリカにおける多くのオステオパシー研究に貢献した。これらの研究で得られた知見は、オステオパシーの思考モデルやアプローチの解明に大きく寄与した。コーは、研究の中で、体性機能障害の発生と治療の神経生理学的メカニズムを示唆している。コーが考えるに、筋骨格系は、他の系との相互作用により、他の系で発生したものの影響を受けるとともに影響を与えるのであり、このことが他の系および全人としての患者の診断との治療の基盤となる。

コーは、脊髄促通（p.437を参照）という概念を生み出し、これに伴って生じる交感神経（自律神経系の一部）の亢進について詳しく研究した［44］。

マイケル・クチェラとウィリアム・クチェラは、彼らの著書『全身の機能障害についてのオステオパシー的考察』（Osteopathic Considerations in Systemic Dysfunction）の中で、部位別に、筋骨格系オステオパシーのテクニック（機能、循環および自律神経系のバランスを改善するテクニック）を提示している。

マイケル・クチェラは、フィラデルフィア・オステオパシー医科大学のオステオパシー手技医学部（Osteopathic Manipulative Medicine：OMM）の部長を務め、「ヒューマンパフォーマンス・生体力学研究所」（Human Performance & Biomechanics Laboratory）に重点を置き活動している。

2　様々な研究および研究の現状

　アカデミー・フィア・オステオパシー（AFO: Akademie für Osteopathie e.V）の目的は、「オステオパシーの学術論文の認可およびオステオパシーの研究の推進」である。AFOは、これまで行われたあらゆるオステオパシーの学術研究の時系列リストを作成している（www.osteopathie-akademie.de）。ここでは、筋骨格系オステオパシー分野の研究を挙げておく。その大部分は臨床研究である。これらは、オステオパシー治療の有効性、特に以下の症状に対する有効性について研究している。

- 慢性アキレス腱障害
- 股関節症
- 上腕骨外側上顆炎
- 膝関節症
- 非対称姿勢
- 慢性膝痛
- 頭蓋下顎障害
- 慢性腰痛
- 妊娠中および産後の背部痛
- 頸椎捻挫
- 膝蓋大腿疼痛症候群
- 肩痛
- 慢性のめまい
- 成長痛
- 慢性頸部痛

　また、次の領域でも、基礎研究が行われ、診断法などが研究されている。
- MET（筋エネルギー法）
- 腸腰筋（解剖学的な研究）
- オステオパシーの検査。例えば骨盤の検査。特に下肢長検査やダウニング検査
- 超音波トポメトリーと徒手検査の比較

　確かに、全ての研究が最適な計画の下で行われているわけではない。その一因として、研究資金や後方支援が少なく不足していることがある。筆者の考えでは、オステオパシーをEBM（根拠に基づく医療）の基準に近づけようと努力する研究人材の投入をもっと重視すべきである。既存の研究の結果によれば、オステオパシーは正統医学で診断される疾患に好影響を与える。

アドルヤン‐シャウマン K., ゼーネ（ヘールハン）G., ヴィレ H., ヴォルフ A.「慢性腰痛」オイローパ・コレーグ・フィア・オステオパシー（ミュンヘン，パリ）1999

アウラハー A,「オステオパシー治療は理学療法や薬物療法と比較して膝関節症患者に有効か？ ランダム化比較試験」オステオパシー・アカデミー・ミュンヘン（ミュンヘン）2005

バッヒェム S., ザルツマン I., シュヴァルツ U.「慢性膝痛におけるオステオパシー治療の有効性」オイローパ・コレーグ・フィア・オステオパシー（ミュンヘン，パリ）2002

ベルゴルト‐マイヤー S., フランケ H.「筋エネルギー法のモデルおよび有効性」アカデミー・フィア・オステオパシー（ガウティング）2005

ビショフ A., ニュルンベルガー A., フォイクト P.「慢性頸部痛のオステオパシー治療」オイローパ・コレーグ・フィア・オステオパシー（ミュンヘン，パリ）2002

ボッキウス D., トーマン P.「非対称姿勢と診断された小児のオステオパシーおよび臨床パラメーターの3年観察研究」カレッジ・サザーランド（シュランゲンバート）2009

ブロム S.「腸腰筋およびその筋膜と隣接構造（L4から腸腰筋停止部まで）にの結合についての解剖学的研究 解剖学的基礎研究」オイローパ・コレーグ・フィア・オステオパシー（ミュンヘン，パリ）2008

ブーベ J., ヘタシュ J.「肩痛のオステオパシー治療 ランダム化比較試験」スティル・アカデミー・オステオパシー（ミュールハイム）2009

エンゲマン K., ホフマイアー G.「頸椎捻挫による外傷後頸部症候群の後遺症である慢性頸部痛を有する患者におけるオステオパシー治療の治療効果の研究 ランダム化比較試験」カレッジ・サザーランド（シュランゲンバート）2009

ゲルトシュレーガー S.「慢性上腕骨外側上顆炎のオステオパシー治療」カレッジ・サザーランド（シュランゲンバート）2001

ギーツ R., カイザー AK., カストナー R.「頸椎捻挫の後遺症のオステオパシー治療の研究」アカデミー・フィア・オステオパシー（ガウティング）2005

ハインツェ G.「オステオパシーの全体的な治療は亜急性腰痛にどれだけの効果もたらすか ランダム化比較試験」プリバートシューレ・フィア・クラシカル・オステオパシー・メディスン（ハンブルク）2006

ヘルシャー M., ノタリウス R.「慢性アキレス腱障害におけるオステオパシー治療の有効性 ランダム化比較試験」応用オステオパシー研究所（ビットブルク）2005

ヘーゼレ K.「下肢長検査およびダウニング検査の評定者間信頼性」アカデミー・フィア・オステオパシー（ガウティング）1999

ケラー M., クラウゼ R., レール R.「慢性頸部痛のオステオパシー治療」［研究プロトコル］オイローパ・コレーグ・フィア・オステオパシー（ミュンヘン，パリ）1998

ミタ N., ブーテンシェーン W.「オステオパシー治療が頭蓋下顎障害に与える影響」

プリバートシューレ・フィア・クラシカル・オステオパシー・メディスン（ハンブルク）2002

ミュラー P.「腰椎椎間板手術後の非特異的な偽根性痛」オイローパ・コレーグ・フィア・オステオパシー（ミュンヘン，パリ）2006

キースリング G., トランテンロート M.「膝関節症のオステオパシー治療」アカデミー・フィア・オステオパシー（ガウティング）2004

レーア M., トライニース M.「小児および若年者の成長痛のオステオパシー治療 ランダム化比較試験」オイローパ・コレーグ・フィア・オステオパシー（ミュンヘン，パリ）2008

リュッツェルベルガー N.「オステオパシー治療は胸腰椎移行部の背部痛に好影響を与えるか プレ・ポスト・パイロット研究」プリバートシューレ・フィア・クラシカル・オステオパシー・メディスン（ハンブルク）2009

モンテイロ-フェレイラ J., レセル-ブレットシュナイダー A., テュイリエ L.「骨盤の検査を例としたオステオパシーの検査の再現性についての研究」オイローパ・コレーグ・フィア・オステオパシー（ミュンヘン，パリ）2002

パッシェン J.「腰椎における超音波トポメトリーと徒手検査の比較」スティル・アカデミー・オステオパシー（ミュールハイム）2009

ペテルス R., ヴァン・デル・リンデ M.「妊娠中の背部痛を有する女性のオステオパシー治療 ランダム化比較試験」スティル・アカデミー・オステオパシー（ミュールハイム）2006

レクナゲル A., コープ C.「オステオパシー治療が慢性のめまいに与える影響 ランダム化比較試験」カレッジ・サザーランド（シュランゲンバート）2004

レクナゲル C., ロス J.「オステオパシー治療は産後の持続性背部痛に好影響を与えるか ランダム化比較試験」カレッジ・サザーランド（シュランゲンバート），プリバートシューレ・フィア・クラシカル・オステオパシー・メディスン（ハンブルク）2007

レメル R., ヴァイス R.「オステオパシーのテクニックが乳児期の股関節形成不全の治癒過程に与える影響」カレッジ・サザーランド（シュランゲンバート）2004

シュレップル G.「妊娠中の仙骨機能障害のオステオパシー治療 テクニックの併用」スティル・アカデミー・オステオパシー（ミュールハイム）1998

シュテフェン S., テンペル R.「慢性頸部痛においてオステオパシー治療は理学療法の有効な代替治療となるか ランダム化比較試験」スティル・アカデミー・オステオパシー（ミュールハイム）1998

ヴェンデル J., ルディッシュ B., ベルガー G.「膝蓋大腿疼痛症候群におけるオステオパシー治療の有効性 ランダム化比較試験」プリバートシューレ・フィア・クラシカル・オステオパシー・メディスン（ハンブルク），応用オステオパシー研究所（ビットブルク）2007

3 筋骨格系オステオパシーの解剖学的な基礎知識

　3章では、運動器系の解剖学について述べる。4つの側面（描画、作用、局所解剖学、系統）から、次の項目を要約して記述する。
- 構成
- 関節
- 靱帯
- 筋
- 運動学
- 神経支配
- 血管分布

　また、必要に応じて、各関節および各部位の機能的・解剖学的な特性、筋骨格系機能障害の原因となりうるもの、筋骨格系の他の部位との関連、内臓系・頭蓋系との関連について述べる。

3.1 体幹壁

3.1.1 脊柱

■ 全体的な構成
- 全ての椎骨は共通の構成を有する。ただし環椎と軸椎を除く（p.12以下を参照）。
  - 1つの椎体
  - 1つの椎弓。椎弓に付属するものは
    - 椎弓根（椎体に結合）
    - 椎弓板
    - 椎弓根と椎弓板により形成される椎孔。椎孔が集まり脊柱管となる
  - 1つの棘突起
  - 2つの横突起（腰椎では肋骨突起という）
    - 靱帯や筋（傍脊柱筋）の停止部
  - 4つの関節突起
  - 椎間孔

8   3 筋骨格系オステオパシーの解剖学的な基礎知識

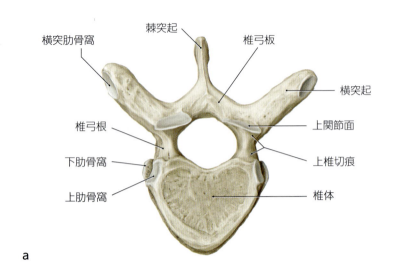

a

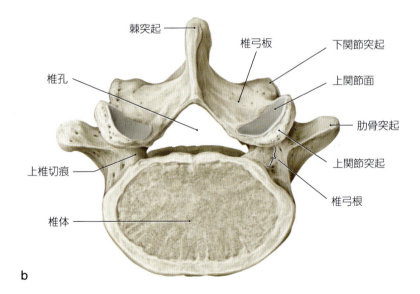

b

図3.1 脊柱のさまざまな部位の典型的な椎骨（上面）（プロメテウス解剖学アトラスより）
a 第6胸椎
b 第5腰椎

- 下椎骨の上椎切痕と上椎骨の下椎切痕により形成される
  - 脊髄神経が通り、孔内の血管が伴行する
  - 孔内の脂肪で満たされている
- 脊柱の特性(図3.1)
  - 上方(頭側)から下方(尾側)へ行くほど、椎体高が高くなる。これは構造が機能に適合することによる
  - 椎孔は小さくなる(上方から下方へ行くほど脊髄が細くなるのに適合する)

■ 椎間孔

椎間孔の径(図3.2)は、様々な要因により変化する[64]。例えば、次の構造的変化により変化する。
- 椎間関節の関節症。黄色靱帯や関節包靱帯の過形成を伴うこともある
- 頸椎のルシュカ関節の関節症
- 椎間板ヘルニア
- 椎間板の高さの縮小。例：骨軟骨症

また、椎間孔の径は、椎骨の位置により変化する(機能的変化)。
- 椎間孔の径は、脊柱の分節の伸展よりも屈曲により大きくなる[39]
  - 神経や血管が椎間孔を通過する空間が拡大する
- 腰椎の側屈および回旋により
  - 対側の椎間孔の幅は大きくなり、同側の椎間孔の幅は小さくなる[21]
  - これは頸椎にもあてはまる

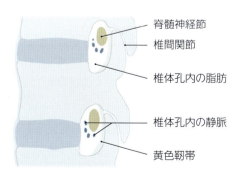

図3.2 正常な腰椎のMRI画像(正中矢状断面および傍矢状断面でみられる構造)(プロメテウス解剖学アトラスより)

インフォメーション　脊柱の運動により、椎間孔の径だけでなく、脊髄神経に伴行する血管 (p.38以下の「血管分布」を参照) の径も変化する。脊柱の伸展により静脈血は (無弁の) 静脈洞から押し出され、脊柱の屈曲により静脈血は静脈洞に吸引される[64]。

通常、機能障害を有する椎骨では、運動の制限が認められる。椎骨の運動減少は、椎骨に存する静脈の静脈血の動きに影響を与え、静脈血が最適に排出されない。その結果、局所性浮腫が生じ、これに伴い急性炎症過程が生じることが多い。炎症の治癒過程では、患部の炎症性メディエーター (ヒスタミン、ブラジキニン、P物質) の排出が非常に重要である。

■ 腰椎
腰椎は次のものから成る (**図3.3**)。
- 5つの椎骨。椎体は横長の長円形であり、大きい
- 棘突起
    - 強靭であり、両側は平らである
- 横突起
    - 肋骨突起 (肋骨遺残)
- 乳頭突起
    - 固有背筋が停止または起始する結節。上関節突起の外側面に存する

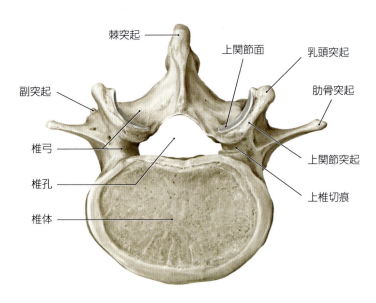

図3.3　第4腰椎 (上面) (プロメテウス解剖学アトラスより)

胸椎

胸椎は次のものから成る（図3.4）。

- 12個の椎骨。第1胸椎から第12胸椎へ下がるにつれ、椎体高は次第に高くなる
- 棘突起
  - 長い。大きく下方（尾側）へのびている（これは特に中位胸椎で顕著である。椎体の上下の重なりに伴い棘突起は瓦状に重なり合う）
- 横突起
  - やや後方（背側）へのびている（これにより肋骨が椎体や横突起と連結する空間が確保される）

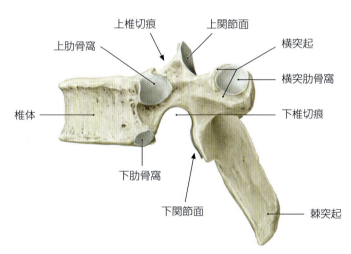

図3.4 第6胸椎（左側面）（プロメテウス解剖学アトラスより）

頸椎

頸椎は7つの椎骨から成る。

- 第3-7頸椎の椎骨（図3.5）
  - 上方（頭側）から見ると、ほぼ立方体の形をしている
  - 鉤状突起
    - 椎体上板の左右両側にあり突き出ている
    - 小児期に発生する
    - 頸椎の椎間板に亀裂（外側から中心へ）を生じさせることがある
    - 椎間板を2つに分割することもある

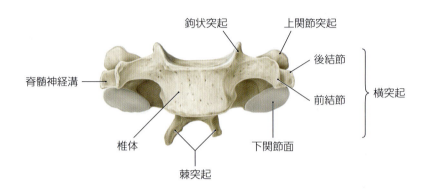

図3.5 頸椎（前面）（プロメテウス解剖学アトラスより）

- 横突起
    - 後方（背側）と前方（腹側）にある留め金のような突起で、それぞれ先端で後結節と前結節になる
    - 横突孔を形成する（第6頸椎以上の横突孔の中を椎骨動脈が走行する）
    - 脊髄神経溝は横突起（第3-7頸椎）の上面に存する
- 棘突起
    - 第3-6頸椎の棘突起は短く、先端が二分している。第7頸椎の棘突起は長く、突き出ている
- 第1頸椎（環椎）と第2頸椎（軸椎）
    - 他の椎骨に共通する構成と大きく異なる

環椎

- 椎体と棘突起を有さない
- 次のものから成る（**図3.6**）
    - 前方と後方の椎弓
        - 環椎前弓と環椎後弓（それぞれ前結節と後結節を有する）
    - 2つの外側塊
- 次の関節を有する
    - 上方（頭側）の関節面を介して後頭顆と連結する関節（環椎後頭関節）が2つ
    - 下方（尾側）の関節面を介して軸椎と連結する関節（外側環軸関節）が2つ、歯突起窩を介して軸椎と連結する関節（正中環軸関節）

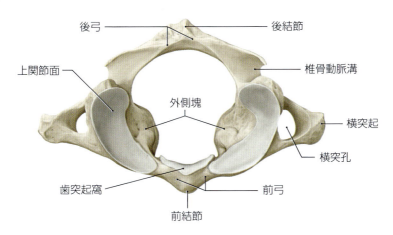

図3.6 環椎（上面）（プロメテウス解剖学アトラスより）

- 椎骨動脈溝：後弓に存する溝で、椎骨動脈が通る
  - 後頭・環椎・軸椎（OAA）の領域に椎骨動脈の2つのループがある
    - 下方（尾側）のループは、C2およびC1の横突孔間にある
    - 上方（頭側）のS状のループは、環椎横突孔と椎骨動脈溝の間にある第1部分と、椎骨動脈が椎骨動脈溝を通った後に脊柱管に入るまでの第2部分に分かれる

インフォメーション 下方の（長めの）ループは環軸関節の回旋の代償の一種であり、上方のループは椎骨動脈が脳に入る手前で動脈の脈波を弱める緩衝と考えられている[64]。

軸椎
- 椎骨は次のものから成る（図3.7）
  - 棘突起　　― 椎弓　　― 下関節突起　　― 横突孔　　― 前関節面
  - 上関節面　― 横突起　― 歯突起　　　　― 椎孔

実践のアドバイス 軸椎の棘突起は、C3-C6の棘突起より大きく高い位置にある。このため、触診の際、位置確認の基準として役立つ。

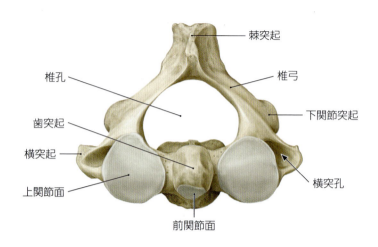

図3.7 軸椎（上面）（プロメテウス解剖学アトラスより）

関節

椎間関節
椎間関節は有対であり、関節突起により形成されている（図3.8）。椎間関節は、真の関節（可動関節）である。
- 硝子性関節軟骨
- 関節包
  — 外層には黄色靭帯および多裂筋の線維が存する
  — 椎間関節の関節包の神経支配は、固有背筋と同様であり、各椎間関節の脊髄神経後枝が支配する
- 関節半月の滑膜ヒダ
  — ほぼ全ての椎間関節にあり、関節腔内へ突き出ている
  — 関節面の不適合を調整する

インフォメーション　関節包と筋の結合は、関節症症候群や脊柱機能障害における傍脊柱筋の筋緊張亢進を説明するものとされる。別の説明モデルとして、椎間関節と背筋が共通の神経支配を受けていることがある。これは、脊柱のマニピュレーションを行った後に固有背筋のトーヌス（筋緊張）が制御される効果とも関連している。

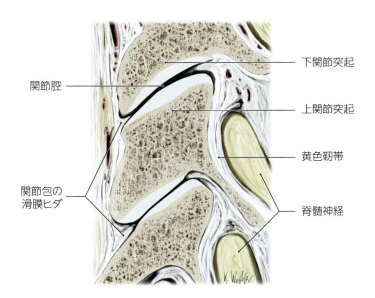

図 3.8 第 3-5 頸椎の高さの椎間関節を通る矢状断(外側面。Kiel 大学の解剖学コレクションの標本を基に描画)(プロメテウス解剖学アトラスより)

■ 関節面

頸椎と胸椎では、関節面は平らである。腰椎では、上関節面はやや凹面であり、下関節面はやや凸面である。また、脊柱の各部の関節面はそれぞれに異なる向きを有する。(水平面からの)傾斜および(前額面からの)偏位の角度が重要となる(**表 3.1**)。

関節面の向きは、分節間の可動性に影響を与えこれを制限する(p.33 以下の「運動学」を参照)。分節間の可動性は、次の要因の影響も受ける。
- 靭帯
- 椎体と椎間板の関係(p.18 を参照)
- 傍脊柱筋の筋膜組織の状態
- 脊柱の弯曲の総合的なアライメント
- 特殊な解剖学的構造の存在。例:肋骨
- 年齢

表3.1	Kleinによる椎間関節の上関節面の向き[43]	
部位	傾斜の角度	偏位の角度
腰椎	82度	−50度(後内方)
胸椎	71度	14度(後外方)
頸椎 C5-C7 C3-C4	52度 (下方へ行くほど大きい) —	— 7度 −14度

椎間関節の向きは、次のものにも影響を与える[43]。
- 分節の運動振幅(amplitude)
- 運動軸の位置
- 運動軸の向き、これに伴う運動
- 力の伝達、これに伴う椎間円板の負荷の緩和

　分節の運動振幅は、それぞれの椎間関節の向きの相違により制限され、それぞれに異なる。これは特にいわゆる移行椎で顕著である。ある研究でTh9-L5の移行部を調べたところ、被験者の7％が急な位置的変化を伴う移行を有し、被験者の93％はゆるやかな移行(2-3椎に及ぶ)を有していた[61]。また、この研究では左右差も調べた。左右比較の結果、移行が存する分節(複数)が左右で異なるケースがあった。また、椎骨の(上下の)関節面の向きが異なるケースも見られた。

注意　脊柱では厳密な左右対称性はほとんど見られない。各分節で椎間関節の向きや可動性がそれぞれに異なるからである[43]。

■ 椎間板
- 圧力に対する弾力性を備えた水圧システムであり、様々な役割を有する

■ 構成
- 線維輪
  - 外側部分
    - 周辺から中心へ向かうにつれ、線維の走行が斜めになる。すなわち、外側部分の線維はほぼ垂直、内側部分の線維はほぼ水平に走行する
    - 組織に張りがある
    - Ⅰ型コラーゲン線維が大勢を占める
    - 椎体縁に固定されている
  - 内側部分への移行部
    - 線維軟骨組織
    - Ⅰ型およびⅡ型コラーゲン線維
    - 椎体下面に差し込んでいる（図3.9）
- 髄核
  - ゼラチン塊
  - 受けた圧力の最大75％を吸収する
  - グリコサミノグリカンを多く含有する
    - 親水性がある
    - このため水分子と可逆的な結合が可能
  - 変形するが、圧縮されない（「水枕」に似ている）

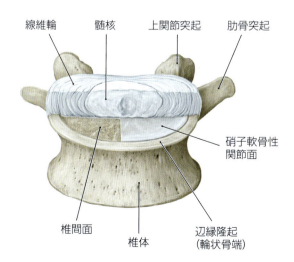

図3.9 可動部（椎体部）における椎間板の位置：硝子軟骨性の椎体上板（前上面。椎間板の前半分と椎体上板の右半分を取り除いてある）（プロメテウス解剖学アトラスより）

― 水圧を通じて作用力をあらゆる方向へ分配する
　○ その際、線維輪は弾力性を通じて抵抗力を発生させる（「緩衝システム」）
― 圧力を椎体―椎間板複合体へ均一に分配する
● 椎間板の高さは、脊柱の各部で異なる。
― 頸椎で約3㎜
― 胸椎で約5㎜
― 腰椎で約9㎜
● 脊柱の各部の可動性は、椎体の高さと椎間板の高さの比率によっても決まる。
― 頸椎で2：5＝0.4
― 腰椎で1：3＝0.3
― 胸椎で1：5＝0.2

これらの数値は、脊柱の可動性の高い部分に前弯が存するという観察を裏付けるものである。

> **注意** 椎間板（線維輪、髄核）は、椎体（の下面）の硝子軟骨層と癒合し、この癒合は線維輪の外側ゾーンにまで及ぶ。軟骨下の骨組織（海綿骨）は、血管が分布しており、椎間板への栄養補給に重要な役割を果たす。椎間板への栄養補給は、負荷と緩和が交互に生じること、すなわち運動を通じて行われる。

■ 筋骨格系機能障害の原因となりうるもの

特に、長期の負荷などの力学的要因は、液体成分を流出させ、老化につながる。すなわち椎間板の変性が進む[26]。いったん椎間板が変性すると、脊柱の分節にも影響が及ぶ[43]。また、コラーゲン組織（結合組織）の細胞表現型は、優勢な組織応力に敏感に反応するようになると推測される。これを言い換えると、機能が組織の構造を形成する[52]。

椎間板の力学的負荷は、様々な仕方で増大する。すなわち
● 片側に負荷をかける姿勢。長時間の座位など
● 運動が少ない
● 特定の筋の影響（脊柱を「圧力」下に置く筋）
― 腰椎では、横隔膜、固有背筋、腸腰筋など
― 頸椎では、特に斜角筋
● 椎骨の機能障害。特に、椎骨の回旋や並進などの運動障害[64]

椎骨の機能障害は、椎間板の細胞への力学的ストレスを高め、脊柱の分節の生理的可動性を制限し、その結果、栄養素の分配や静脈への代謝老廃物の排出を妨げるおそれがある。

同様に、横隔膜や腹腔内圧（IAP: intraabdominal pressure）も、椎間板の老廃物の排出にとって重要である（p.53以下を参照）。

インフォメーション　通常、椎間板における感覚神経の支配は、線維輪の外側部分や後縦靭帯にも及ぶ［6,13,15,84］。損傷した椎間板では、神経が延長し髄核内部まで入りこむ（慢性背部痛の患者で見られる）［9,15］。また、椎間板は硬膜枝を通じて神経支配を受ける（p.35以下の「神経支配」を参照）。椎間板は、特に傍脊柱筋と強い神経的つながりを有する。例えば、髄核摘出後症候群では、傍脊柱筋の局所的な萎縮が見られ［15］、これにより、椎間板が脊柱の神経筋制御に重要な役割を果たしていることが分かる。

■ 靭帯

■ 脊柱の靭帯

典型的な脊柱の靭帯は、次のものに分類される（後方から前方へ順番に挙げる。図3.10を参照）。

- 椎弓の靭帯
  — 棘上靭帯
  — 棘間靭帯
  — 横突間靭帯
  — 黄色靭帯
  — 関節包靭帯
- 椎体の靭帯
  — 後縦靭帯
  — 前縦靭帯

椎弓の靭帯

- 関節包靭帯
  — 外層は強靭なコラーゲン線維
  — 内層は弾性線維
  — 関節包靭帯には次の靭帯や筋の線維が入り込んでいる
    ○ 黄色靭帯
    ○ 多裂筋
    ○ 頸椎では半棘筋と回旋筋

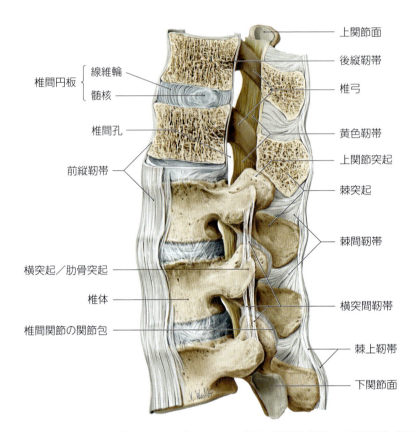

図3.10 胸腰椎移行部(Th11-L3)の高さにおける脊柱の靭帯(左側面。上2個の胸椎は正中矢状面で半分に切断している)(プロメテウス解剖学アトラスより)

— 筋が強く作用すると(例：頸椎捻挫)、大きな非生理的負荷が関節包にかかることがある[43]。これは、痛みの発生の一因とされる[6,8]。
— 侵害受容器と固有受容器が多く存在する(痛みの発生や運動に関与)
  ○ 関節包内の自由神経終末や、神経線維中のP物質を示すエビデンスがある[6]
  ○ 固有受容器は、わずかな伸長により活性化する
  ○ 侵害受容器は、関節包の過度の伸長により活性化する(ニューロンの反応が持続する。また関節包やそこに存する軸索が損傷することがある)

― 腰椎の関節包靭帯は、胸椎のそれと組織学的に区別される
  ○ 腰椎の関節包は、ねじれ（Torsion）により、張力だけでなく、圧力を受けることが示唆されている［3］
● 黄色靭帯：
― 多くは弾性線維で出来ている
― 上下の椎骨の間（椎弓板と椎弓板の間）を走行
― 深葉と浅葉を有する。これらは靭帯の中央部分で1つになる
― 外側の浅層部分は関節包靭帯に入り込んでいる［43］
― 椎間板の変性により、靭帯の緊張が低下することがある
― 変性による構造変化の過程で、時に石灰化する：
  ○ 石灰化は椎間関節から始まり、黄色靭帯に及び、その結果、腰椎脊柱管狭窄が生じることがある
  ○ 腰椎では、靭帯線維の短縮とともに、関節包壁が厚くなる
● 横突間靭帯：
― 横突間靭帯は、分類（定義）が統一されておらず、様々な記述がなされる［43］：
  ○ 例：筋の末端から出る腱様のもの
  ○ 例：胸腰筋膜から出る膜様のもの
● 棘間靭帯：
― 前方で黄色靭帯とつながる
― 隣接する上下の棘突起の間を走行する。後方（背側）で棘上靭帯と連続する
● 棘上靭帯：
― 棘突起から棘突起へ走行する
― 一部の線維束は、脊柱の分節（一つまたは複数）を越えて走行する
棘間靭帯と棘上靭帯はいずれも、胸腰筋膜と強く癒合している。

インフォメーション　胸腰筋膜（横筋筋膜とつながる。横筋筋膜はさらに鼡径筋膜と骨盤筋膜（閉鎖筋膜とつながる）と連続し、壁側腹膜と癒合する）を介して、腹腔や下肢からの緊張は脊柱へ伝わる（またはその逆。すなわち脊柱から腹腔や下肢へ緊張が伝わる）と考えられる。これにより、脊柱の運動様式が変化し、胸腰部で体性機能障害が生じやすくなる。

椎体の靭帯
● 前縦靭帯：
― 頭蓋底から仙骨まで走行
― 椎体前部と椎体上面前縁に固定されている
― 椎間板とは緩く結合するにとどまる
― 深部の線維は隣接する上下の椎骨をつなぐ

- ― 浅部の線維は複数の分節を越えて走行する
- 後縦靭帯：
  - ― 前縦靭帯よりも弱い
  - ― 頭蓋底から仙骨管の中まで走行する
  - ― 椎体の上縁と下縁に固定されている
  - ― その間を栄養孔から来る血管（特に椎骨静脈叢の静脈）が通る
  - ― 椎体部分で幅が狭く、椎間板部分で幅が広い
  - ― 椎間板の後部の線維と強く癒合する（このような強い癒合は椎間板の側方部には見られない。このため椎間板ヘルニアでは髄核の外側への脱出が多い）

インフォメーション　（栄養孔から来る）静脈洞のうっ血により、後縦靭帯が圧迫されることがある。これは、朝に表れる腰痛と関連があるとされる。

靭帯の作用

- **屈曲**で緊張する靭帯：
  - ― 後縦靭帯（屈曲で重要な役割を果たす）
  - ― 棘上靭帯と棘間靭帯（わずかな減速作用を有する。2靭帯あわせて伸展の要素は全体の5％）
  - ― 黄色靭帯
  - ― 関節包靭帯
  - ― これらに加えて後方（背側）の筋と筋膜
- **伸展**で緊張する靭帯：
  - ― 関節包靭帯
  - ― 前縦靭帯
  - ― これらに加えて前方（腹側）の筋と筋膜
- **側屈**で緊張する靭帯：
  - ― 対側の横突間靭帯
- **回旋**で緊張する靭帯：
  - ― 回旋（軸回旋）と同側の関節包靭帯
  - ― その他に回旋を制御するもの：
    - ○ 腰椎では、椎間関節の向きにより、対側の椎間関節で摩擦（接合）が強まる
    - ○ 椎間板

頸椎特有の靭帯

- 前環椎後頭膜：
  - 環椎の前弓と大後頭孔の前縁の間を走行
  - 前縦靭帯が拡張したものとされる
- 後環椎後頭膜：
  - 環椎の後弓と大後頭孔の後縁をつなぐ（環椎と後頭骨の間の「黄色靭帯」）とされる
- 環椎横靭帯（**図3.11**）：
  - 左右の環椎外側塊をつなぐ
  - 水平方向に走行
  - 後方（背側）から歯突起を引き綱のように囲い込み、固定している
  - 歯突起が脊髄に抗して動くのを防ぐ
- 縦走線維：
  - 垂直方向に走行
  - 後縦靭帯の深層が延長したもの
  - 軸椎の椎体後面から大後頭孔の前縁へ
- 環椎十字靭帯：
  - 環椎横靭帯と縦走線維が共同で形成する靭帯

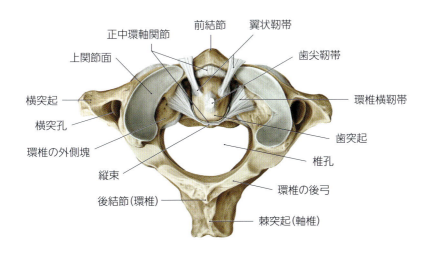

図3.11 正中環軸関節の靭帯：環椎と軸椎（上面）（プロメテウス解剖学アトラスより）

- 蓋膜：
  — 後縦靱帯の浅層が延長したもの
  — 前方（腹側）の靱帯により脊柱管と区別されている
  — 環椎十字靱帯に後方から密着する
- 歯尖靱帯：
  — 薄い靱帯
  — 軸椎歯状突起の先端から大後頭孔前縁の内側縁へ
- 翼状靱帯：
  — 有対の靱帯
  — 歯突起の側面から環椎外縁および大後頭孔へ
  — 頭部を曲げたり捻ると緊張する
  — OAA（後頭・環椎・軸椎）の側屈と回旋の組み合わせ運動（逆方向の側屈と回旋）にとって重要である[41,64]。すなわち
    ○ OAAの右側屈では、翼状靱帯の緊張を通じて、組み合わせ運動として左回旋が生じる
    ○ OAAの右回旋では、組み合わせ運動として左側屈が生じる。
- 項靱帯：
  — 棘上靱帯が拡張したもの
  — 第7頸椎から外後頭隆起まで

■ 筋

脊髄神経後根の支配を受ける筋は、固有背筋に分類される。脊柱起立筋（**図3.12**）や後頭下筋がこれに含まれる。

■ 脊柱起立筋の内側筋群

棘筋系
- 棘間筋：
  — 棘突起間で起始し停止する
    ○ 頸椎：頸棘間筋
    ○ 腰椎：腰棘間筋
- 棘筋：
  — 起始：
    ○ 胸棘筋：第10-12胸椎および第1-3腰椎の棘突起の側面
    ○ 頸棘筋：第1,2胸椎および第5-7頸椎の棘突起
  — 停止：
    ○ 第2-8胸椎の棘突起の側面
    ○ 第2-4頸椎の棘突起

3.1 体幹壁 25

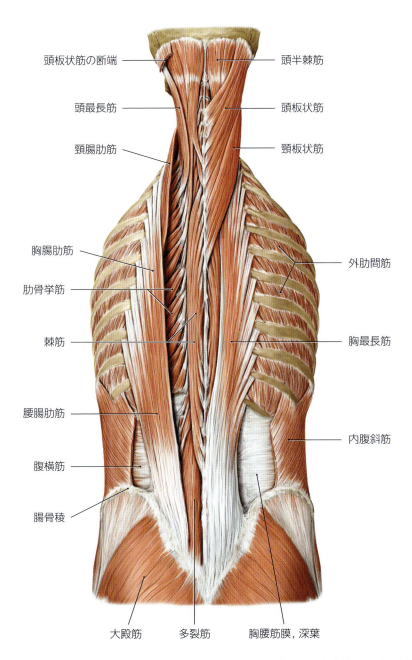

図3.12 脊柱起立筋の内側筋群（外側筋群の一部もそのまま残している）（プロメテウス解剖学アトラスより）

横突棘筋系
- 短回旋筋と長回旋筋：
  - 起始と停止：
    - 全胸椎で横突起と棘突起の間を走行する（短回旋筋は横突起と上椎の棘突起の間、長回旋筋は横突起と2椎上の棘突起の間）
- 多裂筋：
  - 起始と停止：
    - 横突起と棘突起の間を走行する。その際、2-4椎を越えて走行
    - 第2頸椎から仙骨まで。腰椎の多裂筋が最も強い
- 半棘筋：
  - 起始：横突起
    - 胸半棘筋：第6-12胸椎
    - 頸半棘筋：第1-6胸椎
    - 頭半棘筋：第3-6胸椎
  - 停止：棘突起
    - 胸半棘筋：第6頸椎-第4胸椎
    - 頸半棘筋：第6-4頸椎
    - 頭半棘筋：後頭骨（上項線と下項線の間）

脊柱起立筋の内側筋群の作用
- 両側の筋収縮：後屈（脊柱の分節、頭部）
- 片側の筋収縮：
  - 同側への側屈（棘筋、多裂筋、半棘筋）
  - 対側への回旋（回旋筋、多裂筋、半棘筋）

脊柱起立筋の外側筋群

仙棘筋系
- 腸肋筋：
  - 起始：
    - 腰腸肋筋：仙骨、腸骨稜、胸腰筋膜
    - 胸腸肋筋：第7-12肋骨
    - 頸腸肋筋：第3-7肋骨
  - 停止：
    - 腰腸肋筋：第6-12肋骨、胸腰筋膜深葉
    - 胸腸肋筋：第1-6肋骨
    - 頸腸肋筋：第4-6頸椎の横突起

- 最長筋:
  - 起始:
    - 胸最長筋:仙骨、腸骨稜、腰椎の棘突起、下位胸椎の横突起
    - 頸最長筋:第1-6胸椎の横突起
    - 頭最長筋:第1-3胸椎の横突起、第4-7頸椎の横突起と関節突起
  - 停止:
    - 胸最長筋:第2-12肋骨、腰椎の肋骨突起、胸椎の横突起
    - 頸最長筋:第2-5頸椎の横突起
    - 頭最長筋:乳様突起(側頭骨)

棘横突筋系
- 板状筋:
  - 起始:
    - 頸板状筋:第3-6胸椎の棘突起
    - 頭板状筋:第3頸椎から第3胸椎の棘突起
  - 停止:
    - 頸板状筋:第1,2頸椎の横突起
    - 頭板状筋:外側上項線、乳様突起

横突間筋系
- 横突間筋:
  - 起始と停止:
    - 腰部の内側筋:腰椎の隣接する2椎の乳頭突起の間
    - 腰部の外側筋:腰椎の隣接する2椎の肋骨突起の間
    - 頸部の後筋:第2-7頸椎の隣接する2椎の後結節の間
    - 頸部の前筋:第2-7頸椎の隣接する2椎の前結節の間
    - 外側筋と前筋の神経支配:脊髄神経前枝
- 肋骨挙筋:
  - 起始:
    - 短肋骨挙筋と長肋骨挙筋:第7頸椎と第1-11胸椎の横突起
  - 停止:
    - 短肋骨挙筋:1つ下の肋骨角
    - 長肋骨挙筋:2つ下の肋骨角
    - 神経支配:脊髄神経の後枝と前枝

脊柱起立筋の外側筋群の作用
- 両側の筋収縮：後屈（脊柱の分節、頭部）
- 片側の筋収縮：
  ― 同側への側屈（腸肋筋、最長筋、板状筋、横突間筋）
  ― 対側への回旋（肋骨挙筋）
  ― 同側への回旋（頭最長筋、頭板状筋）

■ 頭部関節の筋群

脊柱起立筋の内側筋群や外側筋群と連続している（**図3.13**）。
- 大後頭直筋：
  ― 起始：軸椎の棘突起
  ― 停止：下項線中央3分の1
- 小後頭直筋：
  ― 起始：環椎の後結節
  ― 停止：下項線内側3分の1
- 上頭斜筋：
  ― 起始：環椎の横突起
  ― 停止：大後頭直筋の上方
- 下頭斜筋：
  ― 起始：軸椎の棘突起
  ― 停止：環椎の横突起

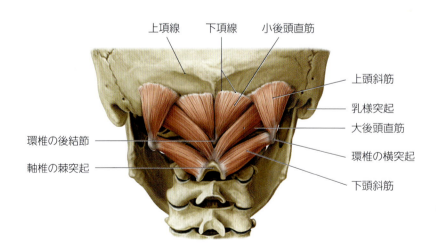

図3.13 短い項筋と頭部関節の筋群（後面）（プロメテウス解剖学アトラスより）

- 頭部関節の筋の神経支配：
  — 後頭下神経
- 頭部関節の筋の作用：
  — 両側の筋収縮：後屈
  — 片側の筋収縮：
    ○ 頭部を同側へ捻る（大後頭直筋、小後頭直筋、下頭斜筋）
    ○ 頭部を対側へ捻る（上頭斜筋。同時に同側へ側屈する）

頸部の椎前筋

- 頭長筋：
  — 起始：第3-6頸椎の横突起の前結節
  — 停止：後頭骨の底部
  — 作用：
    ○ 片側：主に側屈。わずかな作用として同側への回旋
    ○ 両側：頭部の前屈
  — 神経支配：頸神経叢（C1-C4）の直接枝
- 頸長筋：
  — 起始：
    ○ 直部：第5-7頸椎。前頭直筋と共同で起始する
    ○ 下斜部：第1-3胸椎
    ○ 上斜部：第3-5頸椎の横突起（前結節）
  — 停止：
    ○ 直部：第2-4頸椎
    ○ 下斜部：環椎（前結節）
    ○ 上斜部：第5,6頸椎（前結節）
  — 作用：
    ○ 片側：同側への側屈と回旋
    ○ 両側：頭部の前屈
  — 神経支配：頸神経叢（C2-C6）の直接枝
- 前頭直筋：
  — 起始：環椎（外側塊）
  — 停止：後頭骨（底部）
- 外側頭直筋：
  — 起始：環椎の横突起
  — 停止：後頭骨（底部、後頭顆の外側）
  — 作用（前頭直筋と外側頭直筋）：
    ○ 片側：側屈

○ 両側：環椎後頭関節の前屈
— 神経支配：第1頸神経（C1）の前枝
● 神経支配（頸部の椎前筋）：
— 脊髄神経の前枝

腹壁の筋

筋緊張システムとしての腹壁の筋は、**図3.14**の通りである。

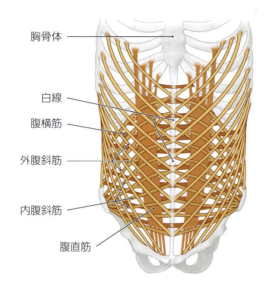

図3.14 腹壁の筋の配列（前面）（プロメテウス解剖学アトラスより）

横腹壁の筋と腹斜筋

- 外腹斜筋：
  — 起始：第5-12肋骨（外面）
  — 停止：腸骨稜（外唇）、腹直筋鞘（前葉）、白線
  — 神経支配：肋間神経（Th5-Th12）
- 内腹斜筋：
  — 起始：胸腰筋膜（深層）、腸骨稜（中間線）、上前腸骨棘（SIAS）、鼠径靱帯（外側半分）
  — 停止：第10-12肋骨（下方（尾側）から）、腹直筋鞘（前葉と後葉）、白線
  — 神経支配：肋間神経（Th8-Th12）、腸骨下腹神経、腸骨鼠径神経

- 腹横筋：
  — 起始：第7-12肋軟骨（内面）、胸腰筋膜（深葉）、腸骨稜（内唇）、上前腸骨棘（SIAS）、鼠径靭帯（外側部）
  — 停止：腹直筋鞘（後葉）、白線
  — 神経支配：肋間神経（Th5-Th12）、腸骨下腹神経、腸骨鼠径神経
- 作用：
  — 両側：
    ○ 腹圧、呼息
    ○ 体幹の前屈、骨盤の直立（外腹斜筋と内腹斜筋）
  — 片側：
    ○ 体幹の同側への回旋（内腹斜筋と腹横筋）
    ○ 体幹の対側への回旋（外腹斜筋）
    ○ 体幹の同側への側屈（外腹斜筋と内腹斜筋）

前腹壁の筋
- 腹直筋（**図3.15**,図の左側）：
  — 起始：第5-7肋骨（軟骨）、剣状突起
  — 停止：恥骨（恥骨結節と恥骨結合の間）
  — 作用：体幹の前屈、骨盤の直立、腹圧、呼息
  — 神経支配：肋間神経（Th5-Th12）
- 錐体筋：
  — 起始：恥骨（腹直筋の前方（腹側））
  — 停止：白線（腹直筋鞘の内側を走行）
  — 作用：白線を緊張させる
  — 神経支配：肋間神経（Th12では肋下神経）

後腹壁の筋
- 腰方形筋（**図3.15**の右側）
  — 起始：腸骨稜
  — 停止：第12肋骨、第1-4腰椎（肋骨突起）
  — 作用：
    ○ 片側：体幹の同側への側屈
    ○ 両側：腹圧、呼息
    ○ 腸骨の前方回旋
  — 神経支配：肋間神経（Th12）

3 筋骨格系オステオパシーの解剖学的な基礎知識

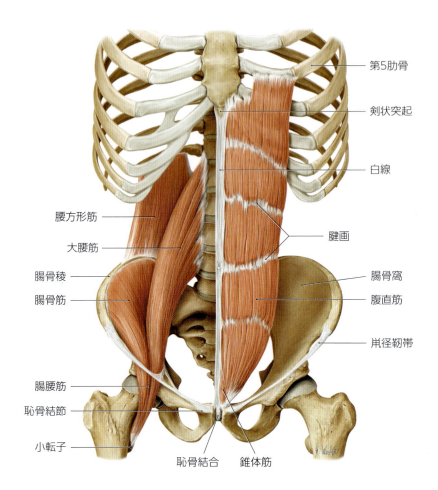

図3.15 前腹壁の筋と後腹壁の筋（前面）。図の左側が前腹壁の筋、図の右側が後腹壁の筋（プロメテウス解剖学アトラスより）

- 腸腰筋：
  — 起始：
    ○ 大腰筋：浅層は第12胸椎から第4腰椎の椎体側面と椎間板。深層は第1-5腰椎（肋骨突起）
    ○ 腸骨筋：腸骨窩
    ○ 両筋の停止：大腿骨小転子

— 作用：
  ○ 股関節：屈曲と外旋
  ○ 腰椎：
    片側：同側への側屈、両側：背臥位から体幹を起こす
  ○ 腸骨の前方回旋
— 神経支配：大腿神経（L1-L4）、腰神経叢の直接枝

■ 運動学

骨運動学から見て、脊柱全体は「水平面において回旋する機能的傾向」を有する［43］。脊柱の各部（頸椎、胸椎、腰椎）で、分節の運動の振幅が異なる（各部間の相違に加えて各部内の相違がある）。

- **腰椎：**
  — 屈曲／伸展の振幅が最も大きい
  — 回旋の自由度（左右へそれぞれ約5-8度）は、側屈のそれより明らかに小さい
    ○ 通常、L5で、回旋の自由度および屈曲／伸展の自由度が最も大きい
- **胸椎：**
  — 特に中位・下位胸椎で、回旋の自由度が大きく、腰椎のそれより明らかに大きい。また、回旋の自由度（左右へそれぞれ35度）は、側屈のそれ（同20度）より明らかに大きい
- **上位頸椎**（頭蓋脊柱移行部）：
  — 後頭・環椎・軸椎（OAA）は、靭帯と筋肉を通じて互いにつながり、機能的ユニットを形成している
  — 環椎（の靭帯）は、椎間板機能（運動の制御や減速）を担っている（環椎には椎間板がない）
  — 環椎後頭関節（C0/C1）：
    ○ 関節をなす2骨の適合が良好であり、関節内の安定性が高い
    ○ 屈曲／伸展の振幅が最も大きい（合計で約30度。伸展より屈曲の方が大きい）
    ○ 回旋（左右へ1.7±1.5度）と側屈（左右へ3-5度）の振幅は明らかに小さい
  — 環軸関節（C1/C2）：
    ○ 2椎の関節面が弯曲しており、関節内の安定性が低い
    ○ 大きな回旋（左右へ36.2±4.5度）がこの関節の特徴である
    ○ 屈曲／伸展（合計で約16度）
    ○ C1/C2の側屈は、単独では見られず、C0/C2全体の運動として生じる。報告されたC0/C2の運動の大きさは、文献により異なる

- **下位頸椎**（C2-C7）：
  — C2-C7の椎骨は、3面の全てにおいて、大きな可動性を有する
  — 伸展（40度）より屈曲（65度）が大きい
  — 回旋と側屈は組み合わされて生じる（後述）
    ○ 回旋が主要な運動の場合：（左右へそれぞれ）最大50度
    ○ 側屈が主要な運動の場合：（左右へそれぞれ）最大35度

インフォメーション 通常、加齢や変性進行に伴い、脊柱の可動性（平均値）は低下する。ただし、頭蓋脊柱移行部だけは例外である。頭蓋脊柱移行部の屈曲／伸展の可動性は、加齢により低下するどころか、むしろ増大する。胸椎後弯の増強がその原因と考えられる。

脊柱の運動学を**表3.2**に示す。

表3.2	運動軸からみた脊柱の運動	
運動／運動軸	説明	
3面を垂直に通る軸を運動軸とする運動	3面における回旋運動であり、椎間関節の運動を伴う	
屈曲／伸展（矢状面）	屈曲では上椎骨の関節面が上前方へ滑る（ディバーゲンス）	伸展では上椎骨の関節面が下後方へ滑る（コンバーゲンス）
側屈（前額面），右側屈の場合	左側でディバーゲンス	右側でコンバーゲンス
回旋（水平面），右回旋の場合	腰椎：左側でコアプテーション（関節面の一致）	腰椎：右側でデコアプテーション（関節面の不一致）
	胸椎：側方滑り	
	下位頸椎：（おそらく）側方滑り	
3面を斜めに通る軸を運動軸とする運動	回旋と側屈の組み合わせ運動が生じる*。その際、いずれかがより大きな振幅を有する「主要な運動」となる	

* ADL（日常生活動作）に伴う多くの脊柱の運動はこれに該当する。

従来から、脊柱の運動に関する議論では、回旋と側屈の組み合わせ運動が中心的問題となってきた。組み合わせ運動が生じると仮定される根拠は、いわゆるフライエットの法則にある[20,57,69]。すなわち
- 「原理Ⅰ：脊柱が中間位にあると、側屈は、対側への水平回旋を伴う」（中間位（N）—側屈（S）—回旋（R）すなわちNSR）。
- 「原理Ⅱ：脊柱が屈曲／伸展位（非中間位）にあると側屈は、同側への回旋を伴う」（屈曲（F）—回旋（R）—側屈（S）すなわちFRS、伸展（E）—回旋（R）—側屈（S）すなわちERS）
- 「原理Ⅲ：1つの面に運動が導入されると、他の2面で運動が変更（減少）される」

また、頚椎から上位胸椎では、以下の組み合わせ運動が生じることが広く認められている[43]。
- OAA：
  — 対側の組み合わせ運動
  — 右側屈（主要な運動）は、左回旋を伴う。あるいはその逆
- C2-Th4：
  — 同側の組み合わせ運動
  — C2で顕著に見られ、下の椎骨へ行くほど減り、上位胸椎では見られなくなる
- 中位・下位胸椎：
  — 組み合わせ運動はほとんど生じない
  — 側屈（主要な運動）と回旋の組み合わせ運動は、ほとんどあるいは全く生じない
- 胸腰椎移行部と全腰椎：
  — 組み合わせ運動が顕著である[45,62,63]
  — 付随的な運動の方向は予測できない

> **注意** 脊柱の運動については、普遍的な「法則性」を導出することは難しい。脊柱の運動には個別性があり、部位間（頚椎、胸椎、腰椎）、分節間（左右）、個人間の多様性を反映するからである（関節面の向きなど。p.15参照）。これらは、脊柱の運動の力学的側面の解明に役立つ。

■ 神経支配

■ 脊髄神経の分節
脊髄神経は、前根と後根から成り、次の枝を出す（図3.16）。
- 後枝（背枝ともいう）：
  — （多くは）内側枝と外側枝に分かれる
  — 感覚支配：後方（背側）の体壁（後述）、同分節および隣接分節の椎間関節の関節包

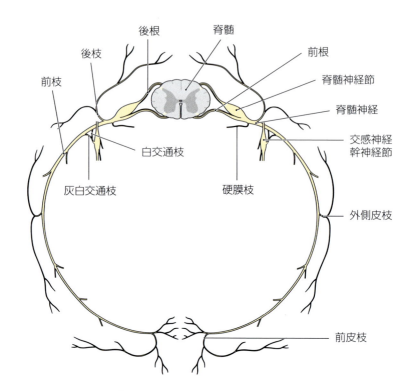

図3.16 脊髄神経の枝（プロメテウス解剖学アトラスより）

  — 運動支配：脊柱起立筋
- 前枝（腹枝ともいう）：
  — 体幹部で肋間神経
  — 四肢で頸神経叢、胸神経叢、腰神経叢
  — 感覚支配：前方（腹側）の体壁、四肢
  — 運動支配：四肢の筋、それ以外の体幹筋
- （反回）硬膜枝（脊髄枝、椎骨洞神経ともいう）：
  — 脊髄神経から出た後、椎間孔へ戻る
  — 脊柱管の中で分かれる
  — 前枝の体性神経根と灰白交通枝の自律神経根（交感神経根）が混合した神経
  — 多分節（分節を越えて）に分布
  — 分布：

- 骨膜、髄膜、硬膜外血管
    - 後縦靭帯
    - 椎間板(p.17)
- 白交通枝：
  — 有髄線維であり(このため白く見える)、脊髄から交感神経幹へ走行
- 灰白交通枝：
  — 髄鞘が少ないまたは無髄線維であり(このため灰白色に見える)、交感神経幹から脊髄神経へ走行

■ 頸部／肩／項部
- 前枝(頸神経叢、C1-C4)から出る神経：
  — 小後頭神経：後頭部側方の頭皮
  — 大耳介神経：下顎角の皮膚、外耳
  — 頸横神経：
    - 下顎縁と鎖骨の間の前頸部
    - 顔面神経(頸枝)と吻合する
  — 鎖骨上神経：肩および上胸部の皮膚
- 後枝から出る神経：
  — 後頭下神経：
    - 運動支配：大・小後頭直筋、上・下頭斜筋、頸半棘筋
  — 大後頭神経
    - 運動支配：半棘筋、最長筋、板状筋(項部)
    - 感覚支配：後頭部の頭皮
  — 第3後頭神経
    - 感覚支配：項部の傍脊柱部分の皮膚

■ 胸部と腹部
- 腹側：
  — 広範囲の分節
  — 肋間神経(脊髄神経の前枝から出る)：
    - 外側皮枝と前皮枝に分かれる
  — 下腹部：腸骨下腹神経と鼠径神経(腰神経叢)
  — 上腹部：鎖骨上神経
- 背側：
  — 広範囲の分節
  — 脊髄神経の後枝の分枝：
    - 内側皮枝と外側皮枝

— 殿部の皮膚：
- 上殿皮神経(L1-L3)と中殿皮神経(S1-S3)
- 下殿皮神経(下殿部)。前枝と仙骨神経叢から出る

■ 血管分布

■ 動脈系
- 大動脈弓から出る枝(図3.17)：
  — 左：総頸動脈と鎖骨下動脈
  — 右：腕頭動脈。次の動脈に分岐する
  - 右総頸動脈
  - 右鎖骨下動脈
- 下行大動脈(胸大動脈と腹大動脈。図3.17)から出る枝：
  — 後肋間動脈：
  - 肋間、背筋、皮膚、脊柱管、脊髄、乳腺
  - 例外として最上肋間動脈(鎖骨下動脈の枝)から出る第1・第2後肋間動脈：頸筋の深部、背筋の深部、第1・第2肋間、脊柱管
  — 腰動脈：
  - 腹筋、背筋、後腹壁、脊柱管、脊髄
  - 第3動脈(肋間動脈)と第4動脈(腰動脈)は、椎間孔近くで、脊髄枝(椎体、硬膜)と後枝(皮膚、筋)に分かれる
  — 横隔動脈：
  - 横隔膜、副腎
  — 総腸骨動脈(下行大動脈の終枝)：
  - 腹壁、骨盤、下肢

胸部と腹部
- 外側：腋窩動脈(鎖骨下動脈から出る)から出る動脈
  — 最上胸動脈：
  - 鎖骨下筋、第1・第2肋間筋、前鋸筋
  — 胸肩峰動脈：
  - 肩峰、肩関節、鎖骨、三角筋、前鋸筋、大胸筋
  — 外側胸動脈：
  - 小胸筋、前鋸筋、乳腺
  — 肩甲下動脈とその枝：
  - 肩甲回旋動脈：肩甲下筋、小円筋、大円筋、棘下筋
  - 胸背動脈：広背筋、前鋸筋、大円筋

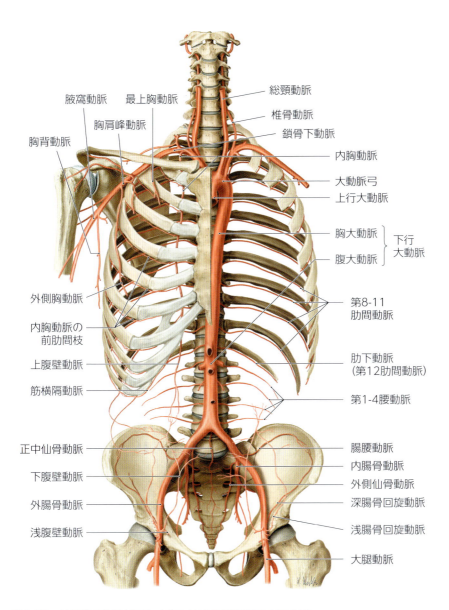

図3.17　体幹壁の動脈（前面）（プロメテウス解剖学アトラスより）

- 内側：
  - 内胸動脈（内乳動脈）：
    - 鎖骨下動脈から出る
    - 胸腺、前縦隔、乳腺、胸壁、横隔膜、腹直筋
    - 貫通枝：前外胸壁に分布
    - ほぼ第6肋間の高さで、上腹壁動脈と筋横隔動脈（後述）に分かれる
    - 前肋間動脈は、上6つの肋間で内胸動脈から、下6つの肋間で筋横隔動脈から出る。後肋間動脈と吻合する。
  - 筋横隔動脈：
    - 最下位の肋間近くで終止する
    - 横隔膜、下位肋間、腹筋停止部
  - 上腹壁動脈：
    - 横隔膜、腹直筋、腹壁
    - 臍の高さで、下腹壁動脈と吻合する
  - 下腹壁動脈：
    - 外腸骨動脈から出る
    - 腹直筋、恥骨、精索、陰嚢、子宮円靱帯、大陰唇
  - 浅腹壁動脈：
    - 大腿動脈から出る
  - 腹部（皮膚、筋膜）から臍へ分布

インフォメーション　上腹壁動脈と下腹壁動脈の吻合により、鎖骨下動脈は外腸骨動脈とつながり、大動脈峡部狭窄の発症時に垂直方向の迂回路となる。また、これらの動脈とともに、同名の静脈が走行する。これらの静脈は、下大静脈、総腸骨静脈、上大静脈（まれ）のいずれかでうっ血が生じた場合、大静脈吻合として重要な役割を果たす。

椎骨と脊髄

- （各分節の）横方向の動脈系：
  - 頸椎：椎骨動脈、深頸動脈、上行頸動脈（鎖骨下動脈から出る）
  - 胸椎：肋間動脈（胸大動脈から出る）
  - 腰仙椎：腰動脈（腹大動脈から出る）
  - 馬尾：腸腰動脈、外側仙骨動脈（内腸骨動脈から出る）
- これらの動脈は、椎間孔近くで次の枝を出す
  - 脊髄枝：
    - 椎体と硬膜にのびる
    - 前根動脈と後根動脈（神経根とともに走行）

- ○ 最大の脊髄枝は、大脊髄根動脈（＝アダムキービッツ動脈）である（起始はTh12/L3のいずれかで、多くは左側）
- ― 後枝：皮膚と筋（脊柱起立筋）
● 縦方向の動脈系：
- ― 3つの縦方向に走行する動脈
- ― 脊髄周囲を走行
- ― 脈管網：走行と大きさは様々
- ― 椎骨動脈から出る動脈：
  - ○ 後脊髄動脈：有対。背側（後方）で脊髄に沿って走行
  - ○ 前脊髄動脈：無対

横方向の動脈系と縦方向の動脈系の間には、多数の吻合が存在する。

■ 静脈系
体幹の主要静脈は**図3.18**の通りである。

頭部と四肢
● 上大静脈。頭部・頸部・両上肢から流入
- ― 上大静脈は左右の腕頭静脈が合流して出来る。腕頭静脈は内頸静脈と鎖骨下静脈が合流して出来る
● 下大静脈。骨盤・両下肢から流入
- ― 下大静脈は左右の総腸骨静脈が合流して出来る

腹部と胸部
● 筋膜上の静脈：
- ― 門脈圧が高い場合にのみ視触診が可能。例：傍臍静脈を介して「メズサの頭」が確認される
- ― 次の静脈と合流する：
  - ○ 臍の上方で胸腹壁静脈と合流。腋窩静脈となって出る
  - ○ 臍の下方で浅腹壁静脈と合流。大伏在静脈とつながる
● 深部の静脈：
- ― 動脈とともに走行
- ― 腰静脈：
  - ○ 腰筋と脊柱の間を走行

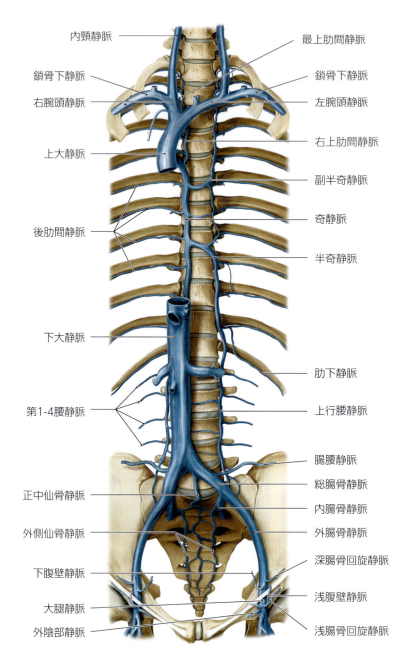

図3.18 体幹の主要静脈（前面）（プロメテウス解剖学アトラスより）

- 後方(背側)で腰部および側腹壁の背筋や被膜から血液が入る
- 前方(腹側)で腹壁から血液が入る。腹壁静脈と吻合する
- 脊柱で内・外椎骨静脈叢(後述)の静脈から血液が入る
- 下大静脈とつながる
- 2本の上行腰静脈(脊柱の左右を走行)へ合流する。横隔膜を通過した後、右の上行腰静脈は奇静脈になり、左の上行腰静脈は半奇静脈になる(Th8の高さで奇静脈とつながる)
- これらの奇静脈は、後肋間静脈を介して胸壁の静脈血を得て、前肋間静脈と吻合する
— 左・右腕頭静脈:
  - これらが合流して上大静脈になる
  - 次の部位から血液が集まる:頭部、頸部、上肢、胸部の器官、前胸壁、前上腹壁
— 内胸静脈:
  - 上腹壁静脈、筋横隔静脈、前肋間静脈から血液が入る
— 肋下静脈:
  - 第12肋骨の下方を走行
  - 奇静脈と半奇静脈へ合流する
  - 次の部位から血液が集まる:体幹の後壁と側壁、脊柱管(管内の各部)

脊柱の内・外椎骨静脈叢

脊柱の静脈叢(図3.19)は、無弁の静脈から成り、脊柱全体にわたり存在する。脊柱の静脈叢では、血液が両方向へ流れる。脊柱の静脈叢は、硬膜静脈洞(後頭蓋窩)と椎骨静脈系をつないでいる[74]。

- 外椎骨静脈叢:
— 前外椎骨静脈叢:
  - 頸椎と頭部で、咽頭静脈叢と翼突筋静脈叢を介して、海綿静脈洞とつながる
— 後外椎骨静脈叢:
  - 深部の頸筋や背筋に存する
  - 後頭下静脈叢から仙骨までの範囲に存在する
  - 後頭下で、顆導出静脈と乳突導出静脈を介して、S状静脈洞と連続する

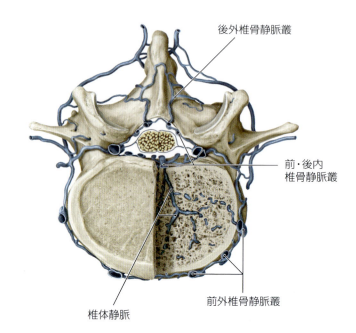

図3.19　肋間静脈と脊柱の静脈叢：腰椎（上面）（プロメテウス解剖学アトラスより）

- 内椎骨静脈叢：
  — 硬膜外腔に存在する
  — 次の静脈から血液が入る：
    ○ 椎体静脈（椎体から出る）
    ○ その上方で前外椎骨静脈叢と吻合する
    ○ 前根静脈と後根静脈（脊髄から出る）
  — 前内椎骨静脈叢：
    ○ 2本の縦方向に走行する静脈（後縦靱帯の外側を走行）が、横吻合を介してつながる
    ○ これら2本の静脈が伸び、頭蓋で脳底静脈叢（頭部で海綿静脈洞と、頸椎で下錐体静脈洞とつながる）を形成する
  — 後内椎骨静脈叢：
    ○ 脊柱管の後方に存在する
    ○ 後頭静脈洞を介して、静脈洞交会とつながる

- 内・外椎骨静脈叢は次の静脈とつながる
  ― 腰静脈と後肋間静脈
  ― 上行腰静脈と(半)奇静脈
- 静脈叢の作用：
  ― 姿勢変更時の頭蓋内圧の制御、脳からの静脈血の還流の制御（脳脊髄静脈系[85]）

インフォメーション　脊柱の静脈叢は、様々な静脈叢（前立腺静脈叢など）とつながる。これにより、腫瘍・感染症・塞栓が全身に広がる両方向の血管経路ができる[23, 85]。

■ リンパ系

リンパ系は、リンパ液が左・右静脈角で静脈系に入ることで終止する（図3.20）。
- 腰リンパ本幹：
  ― 両下肢、骨盤（骨盤内臓器を含む）、腹壁、背壁からリンパ液が集まる
  ― 上位腰椎の前方の位置で、胸管と合流する
- 胸管：
  ― リンパ管は胸管で最も太くなる（乳ビ槽）
  ― 長さは約40cm
  ― 腸リンパ本幹を介して、腹部の器官からもリンパ液が入る
  ― 大動脈に伴行し、大動脈裂孔を通る
  ― 左上肢、左胸壁、左腹壁、頭頸部の左半分、左胸腔内の器官、左右肋間からリンパ液が入る
  ― 左静脈角にリンパ液が入る。左内頸静脈および左鎖骨下静脈と合流する
- 右リンパ本幹：
  ― 長さは約1cm
  ― 頭頸部の右半分、右上肢、右胸壁・右腹壁（の上四分円）、右胸腔内の器官からリンパ液が入る
  ― 右静脈角にリンパ液が入る。右内頸静脈および右鎖骨下静脈と合流する

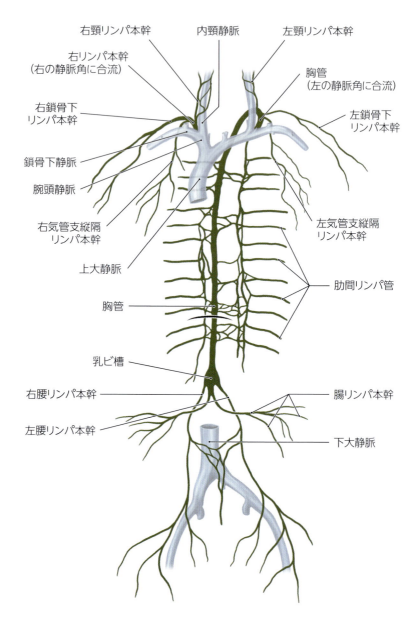

図3.20　左右の静脈角（前面）（プロメテウス解剖学アトラスより）

3.1.2 胸部

■ 全体的な構成
● 胸部は次のものから成る（図3.21）：
  ─ 後方：胸椎（p.11）
  ─ 前方：胸骨
  ─ 側方：肋骨

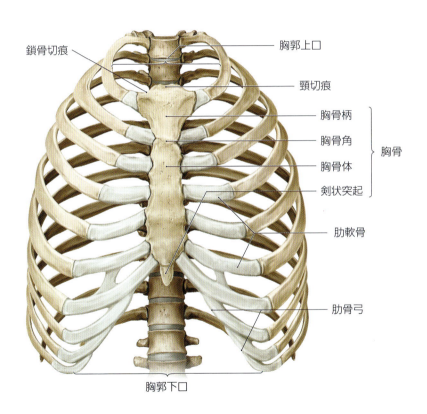

図3.21　胸郭の骨（前面）（プロメテウス解剖学アトラスより）

■ 胸骨

- 胸骨柄：
  - 鎖骨切痕：胸鎖関節の関節面（p.76も参照）
  - 頸切痕（頸静脈窩）
  - 肋骨切痕：
    - 第1肋骨の肋骨切痕は、鎖骨切痕の下方とほぼ同じ高さ
    - 第2肋骨の肋骨切痕は、胸骨体への移行部（胸骨結合）にある。胸骨はここでしばしば下方へ曲がる（胸骨角）
- 胸骨体：
  - 幅は狭い。長さは胸骨柄のほぼ2倍
  - 第3-7肋骨の肋骨切痕が存する
  - 最下の関節面で剣状突起へ移行する
- 剣状突起：
  - 骨でできた中心部の周りを硝子軟骨が覆う
  - 形状と大きさには個人差がある

インフォメーション 加齢により、剣状突起やこれと胸骨体の結合部が骨化することがある。

■ 肋骨

- 肋骨（骨部分）は次のものから成る（**図3.22**）
  - 肋骨頭：胸椎体と連結する
  - 肋骨頸：肋骨頭と肋骨結節の間の部分
  - 肋骨結節の外側で、肋骨角を経て、肋骨体の走行方向が変わる（第1肋骨を除く）
  - 肋骨後部の下縁に、後肋間動静脈と肋間神経が走る肋骨溝がある（第1,11および12肋骨を除く）
- 肋軟骨（軟骨部分）は次のものから成る
  - 真肋：第1-7肋骨。前方の軟骨部分を介して胸骨と直接結合する
  - 仮肋：第8-10肋骨。第7肋骨の軟骨と結合する
  - 浮遊肋：第11,12肋骨の先端（軟骨部分）は何とも結合しない

■ 関節

- 肋椎関節（肋骨―椎骨関節）：
  - 肋骨頭関節：
    - （肋骨頭の）肋骨頭関節面と（椎体の）肋骨窩がなす関節であり、線維軟骨で覆われている

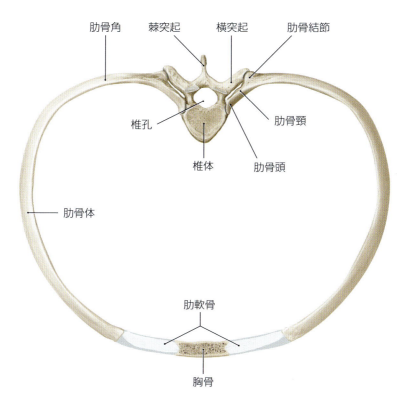

図 3.22 肋骨部分と胸椎分節の構造：第6肋骨（上面）（プロメテウス解剖学アトラスより）

- ○ 第2-10肋骨：肋骨頭稜を有し、これに関節内肋骨頭靭帯が付着する。肋骨頭関節の関節面には、上椎骨の下肋骨窩との関節面と、同椎骨（同番号の椎骨）の上肋骨窩との関節面がある
- ○ 第1, 第11, 12肋骨：椎体とのみ関節をなす
— 肋横突関節（肋骨結節―横突起関節）：
  - ○ （肋骨結節の）肋骨結節関節面と（胸椎の横突起の）肋骨窩がなす関節
  - ○ 第1-10肋骨には、肋横突関節の関節面がある
- 胸肋関節と軟骨間関節（胸骨―肋骨関節）：
— 第1-7肋骨と胸骨がなす関節：真の関節であり軟骨結合でもある
— 通常、第2-5肋骨には関節腔がある

■ 靭帯

肋椎関節の靭帯は次の通りである（図3.23）：

- 肋骨頭関節の靭帯（関節包の前部を強化する）：
  ― 放線状肋骨頭靭帯（肋骨頭から椎体側面や椎間板にかけて扇状に広がる）
  ― 関節内肋骨頭靭帯（肋骨頭稜から椎間板まで。第1および第11,12肋骨には存在しない）
- 肋横突関節：
  ― 肋横突靭帯（肋骨頸と横突起の間）
  ― 外側肋横突靭帯（肋骨結節から横突起の先端まで）
  ― 上肋横突靭帯（肋骨頸稜から上椎の横突起まで）
- 胸肋関節：
  ― 関節内胸肋靭帯（第2肋骨と胸骨の間の胸肋関節を上下に分ける）
  ― 放線状胸肋靭帯（関節包の前面を強化する。胸骨の骨膜と共同して強靭な胸骨膜を形成する）

インフォメーション　胸郭の靭帯は、強靭であり、強い張りを有する。これらの靭帯は、脊柱と肋骨の間で運動を生じさせず、機能的ユニット（統一体）としての胸郭を支えている。

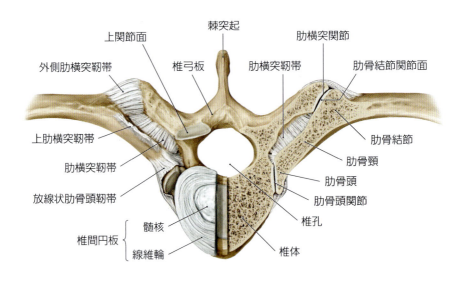

図3.23　第8肋骨と第8胸椎との関節（上面。肋骨頭関節と肋横突関節の左半分は水平面方向に切断してある）（プロメテウス解剖学アトラスより）

■ 筋

胸郭の筋は**図3.24**の通りである。
- 肋間筋（肋骨と肋骨の間の筋）
- 胸肋筋（胸骨と肋骨の間の筋）
- 体幹肋筋（肋骨と脊柱の間の筋）
- 横隔膜（**図3.25**）

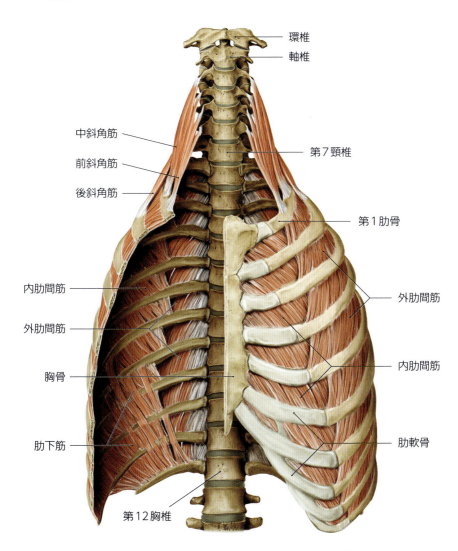

図3.24 胸郭の筋（一部は取り除いてある。前面）（プロメテウス解剖学アトラスより）

■ 肋間筋
- 外肋間筋：
  — 走行：後上方から前下方へ
  — 起始と停止：肋骨結節から軟骨骨境界まで
- 内肋間筋：
  — 走行：後下方から前上方へ
  — 起始と停止：肋骨角から胸骨まで
- 最内肋間筋：
  — 内肋間筋から分かれ、内肋間筋と同様に走行する
  — 作用：肋間の緊張、胸壁の固定
  — 神経支配：第1-11肋間神経

■ 胸肋筋群
- 胸横筋：
  — 起始：第2-6肋軟骨の内面
  — 停止：胸骨体の内面と剣状突起の内面（筋線維は時に腱線維に代替される）
  — 作用：呼息
  — 神経支配：第2-6肋間神経

■ 体幹肋筋群
- 斜角筋（斜角筋は肋間筋とされる。頸椎の肋骨遺残から肋骨にかけて存在するため）：
  — 前斜角筋：
    ○ 起始：第3-6頸椎の横突起の前結節
  — 中斜角筋：
    ○ 起始：第3-7頸椎の横突起の後結節。第1,2頸椎への付着も報告されている[51]
    ○ 前斜角筋と中斜角筋の停止：第1肋骨（鎖骨下動脈溝の後方）
  — 後斜角筋：
    ○ 起始：第5-7頸椎の横突起の後結節
    ○ 停止：第2肋骨（外面）
    ○ 作用：吸息（胸部）、片側の筋収縮により頸椎の同側への側屈、両側の筋収縮により頸椎の前屈
    ○ 神経支配：頸神経叢と胸神経叢から出る筋枝（C3-C6）
    ○ 特性：後斜角筋は胸郭出口症候群に関与することもある（p.233, p.431を参照）
  — 最小斜角筋：

- ○ 不定（存在しないこともある）
- ○ 起始：第7頸椎の横突起
- ○ 停止：第1肋骨の内面、胸膜頂（このため「胸膜斜角筋」とも呼ばれる）
- 肋骨挙筋：脊柱起立筋の外側筋群である横突間筋系（p.27）の1つ
- 上後鋸筋：
  — 起始：C6, C7, Th1, Th2の棘突起
  — 停止：第2-5肋骨角の側方
  — 神経支配：第1-4肋間神経
- 下後鋸筋：
  — 起始：Th1, Th2, L1, L2の高さの胸腰筋膜の浅葉
  — 停止：下4つの肋骨の下縁
  — 神経支配：第9-11肋間神経

上後鋸筋と下後鋸筋は、吸息／呼息に関与せず、固有受容感覚機能を有する[89]。

■ 横隔膜

横隔膜は次の部分から成る（図3.25）。

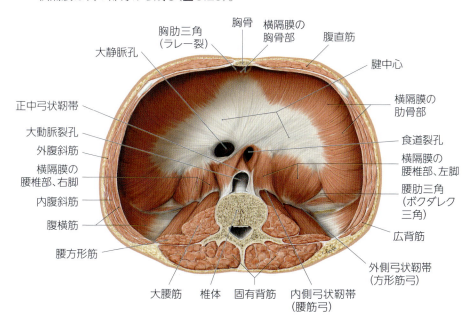

図3.25　横隔膜（下面）（プロメテウス解剖学アトラスより）

- 腱中心：横隔膜の中央にあり、「心臓を載せる鞍状部分」（Herzsattel）の筋が停止する
- 肋骨部：横隔膜で最も大きい部分
  — 起始：第7-12肋骨の内面
- 腰椎部：
  — 起始：右脚と左脚
  — 内側：第1-3腰椎、これらの腰椎の椎間板、前縦靱帯
  — 外側：
    ○ 内側弓状靱帯（内側腰肋弓を形成）が第2腰椎の椎体と同腰椎の肋骨突起の間に存在する
    ○ 外側弓状靱帯（外側腰肋弓を形成）が第2腰椎の肋骨突起と第12肋骨の間に存在する
- 胸骨部：
  — 起始：剣状突起の後面
  — 作用と神経支配：後述

孔と裂

- 大動脈裂孔：第12胸椎の高さにあり、腱で境界されている
  — 大動脈
  — 胸管
- 食道裂孔：第10胸椎の高さにあり、筋で境界されている
  — 食道
  — 前・後迷走神経幹
- 大静脈孔：第9胸椎の高さにあり、腱中心に存在する
  — 下大静脈
  — 右の横隔神経横隔腹膜枝（感覚枝。上腹部の壁側腹膜を支配）
- 腰部の内側の裂孔：
  — 奇静脈（右）
  — 半奇静脈（左）
  — 大内臓神経
- 腰部の外側の裂孔：
  — 交感神経幹
  — 小内臓神経
- 心膜の前外側の裂孔：
  — 左横隔神経の横隔腹膜枝
- 胸肋三角（ラレー裂）
  — 上腹壁動静脈（内胸動脈（内乳動脈ともいう）と連続する）

筋が少ない部位
- 胸肋三角
- 腰肋三角（ボホダレック孔）：
  — 肋骨部と腰椎部の間にある不定の裂（存在しないこともある）
  — 先天性の横隔膜ヘルニアが生じることがある。その場合は直ぐに手術が必要

横隔膜の作用と特性
　横隔膜には、呼吸作用と姿勢作用があり、さらに胃食道移行部の逆流防止機構を支えている。横隔膜の作用は、腹腔内圧（IAP）と密接に関連している。横隔膜の作用のいずれかが（過度に）強まると、他の作用にも影響が及ぶとされる［81］。

　横隔膜全体は、内臓の運動のモーターと称される。すなわち、胸腹部の内臓の通常の運動は、横隔膜の動力学の影響下にある［16］。内臓の運動は、内臓機能や、内臓に属する血管や神経の機能を支えている。

　横隔膜の肋骨部と脚部（腰椎部の左・右脚）は、異なる作用を有する。
- 筋の作用［10］：
  — 肋骨部の筋は呼吸作用を有する。神経支配は横隔神経（C3）
  — 脚部の筋は姿勢作用を有する。神経支配は横隔神経（C4/C5）
- これら2つの部の筋が緊張する際には、連続して（緊張の）スイッチが入る。また、安静時は、特に肋骨部の筋が活動する
- 下6つの肋骨の肋間神経は、横隔膜に感覚神経線維を出す

　横隔膜の**呼吸作用**は、次のように行われる。

　吸息では、肋間筋、斜角筋、腹横筋、骨盤底筋（横隔膜の作用と同期した活動が認められる）で、連続して（緊張の）スイッチが入る（**図3.26**）。これらの連続の一部に支障が生じると、問題が上方（内臓から頭蓋脊柱移行部へ）あるいは下方（内臓から骨盤へ）へ広がる。また、横隔膜の左右天蓋では、張力や活動に左右差があるとされる。

　吸息では、腹圧が上昇し、大静脈孔内で大静脈が圧迫される。同時に、腹部のリンパ排出管は、腹膜後葉を通る際、横隔膜により圧縮される。

　これに対し、**呼息**では、静脈血の還流や、腹腔からのリンパ排出が促される。これには、腹腔内の圧力が関与している。すなわち、腹腔内圧（IAP）が高まると、横隔膜の圧力が強まり、静脈血の還流が最適でなくなることがある［38, 72, 73］。

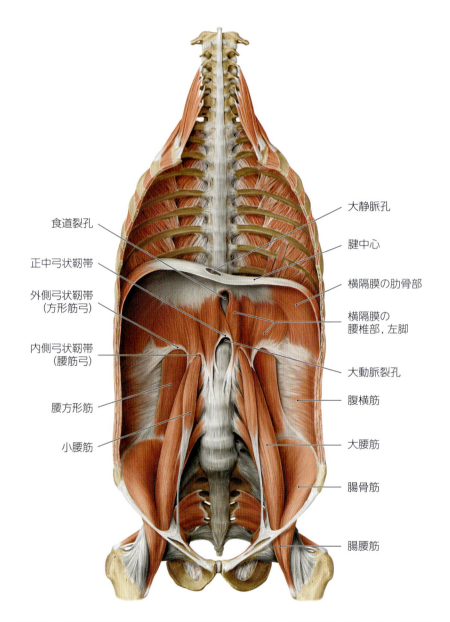

図3.26　横隔膜の位置と形態（前面（前額断面），中間位にある横隔膜）（プロメテウス解剖学アトラスより）

インフォメーション このような受動的なポンプ機構（静脈血循環系に減圧をもたらす）は、脊柱のホメオスタシスや栄養状態を促進するとされる[5]。

横隔膜は、腹腔内圧（IAP）の上昇に適応する一方、腹腔内圧（IAP）の変動を引き起こすこともある（運動量が増えた場合など）[37]。また、横隔膜が収縮すると、腰椎の強度が高まる。すなわち、腰椎は、呼吸と同期して加圧／減圧を受ける。このような圧力メカニズムにより、椎間板における供給（血液、栄養）や排液（ドレナージ）が促される。

インフォメーション 腹腔内圧（IAP）が上昇し、横隔膜の緊張が強まると、腰椎の椎間関節は「慢性的」に圧迫を受け、ひいては腰椎の機能障害や退行性病変が生じることがある。また、交互に生じる負荷と緩和が減少あるいは消失すると、椎間板機能に悪影響が生じると考えられる。

臨床的には、横隔膜の作用と相乗して、腹横筋や骨盤底筋の活動が亢進することはまれではない。これらの筋の活動亢進は、脊柱への圧迫を強め、骨盤（仙腸関節や恥骨結合）の可動性を損なうこともある。

横隔膜は、**姿勢作用**も有する。これは、体幹の安定性の維持を必要とする状況で発揮される（片脚で立つ、上肢を動かすなど）。姿勢作用に伴う横隔膜の活動亢進により、吸息／呼息のリズムにも変化が生じる[36]。

下部食道周囲の輪状の筋は、自律的に働く筋とされる。この筋は、横隔膜の脚部から起始せず、呼吸作用にも関与しない。この筋は、いわゆる「横紋筋性胃食道括約筋」[79,80]であり、**胃食道逆流防止機構**を支えている。腹腔内圧（IAP）の上昇に伴う様々な変化により、この逆流防止機構が阻害されることがある（肥満の人、妊婦など）。これがさらに悪化すると、反射障害が生じることもある。

> **実践のアドバイス** 横隔膜は、人体において一連の重要な作用を有する。また、下方（尾側）や上方（頭側）の多くの筋膜とつながっている。このため、オステオパシーの診察や治療では、必ず、横隔膜を考慮に入れるべきである。

■ 運動学

胸椎の生体力学については既述したので(p.33以下)、ここでは特に呼吸時の胸郭の運動について述べる。呼吸の際、胸郭はユニット(統一体)として動く。
- 吸息で、胸郭の前後径・横径・縦径は最大になる
- 呼息で、胸郭の前後径・横径・縦径は次第に縮小する

肋骨の運動は、いわゆる「頸軸」を中心として生じる。この軸は、肋骨頭—肋骨頸—肋骨結節を通る。
- 上位肋骨では、頸軸は前額面に近づく
  — いわゆる「ポンプ柄運動」が生じる
  — 胸郭の前後径が大きくなる
- 下位肋骨では、頸軸は矢状面に近づく
  — いわゆる「バケツ柄運動」が生じる
  — 胸郭の横径が大きくなる

> **実践のアドバイス**　頸軸から遠ざかるほど、肋骨の運動の振幅は大きくなる。このため、肋骨の運動の触診は、胸郭の後部(背側)より前部(腹部)で行う方が容易である。

肋椎関節の(単独の)運動は、2関節(肋骨頭関節、肋横突関節)が力学的に連結を強いられており、また強く張った関節包靭帯が存在するため、わずかな運動(捻れの組み合わせ運動)にとどまる[77]。

呼吸に影響を与える要因には、次のものがある。
- 年齢
- 胸郭の伸展性(compliance)：次の部位の状態により変化する
  — 肋骨。胸椎および胸骨との関節を含む
  — 筋筋膜。横隔膜を含む
  — 胸腹部の内臓
- 構造的変化：ベヒテレフ病、肺気腫、漏斗胸、鳩胸、側弯症などの疾患により生じる

> **実践のアドバイス**　胸郭の弾力性が低下している場合、これら全ての部位を調べる必要がある。

■ 筋骨格系機能障害の原因となりうるもの

胸部は、内臓とのつながりが強い。胸部の内臓は、次の要因から影響を受け、機能障害が生じやすい。
- 内臓求心性神経
- 胸腹部の内臓を横隔膜の内に収める固定システム
- 血管

また、胸部の内臓の機能は、胸部の筋骨格系機能障害により阻害されることがある。その際、次のものを介して阻害される。
- 体壁内臓の神経
- 交感神経幹：
  ― 局所解剖学的には肋骨頭の前方に存在する
  ― 呼吸運動を通じて律動的に「刺激」を受ける
- 内臓の固定システム
- 血管

胸部（胸腔）は、上方の前弯部（頸部）や下方の前弯部（腰部）と比べて、運動の振幅が小さい。胸部の運動制限の代償として、前弯部（特に胸腰椎移行部、頸胸椎移行部）で過剰負荷が生じるとされる。また、胸腔内の圧力は、他の腔の圧力に影響を与え、逆に他の腔の圧力からも影響を受ける。

3.1.3 骨盤

■ 全体的な構成
- 下肢帯の骨（図 3.27）：
  ― 寛骨：
    ○ 腸骨
    ○ 恥骨
    ○ 坐骨
  ― 仙骨
  ― 尾骨
- 骨盤は、**機能的ユニット**（いわゆる腰部―骨盤―股関節シェーレ。すなわち骨盤が腰部と股関節に挟まれている）の一部である。この機能的ユニットには次の筋骨格系が属する
  ― 下肢帯の関節（仙腸関節、恥骨結合、仙尾関節）
  ― 股関節
  ― 腰椎、腰仙椎移行部

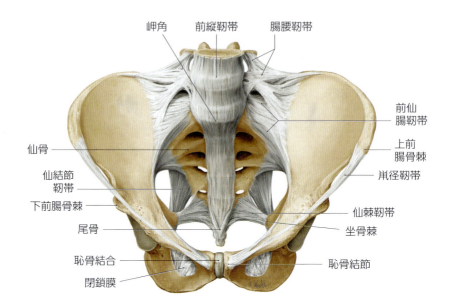

図3.27　男性骨盤の靭帯(前上面)（プロメテウス解剖学アトラスより）

- また、骨盤は**腹腔**の一部でもある
  — 後弯した骨盤骨が(腹腔を)囲み、容器のように内臓(Viszera)の一部を収める
  — 腹腔の一部であることは、骨盤の機能や可動性に影響を与える

下肢帯は、第一には**力の伝達**を行う。
- 上方(頭側)からの作用力(重力、体幹の重量)
- 下方(尾側)からの反力：
  — 立位では下肢を介して
  — 座位では左右の坐骨結節を介して

力の伝達に寄与するため、骨盤は基本的に安定しており動かない。骨盤の安定性は、受動的および能動的なメカニズムを介して確立されている（他の関節も同様）。骨盤(特に仙腸関節)では、様々な力が発生し、一種の自動ロック機構(メカニズム)が成立している。すなわち
- 形態的安定(form closure)。これは次のものから成る
  — 仙骨の楔状形態(前後、垂直)
  — 骨の拡張部分(溝や稜)。軟骨に覆われ、関節内へ張り出す

— 不定の関節軟骨。他の関節の関節軟骨とは異なり、滑らかでない
● 力学的安定（force closure）。これは次のものから成る
 — 靱帯
 — 筋
 — 筋膜
 — 仙骨のニューテーション。すなわち、仙骨が下方（尾側）へ動き、仙骨底が前方（腹側）へ動き、骨盤の中に押し込まれる
 — 腸骨で反対方向に作用する反力（頭側へ、後方へ回旋）

■ 関節

■ 仙腸関節
● 関節面（図3.28）
 — 局所解剖学的には、関節面は、思春期以降に形成される
 — 年齢が進むにつれ、軟骨が多く形成される。その典型が不定の関節軟骨（上述の「形態的安定」を参照）である

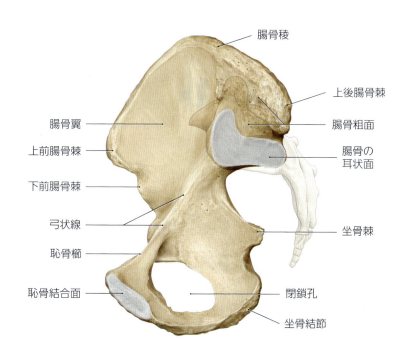

図3.28　仙腸関節の関節面（内側面）（プロメテウス解剖学アトラスより）

- L字形である：
  — 短い上方の辺：立位でほぼ垂直になる
  — 長い下方の辺：立位でほぼ水平になる
  — 両辺がなす角度は平均で約110度
  — 第1-3仙椎にかけて存在する

関節面
- 仙骨関節面：
  — 硝子軟骨で出来ている
  — 軟骨の厚さは約1-2.5mm
- 腸骨関節面：
  — 線維軟骨が多い
  — 軟骨の厚さは約0.2-1.0mm
- 個人差があるもの：
  — 隆起とくぼみ
  — 両辺がなす角度
  — 関節面の向き：
    ○ 個人間の相違
    ○ 個人内の相違（左右の仙腸関節面の向きの相違。これに伴い左右の仙腸関節の軸の相違も生じる）

分類

仙腸関節は様々に分類される。すなわち、可動関節（滑膜性関節。関節腔、硝子軟骨、関節包、靱帯を有する）とされる一方、関節面の硝子軟骨部分（表面）の後方に、靱帯結合や半関節（振幅が小さい、硝子軟骨を有する、関節腔が結合組織で満たされている）というべき部分が存在する。

おそらく、仙腸関節は可動関節と半関節の両要素が混ざった関節である。

靱帯
- 内在性（intrinsic）靱帯（図3.29）：仙腸関節の関節面の上に直接存在する
  — 後方の靱帯：解剖学的には3層が機能的ユニットをなしている
    ○ 骨間仙腸靱帯：深層の強い靱帯。腸骨粗面から仙骨粗面まで。後方（背側）から関節包に付着
    ○ 深後仙腸靱帯：中間層の靱帯。上後腸骨棘（SIPS）から外側仙骨稜まで
    ○ 浅後仙腸靱帯：浅層の靱帯。上後腸骨棘（SIPS）から中間仙骨稜まで

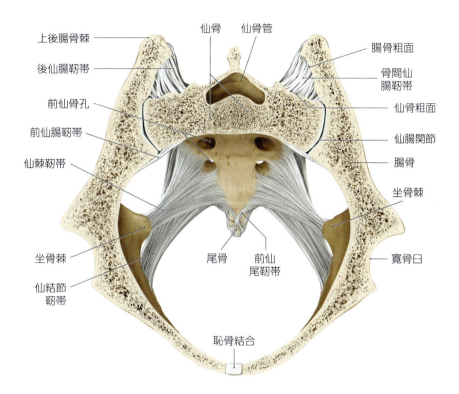

図3.29 仙腸関節の靱帯：骨盤上口面における斜断面（上面）（プロメテウス解剖学アトラスより）

— これらとは別に次の線維（後方の靱帯から出る）も記述されている[90,93]
  ○ 長後仙腸靱帯：骨間仙腸靱帯から後方へ走行し、上後腸骨棘（SIPS）の側方を通り、外側仙骨稜（S3とS4の高さ）に達する。内側の線維は、胸腰筋膜後葉の深層と脊柱起立筋の腱膜に付着する。外側の線維は仙結節靱帯と混ざる
— 前方の靱帯：
  ○ 前仙腸靱帯：後仙腸靱帯より弱い。関節包の前下方部分を「肥厚」する

- 外在性（extrinsic）靱帯：仙腸関節との間に空間がある
  — 仙結節靱帯。次の3部分から成る
    ○ 上部は、上後腸骨棘（SIPS）から仙骨（おそらく尾骨）の外側縁まで
    ○ 内側部は、仙骨（の外下角）および尾骨から坐骨結節まで。線維はらせん状に走行し、坐骨結節の外側で起始する線維は仙骨下部へ、坐骨結節の内側で起始する線維は頭側へ進んで仙骨へ
    ○ 外側部は、下後腸骨棘（SIPI）から坐骨結節まで。梨状筋の上を横切り、梨状筋から筋線維を得る

仙結節靱帯には大殿筋の線維が入り込んでいる。このため、大殿筋が収縮すると、仙結節靱帯の緊張は強まる。また、仙結節靱帯はしばしば大腿二頭筋から筋線維を得る。大腿二頭筋は、時に坐骨結節の上を通り、仙結節靱帯まで走行する。さらに、仙結節靱帯は、多裂筋の深部線維とも混ざる。

  — 仙棘靱帯：
    ○ 仙骨および尾骨の外側縁から坐骨棘まで
    ○ 尾骨筋と密接に結合する

仙結節靱帯と仙棘靱帯は、骨盤を安定化し（靱帯による安定化）、大坐骨孔と小坐骨孔を形成し、骨盤底を閉鎖する作用も有する。

  — 腸腰靱帯（**図3.27**）：
    ○ 数や形状に個人差がある［93］
    ○ 必ずL4とL5の横突起から起始する
    ○ 下方で仙腸靱帯と混ざる
    ○ 腸骨稜の側方に付着する

インフォメーション　上述のいずれの靱帯も、仙骨のニューテーションや腸骨の後方回旋により、強く緊張する。例外は、長後仙腸靱帯であり、正反対の反応が生じる。

— 鼠径靭帯（図3.31）：
  ○ 骨盤に対する力学的作用はない
  ○ 上前腸骨棘（SIAS）から恥骨結節まで走行
  鼠径靭帯は、鼠径管の下底を形成している。鼠径管には、内側の開口部（深鼠径輪）と外側の開口部（浅鼠径輪）があり、これらの中には、男性では精索（陰部大腿神経の陰部枝が伴行）、女性では子宮円索、腸骨鼠径神経、リンパ管が存在する。ヘルニアがある場合はヘルニア門が存在する
— 腸恥筋膜弓：
  ○ 腸骨筋の筋膜の強化された内側部分
  ○ 筋裂孔と血管裂孔の境界となる
— 筋裂孔：
  ○ 腸腰筋
  ○ 大腿神経
  ○ 陰部大腿神経
— 血管裂孔：外側から内側へ
  ○ 陰部大腿神経の大腿枝
  ○ 大腿動脈
  ○ 大腿静脈
  ○ リンパ節

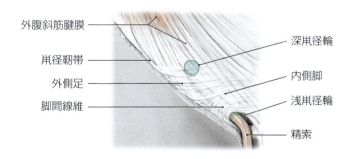

図3.31　男性の鼠径管：右鼠径部（前面）（プロメテウス解剖学アトラスより）

インフォメーション　関節は、その運動域全体において安定性を必要とする。このため、靭帯(受動的な構造)に加えて、筋や筋付着部(胸腰筋膜へ付着)も、関節を安定化する役割を担う。骨盤は、前額面では、左右の球(大腿骨頭)の上に安定して存在する。したがって、仙腸関節は、矢状面よりも前額面で高い安定性を有する。矢状面では、筋筋膜系のわずかな不均衡が、骨盤(と脊柱)のバランスに影響するとされる[42]。

■ 恥骨結合
- 硝子軟骨層の厚さは1-2㎜
- 恥骨間：中央の腔(恥骨結合腔)に恥骨間円板が存在する
- 半関節

靭帯
- 中心：骨間靭帯＝恥骨間円板
- 周辺：
  ― 後方：膜性で、薄い
  ― 上方：上恥骨靭帯：
    ○ 強い靭帯。左右の恥骨結節の間にある
  ― 下方：恥骨弓靭帯：
    ○ とても強い靭帯。左右の恥骨下枝に付着
  ― 前方：後方(の靭帯)より厚い
    ○ 線維は横方向かつ斜めに走行する
    ○ 腹直筋、錐体筋、外腹斜筋(内側脚)、長内転筋、薄筋から線維を得る

インフォメーション　これらの筋が刺激されると、筋末端の腱により、恥骨領域で二次性疼痛が生じることがある。

恥骨結合の運動学
- 以下の方向への並進：
  ― 上下(頭尾)：運動の振幅が最も大きい(1-1.6㎜)
  ― 前後：＜1㎜
  ― 内外：0.5-0.9㎜
- 回旋：＜1.5度

■ 仙尾関節
- 半関節である

靭帯
- 中心：関節腔内に存在する
  — 骨間靭帯（椎間板の痕跡）
- 周辺：
  — 前仙尾靭帯：前縦靭帯と連続
  — 深後仙尾靭帯：後縦靭帯と連続
  — 外側仙尾靭帯：仙骨角および尾骨角とつながる

これらの仙尾靭帯には、仙棘靭帯と仙結節靭帯の線維が入り込んでいる。また外終糸はCo.1（第1尾椎）で終止する。

仙尾関節の運動学
- 矢状面：
  — 尾骨の先端が前方へ動く：屈曲
  — 尾骨の先端が後方へ動く：伸展
  — いずれも約15度
  — 次の場合に運動が生じる
    ○ 骨盤底筋の緊張
    ○ 内圧の上昇（骨盤底筋が弛緩）
    ○ 転倒（殿部を打つ）
    ○ 出産時外傷
- 前額面：
  — 研究により証明されていない[42]

インフォメーション　ただし臨床では、外傷後の障害として、前額面の運動障害が見られることがある。

■ 筋

■ 骨盤底筋

骨盤隔膜（肛門挙筋）
- 恥骨直腸筋：
  — 起始：恥骨結合
  — 停止：肛門直腸結合を囲む輪状の筋となる（後方では骨に付着しない）
- 恥骨尾骨筋：
  — 起始：恥骨結合
  — 停止：肛門尾骨靭帯と尾骨
- 腸骨尾骨筋：

- 起始：内閉鎖筋の筋膜
- 停止：肛門尾骨靱帯と尾骨
- 3筋の作用：
  ○ 骨盤内臓器を重力や横隔膜の圧迫から保護する
  ○ 腹骨盤腔を下方(尾側)で閉鎖する
- 3筋の神経支配：陰部神経(S2-S4)

尿生殖隔膜
- 深会陰横筋：
  - 起始：恥骨下枝
  - 停止：膣壁(女性)、前立腺壁(男性)、尿道壁
- 浅会陰横筋：
  - 起始：坐骨枝
  - 停止：腱中心
  - 2筋の作用：
    ○ 骨盤内臓器の保護
    ○ 尿道閉鎖メカニズム
  - 2筋の神経支配：陰部神経(S2-S4)

括約筋群と海綿体筋群
- 外肛門括約筋。機能：肛門の閉鎖
- 外尿道括約筋。機能：尿道の閉鎖
- 球海綿体筋。機能：女性では膣口を狭め、男性では陰茎の海綿体を被覆する
- 坐骨海綿体筋。機能：陰茎海綿体／陰核海綿体の中の血液を押し出す
- 4筋の神経支配：陰部神経(S2-S4)

骨盤後壁の深部の筋群
骨盤後壁の深部の筋により、仙骨側方の骨盤下口が完成する(**図3.32**)。
- (坐骨)尾骨筋：
  - 起始：仙棘靱帯と坐骨棘の前方(腹側)
  - 停止：仙骨尖
  - 神経支配：前枝(S3, S4)
- 梨状筋：
  - 起始：仙骨(S2-S4)の骨盤面、仙腸関節の関節包の前部、下後腸骨棘(SIPI)の前部、しばしば仙結節靱帯の上部
  - 大坐骨孔を通る
  - 停止：大腿骨大転子

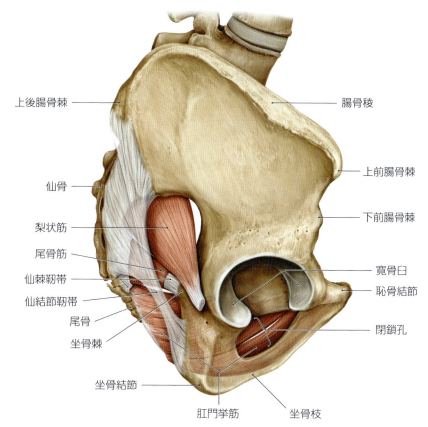

図3.32 骨盤の深部の筋（右外側面：恥骨と坐骨の一部は半透明にしてある）（プロメテウス解剖学アトラスより）

― 神経支配：前枝（L5, S1）

■ 運動学

骨運動学は、外から見ることができる明確な骨の運動を記述する。骨盤については、矢状面・前額面・水平面の骨盤全体の運動を記述する（**表3.3**）。

例えば、矢状面の腸骨および（または）仙骨の運動は、ニューテーションやカウンターニューテーションと呼ばれる。これらの運動は、主に腸骨または仙骨から発生する。いずれの運動であるか（ニューテーションか、カウンターニューテーションか）は、骨盤上口と骨盤下口の矢状径の変化（拡大、縮小）により決まる（**表3.4**）。

表3.3	3面における骨盤の運動	
面	運動	反対の運動
矢状面	骨盤の腹側傾斜	骨盤の背側傾斜
	前傾	後傾
	組み合わせ運動：	
	腰椎の前弯増大＝伸展	腰椎の前弯減少＝屈曲
	運動の結果：	
	脊柱の弯曲の増強	脊柱の弯曲の減弱
	股関節の屈曲	股関節の進展
前額面	骨盤の側方傾斜	
	骨盤の右側が低下：	骨盤の左側が低下：
	右へ	左へ
	組み合わせ運動：	
	腰椎の左側屈	腰椎の右側屈
	右股関節の屈曲	左股関節の屈曲
	左股関節の内転	右股関節の内転
水平面	骨盤全体の回旋	
	右回旋	左回旋
	組み合わせ運動：	
	腰椎の回旋	
	股関節の回旋	

オステオパシーでは、これらの運動(ニューテーション、カウンターニューテーション)を次のように表現する。
- 仙骨：前方変位、後方変位(あるいは前方ねじれ(R/RまたはL/L)、後方ねじれ(R/LまたはL/R))
- 腸骨：前方変位、後方変位

表3.4	矢状面における腸骨／仙骨の運動	
	ニューテーション	カウンターニューテーション
骨盤下口	口径が拡大	口径が縮小
骨盤上口	口径が縮小	口径が拡大
仙骨底	前方へ	後方へ
腸骨	後方へ回旋	前方へ回旋

関節運動学は、骨運動学が記述する運動に伴う関節面の運動を記述する。関節運動学は、関節腔内で骨が動く際に関節内で発生する運動を記述する。仙腸関節の場合、次のようになる[42]。
- 仙腸関節の運動：
  ― 運動の振幅はごく小さい（2-4度）
  ― 運動の振幅には有意差（男女間、出産の有無による女性間）はほとんどない
- 運動軸は斜めであり、らせん状（helicoid）である
  ― 3次元の運動シーケンス（繰り返し行う運動）
  ― 主要な運動：矢状面における運動
  ― 軸と矢状面の交差点：仙骨の後方の、後方靭帯と腸骨粗面が存在する領域
  ― 両関節に共通の運動軸はない
- 並進：平均で0.7mm［83］

注意 仙腸関節や恥骨結節は、自動運動の可動性を有さず、他動運動の可動性のみを有する。他動運動は、特に下肢の運動（歩行など）により生じる。

■ 神経支配

■ 仙腸関節

組織学的分析によれば、仙腸関節では、関節包や隣接する靭帯の中に神経線維が存在する［18］。仙腸関節に分布する神経については、次のことが言われている。
- 仙腸関節は、L4・L5の前枝、L5・S1・S2の後枝、上殿神経の支配を受けると推定される。これを反映し、臨床では、仙腸関節の機能障害の患者は様々な領域で痛みを有する
- 後枝の神経線維は数が多く、重要である

- 恥骨結合
  - 陰部大腿神経および陰部神経の枝 [22]

■ 血管分布

　以下に挙げる動脈の構成・走行・分布は、きわめて多様である。このため、これらの動脈の全ての枝ではなく、重要なものを選んで記述する。
- 内腸骨動脈から出る動脈：
  - 腸腰動脈：
    - 大腰筋の背側から腸骨窩へ走行
    - 骨盤側壁と仙腸関節上部（腹側と背側）に分布
  - 外側仙骨動脈：
    - 骨盤後壁と仙腸関節の一部に分布
  - 閉鎖動脈：
    - 骨盤前側壁と恥骨結合に分布
    - 恥骨枝を介して下腹壁動脈から出る同名の枝（外腸骨動脈の枝の一つ）と吻合し、死冠へ達する
  - 上殿動脈と下殿動脈：
    - 梨状筋上孔と梨状筋下孔を通る
    - 梨状筋の緊張亢進により、これらの孔内で神経や血管（動脈、静脈）が絞扼または捕捉されることがある
    - 殿筋、外旋筋（骨盤転子筋。p.114）、尾骨および仙骨の背面に分布する
  - 内陰部動脈：
    - 梨状筋下孔を通って骨盤を離れ、仙棘靱帯を囲んで曲がり、小坐骨孔を通り、会陰へ達する
    - 特に、肛門挙筋、直腸、外陰部の一部に分布する
- 腹大動脈から直接出る動脈：
  - 正中仙骨動脈：
    - 仙骨の前面（腹側）に分布
- 外腸骨動脈から出る動脈：
  - 深腸骨回旋動脈：
    - 骨盤側壁
    - ここで腸腰動脈と吻合する
  - 浅腸骨回旋動脈：
    - 外腸骨動脈（大腿動脈）から連続して出る
    - 鼠径部で皮膚に分布

■ **特性**

ここでは、解剖学的な基準点すなわち**骨指標**を挙げる（**図3.33**）。これらの骨指標の触診により、腸骨の機能障害の可能性が示唆される。患者の開始肢位（診断の肢位）や機能障害の種類により、これらの骨指標において、左右差が認められる（p.199以下の骨盤検査を参照）。

- 寛骨（無名骨）：
  - 上前腸骨棘（SIAS）
  - 恥骨結節とつながる恥骨上枝
  - 坐骨結節
  - 腸骨稜（Ⅰ-Ⅳ）
  - 上後腸骨棘（SIPS）
- 仙骨：
  - 仙骨底の外側部（仙骨底の外側部と上後腸骨棘（SIPS）の間は仙骨溝とも呼ばれる）
  - 外側下角（AIL:Angus inferior lateralis）

> **注意** 骨盤と仙骨の位置の非対称性を、直ちに機能障害と解釈すべきではない。機能障害の実際の有無は、運動検査を行ってから初めて明言できる。

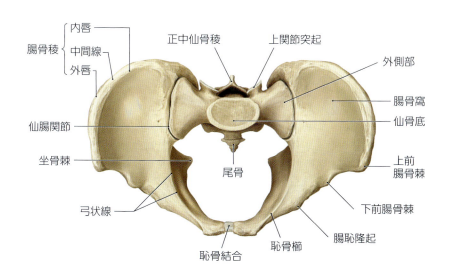

図3.33 男性骨盤（上面）（プロメテウス解剖学アトラスより）

3.2 上肢

■ 全体的な構成

上肢と下肢は、同様の全体的構成を有する一方、構造や機能は大きく異なる。上肢と下肢は、いずれも3つの領域で関節を有する。
- 近位に肩関節（上肢）、股関節（下肢）
- 遠位に手関節（上肢）、足関節（下肢）
- 近位と遠位の間に肘関節（上肢）、膝関節（下肢）

上肢と下肢は、いずれも体幹とつながっている。上肢は、上肢帯（可動性が高い）の一部をなし、筋や筋膜を通じて体幹に固定され（後述）、垂れ下がっている。また、下肢は、股関節を通じて、下肢帯（安定性が高く、可動性は低い）とつながっている（p.59）。このようなつながりを介して、体幹から上下肢へ、逆に上下肢から体幹へ、上行または下行する連鎖（Kette, chain）が存在する（p.159以下を参照）。これらの連鎖は、筋筋膜系を介して構成され、神経や血管の連関により説明される。例えば、横隔神経は、胸部（上腹部）の内臓と密接につながっており（p.92）、胸部内臓の内臓求心性神経線維が刺激（圧迫）されたり障害されると、胸椎（上肢に分布する交感神経を制御する）や頸椎（肩領域に分布する運動神経や感覚神経に影響を与える）の働きに問題が生じるとされる。

また、関節や関節周囲の構造は、最適な供給（神経、血管）や最適な排出（静脈、リンパ管）を必要とするが、これらが障害されると、関節や軟部組織の弾力性が低下する。上肢では、これらが障害されると、筋筋膜の組織が刺激され、上腕骨上顆炎、腱炎、滑液包炎などの症状が表れることがある。

> **実践のアドバイス**　これらの上肢の病態は、脳の中心後回に投射され（上肢領域の投射は比較的大きい）、関連する核（神経細胞群）で詳細に知覚され、これに応じて、患者に強い「苦痛」をもたらす。一方、精神障害や感情障害が直接的に上体領域に影響を与え、上体の障害の発生（または併発）のトリガーとなることもある。

3.2.1 上肢帯

■ 関節
- 上肢帯は次の関節から成る（**図3.34**）
  — 3つの真の関節：
    ○ 肩関節
    ○ 胸鎖関節
    ○ 肩鎖関節
  — 2つの第2関節：
    ○ 肩甲胸郭関節（肩甲胸郭連結部）
    ○ 肩峰下の第2関節（肩峰下腔）

> **注意** これらの関節は、全体として機能的ユニットをなす。このユニットの可動性は非常に高い。また、1つの関節が障害されると、他の関節に影響を与える。肩の運動は、全ての関節が（多かれ少なかれ）順々に連動することで生じる。

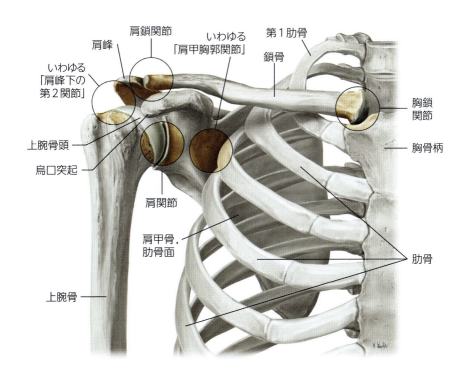

図3.34 肩の5つの関節：右肩（前面）（プロメテウス解剖学アトラスより）

- 胸鎖関節
- 鞍状の関節面（図3.35）：
  - 「騎手」の部分：
    - 鎖骨の胸骨端
  - 「鞍」の部分：
    - 鎖骨の胸骨面
    - 形状：前後に凸、上下に凹
- 関節円板：胸鎖関節を二分する

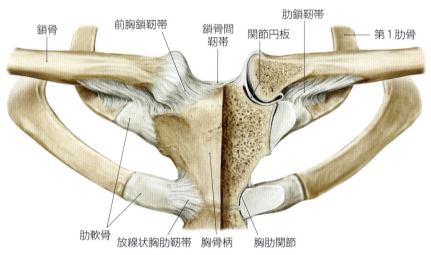

図3.35 胸鎖関節と靱帯（前面）（プロメテウス解剖学アトラスより）

靱帯
- 張りが強い
- 前胸鎖靱帯と後胸鎖靱帯：関節包を肥厚する
- 鎖骨間靱帯：
  - 左右の鎖骨の間の胸骨柄上を走行
  - 関節包に入り込んでいる
- 肋鎖靱帯：
  - 第1肋骨の軟骨骨移行部から鎖骨下面へ
  - 鎖骨下筋と同じ走行
  - 筋とともに、第1肋骨と鎖骨を連結させる

> **実践のアドバイス** 第1肋骨や第1胸椎の機能障害では、二次的に鎖骨の運動障害が生じることがある。あるいはその逆。

3.2 上肢

■ 肩鎖関節
- 鎖骨の外側端（肩峰端）：
  — 下面が関節面（向き：下方、後方、外方）
  — 肩峰の関節面上に存する
- 肩峰の関節面（向き：上方、前方、内方）
- 関節面はいずれも平面である
- 例外的に、関節円板が変形している場合がある

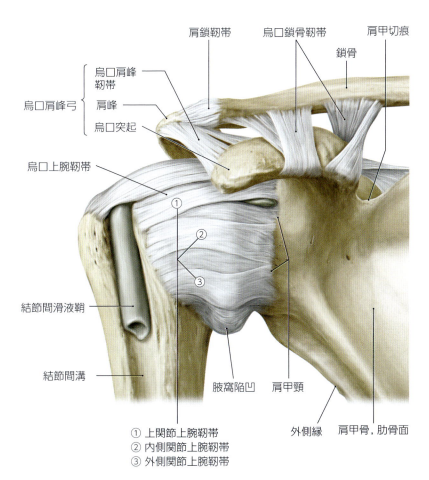

図3.36 右肩の関節包靭帯（前面）（プロメテウス解剖学アトラスより）

① 上関節上腕靭帯
② 内側関節上腕靭帯
③ 外側関節上腕靭帯

靭帯
- 肩鎖靭帯：関節包の上部（頭側）を肥厚する
- 烏口肩峰靭帯：
  - 力学的作用を生じない
  - 肩峰の形成に加わる
- 烏口鎖骨靭帯：
  - 円錐靭帯と菱形靭帯に分かれる
  - 肩鎖関節損傷では注意が必要（p.237のTossyの分類を参照）

■ 肩関節
- 上腕骨頭：
  - 関節窩の3-4倍の大きさ
  - （不規則な）球面
  - 向き：上方、内方、後方
- 関節窩：
  - 凹性に乏しく、ほぼ平坦
  - このため骨による関節制御や安定性はわずか
  - 線維軟骨性の関節唇により（実際以上に）面積が広い
  - 向き：上方、やや外方、前方
- 関節唇：
  - 内側面：関節窩の縁（やや隆起）に固定されている
  - 中央面：硝子性関節軟骨への移行部
  - 外側面：関節包の付着部
- 短い頸（解剖頸）
- そのすぐ下に2つの骨性隆起があり、筋が停止する
  - 大結節と小結節
  - これらの間に結節間溝があり、上腕二頭筋の長頭の腱が通る
  - 遠位で2つの骨稜（大結節稜と小結節稜）へ移行する（これらにも筋が停止する）

関節包
- 幅が広く、弛緩している
- 特に後面は薄い
- 下方に余分なヒダがある：腋窩陥凹（腋窩ヒダ）
  - 上肢（腕）が下がっている時に弛緩する
  - 上肢を外転する時に緊張する
- 回旋筋腱板の筋末端の腱が入り込んでいる
  - 棘上筋、棘下筋、小円筋、肩甲下筋

— 「収縮する靱帯」と同様に作用する
— 作用：上腕骨頭を関節窩の中で中心化し、肩関節を安定させる

靱帯
- 関節包を肥厚する靱帯：
  — 上関節上腕靱帯、内側関節上腕靱帯、下関節上腕靱帯
  — 関節包の前面でZ字状になる（内側線維はとても薄く、存在しないこともある）
  — 外旋：3靱帯すべてが強く緊張する
  — 外転：下関節上腕靱帯と内側関節上腕靱帯が強く緊張する
- 烏口上腕靱帯：
  — 烏口突起から大結節へ走行する線維（肩関節の屈曲で緊張する）と、烏口突起から小結節へ走行する線維（肩関節の伸展で緊張する）がある

肩甲胸郭連結部
- 肩甲骨の位置：上肢を下げている時は第2-7肋骨に接触している
- 肩甲骨内側面と肋骨後部の間：前鋸筋と肩甲下筋がある
- 肩甲骨の外側面：
  — 一連の筋が起始する
  — 肩甲棘を通じて棘下窩と棘上窩に分かれる
- 肩甲骨の内側縁：
  — 上角と同様に、複数の筋が停止する
  — 内側縁を介して頸椎や胸椎とつながる

■ 運動学

■ 上肢帯の運動
- 引き出し（protraction）と引き込み（retraction）：
  — 肩甲骨全体は最大で約15cm動く
  — 鎖骨の肩峰端は、前方へ最大約10cm、後方へ最大約3cm動く
- 挙上と下制：
  — 肩甲骨全体は最大で約10-12cm動く
  — 鎖骨は、上方へ最大約10cm、下方へ最大約3cm動く

日常生活で、これら4つの運動は単独で生じることはほとんどなく、運動が組み合わされて生じる。さらに次の運動も加わる。

- 回旋：
  - 肩甲骨が内側／外側へ動く（外旋は特に重要）
  - 鎖骨が前方／後方へ動く（約30度。運動振幅はやや大きい[41]）
  - 上肢帯や肩関節が障害されると、しばしば、かなり早期に鎖骨の回旋が制限される

肩関節の運動
- 内転と外転
  - 外転の3段階：
    1. 肩関節が動く
    2. これとともに肩甲骨が約30-50度以上動く
    3. 脊柱と肋骨が運動に加わる
- 伸展：約40-50度
- 屈曲：3段階を有する
- 回旋：
  - 内旋
  - 外旋：凍結肩（frozen shoulder）では、かなり早期に、外旋が大幅に制限される

注意 上述した通り、肩上肢全体の運動は、上肢帯の各関節の運動から生じる。多くの場合、各関節の運動は、組み合わせ運動として生じ、上肢帯から上肢へ、逆に上肢から上肢帯へ伝わる。これにより、上肢は前方／後方に動き、体幹から離れ／近づき、外側／内側へ回旋する。

筋

上肢帯の筋
- 僧帽筋：
  - 下行部：
    - 起始：後頭骨（上項線、外後頭隆起）、頸椎の棘突起（項靱帯）
    - 停止：鎖骨の外側3分の1
  - 横行部：
    - 起始：第1-4胸椎の棘突起
    - 停止：肩峰
  - 上行部：
    - 起始：第5-12胸椎の棘突起
    - 停止：肩甲棘

― 作用：
  ○ 肩甲骨の外旋：下行部と上行部
  ○ 引き込み：横行部と上行部
  ○ 挙上：下行部
  ○ 下制：上行部
  ○ 僧帽筋全体：肩甲骨を胸部に固定する
― 神経支配：副神経（第Ⅶ脳神経）と頸神経叢（C2-C4）
● 肩甲挙筋：
― 起始：第1-4頸椎（横突起）
― 停止：（肩甲骨の）上角
― 作用：肩甲骨を上内方（頭側内側）へ動かす、肩甲骨を内旋する、肩を固定した上で頸椎を同側へ側屈する
● 大菱形筋と小菱形筋：
― 起始：大菱形筋は第1-4胸椎の棘突起、小菱形筋は第6,7頸椎の棘突起
― 停止：肩甲骨の内側縁（大菱形筋は肩甲棘の下方、小菱形筋は肩甲棘の上方）
― 作用：肩甲骨を体幹に固定する、肩甲骨を上内方（頭側内側）へ動かす
● 前鋸筋：
― 起始：第1-9肋骨
― 停止：肩甲骨
― 作用：肩甲骨を外前方（外側腹側）へ動かす、肩甲骨を固定した上で肋骨を持ち上げる
● 鎖骨下筋：
― 起始：第1肋骨（軟骨と骨の境界）
― 停止：鎖骨の下面（外側3分の1）
― 作用：胸鎖関節の鎖骨を固定する
● 小胸筋：
― 起始：第3-5肋骨
― 停止：烏口突起
― 作用：引き出し、下制
● 上肢帯の筋（僧帽筋を除く）の神経支配：腕神経叢の鎖骨上部（p.84）

■ 肩関節の筋群（回旋筋腱板）
肩関節の筋は、**図3.37**の通りである。
● 棘上筋：
― 起始：棘上窩
― 停止：大結節（最も遠くて前上方（前頭側））
― 作用：（主に）上腕骨頭の中心化と安定化、外転

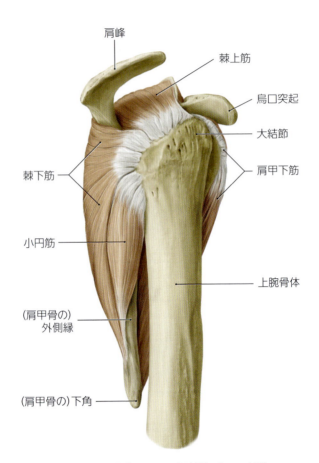

図3.37 回旋筋腱板の筋(外側面)(プロメテウス解剖学アトラスより)

- — 神経支配：腕神経叢の鎖骨上部(p.84)
- ● 棘下筋：
  - — 起始：棘下窩
  - — 停止：大結節
  - — 作用：(主に)上腕骨頭の中心化と安定化、外旋
  - — 神経支配：腕神経叢の鎖骨上部(p.84)
- ● 小胸筋：
  - — 起始：(肩甲骨の)外側縁
  - — 停止：大結節(最も遠くて後下方(後尾側))
  - — 作用：(主に)上腕骨頭の中心化と安定化、外旋

- 肩甲下筋：
  — 起始：肩甲下窩
  — 停止：小結節
  — 作用：（主に）上腕骨頭の中心化と安定化、内旋

  > **注意** 以上において筋の作用として運動（外転、外旋、内旋）を挙げたが、これらの筋は短いテコであり、運動に果たす役割（力）はわずかである。

- 三角筋：
  — 起始：鎖骨の外側3分の1、肩峰、肩甲棘
  — 停止：三角筋粗面（上腕骨）
  — 作用：
     ○ 鎖骨部：肩関節の屈曲、内旋、内転
     ○ 肩甲棘部：肩関節の伸展、外旋、内転
     ○ 肩峰部：外転
- 広背筋：
  — 起始：第7-12胸椎の棘突起、胸腰筋膜、さらに腰椎および仙骨の棘突起、腸骨稜の後方3分の1、第9-12肋骨、下角（不定）
  — 停止：小結節稜
  — 作用：内旋、内転、肩関節の伸展。広背筋は「咳の筋」（咳を助ける）であり、また「呼息の筋」（呼息を助ける）である
- 大円筋：
  — 起始：下角
  — 停止：小結節稜
  — 作用：内旋、内転、肩関節の伸展
- 大胸筋：
  — 起始：
     ○ 鎖骨部：鎖骨の内側半分
     ○ 胸肋部：胸骨と第2-7肋骨軟骨
     ○ 腹部：腹直筋鞘
  — 停止：大結節稜
  — 作用：
     ○ 大胸筋全体：内旋、内転。また上肢帯を固定した上で呼吸を助ける
     ○ 鎖骨部と胸肋部：肩関節の屈曲
- 烏口腕筋：
  — 起始：烏口突起
  — 停止：上腕骨（小結節稜の遠位）
  — 作用：肩関節の屈曲、内転、内旋

■ 神経支配

上肢帯と上肢の神経は、(C4) C5-Th1 の脊髄神経の前枝、すなわち腕神経叢から成る(**図3.38**)。

■ 鎖骨上部

腕神経叢の鎖骨上部には、神経幹(後述)から直接分かれる次の枝が含まれる。これらの神経枝が支配する筋も併記する。

- 肩甲背神経(C3-C5)
  ― 肩甲挙筋、大菱形筋、小菱形筋
- 肩甲上神経(C4-C6)
  ― 棘上筋、棘下筋
- 鎖骨下筋神経(C5,C6)
  ― 鎖骨下筋
- 長胸神経(C5-C7)
  ― 前鋸筋

これらに加えて、斜角筋を支配する直接枝も報告されている[51]。

■ 鎖骨下部

- 前枝から次の3つの神経幹が生じる
  ― 上神経幹(C5,C6)
  ― 中神経幹(C7)
  ― 下神経幹(C8-Th1)
- これらは互いにつながり、いわゆる部分(Divisiones)をなす。すなわち前部分(屈筋の線維が収斂)と、後部分(伸筋の線維が収斂)をなす。
- これらの部分は、腋窩において、腋窩動脈の周囲で3つの神経束に分かれる。3つの神経束は、腋窩動脈との位置関係を示す呼称を有する
  ― 外側神経束：上神経幹の前部分と中神経幹の前部分
  ― 内側神経束：下神経幹の前部分
  ― 後神経束：3つの神経幹の後部分

■ 神経束の終枝

上の3つの神経束は、腋窩の遠位で、次の終枝に分かれる。
- 外側神経束から：
  ― 筋皮神経(C5,C6)
- 内側神経束から：
  ― 尺骨神経(C8,Th1)
  ― 内側上腕皮神経(C8)、内側前腕皮神経(C8,Th1)

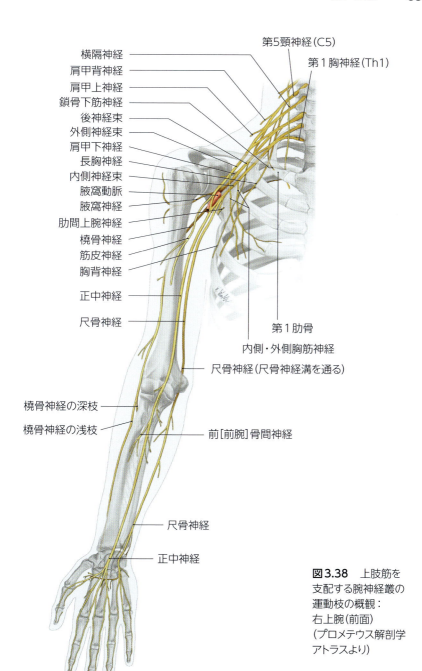

図3.38 上肢筋を支配する腕神経叢の運動枝の概観：右上腕（前面）
（プロメテウス解剖学アトラスより）

- 両神経束から：
  — 正中神経(C6- Th1)
  — 胸筋神経(C5-Th1)
- 後神経束から：
  — 腋窩神経(C5,C6)
  — 橈骨神経(C5-C8)
  — 肩甲下神経(C5-C8)
  — 胸背神経(C6-C8)

上肢に下行する神経

- 筋皮神経：
  — 運動枝：
    ○ 烏口腕神経、上腕二頭筋、上腕筋
  — 感覚枝：
    ○ 外側前腕皮神経(前腕の前外側面)
    ○ 関節枝(肘関節包の前部)
- 尺骨神経：
  — 上腕の近位半分で上腕動脈に伴行する。その後、後方(背側)へ
  — 尺骨神経溝(上腕内側上顆にある)を通り、前腕の前面へ
  — 運動枝(前腕)：
    ○ 尺側手根屈筋、深指屈筋(尺側部)
  — 感覚枝(前腕)：
    ○ 前腕の遠位：掌枝(前腕遠位の尺側の皮膚)、背枝(手背へ行き、背側指神経に分かれ、小指と環指の皮膚へ、また中指の尺側面へ)
  — 掌側手根靭帯の下で、屈筋支帯(ギヨン管。ここでギヨン管症候群(p.398)を発症することがある)を通り、手掌へ行き、そこで次の枝に分かれる
    ○ 浅枝：小指へ行き、小指で短筋と掌側の皮膚へ、また環指の尺側面へ
    ○ 深枝：長い屈筋の腱の下を走行し、手の橈側面へ行き、第3・4虫様筋、骨間筋、母指内転筋、短母指屈筋(深頭)を支配
  — 感覚枝が皮膚へ行く一方、関節枝は肘関節の関節包へ
  — 尺骨神経を損傷すると、鷲手、中手骨間領域の陥凹、感覚障害(しばしば小指のみ)が生じる

- 内側上腕皮神経：
  — 上腕の前内側面の皮膚
- 内側前腕皮神経：
  — 前腕の前内側面の皮膚
- 正中神経：
  — 上腕動脈に伴行し遠位へ、円回内筋の二頭（上腕頭と尺骨頭。ここで正中神経の第一の絞扼（円回内筋症候群）を発症することがある）を通り、前腕へ行き、深指屈筋と浅指屈筋の間へ
    — 運動枝：
      ○ 前腕の前方(腹側)の全ての筋（尺側手根屈筋と深指屈筋(尺側部)を除く）
      ○ 円回内筋、方形回内筋
    — 手根管（ここで正中神経の第二の絞扼（手根管症候群）を発症することがある）を通り、手掌へ行き、次の枝を出す
      ○ 運動枝：母指球筋（短母指屈筋の深頭まで）、第1・2虫様筋
      ○ 感覚枝：関節枝は肘関節と手関節の関節包。また母指の皮膚、示指・中指・環指橈側面の手掌。手背側で、同じ指（示指・中指・環指）の遠位指節間関節より先の皮膚
    — 正中神経を損傷すると、手を握ろうとして表れる「祈祷師の手」や、橈側3本半の指（母指、示指、中指、環指半分）の先端の感覚障害が生じる
- 内側・外側胸筋神経
  — 運動枝：大胸筋と小胸筋
- 腋窩神経：
  — 運動枝：
    ○ 三角筋、小円筋
  — 感覚枝：
    ○ 上外側上腕皮神経：肩甲骨外側部から上腕前外側面までの皮膚
- 橈骨神経：
  — 上腕背面をらせん状に回り、その後、前方へ行き、腕橈骨筋と上腕筋の間へ
  — 橈骨神経溝に入る前：
    ○ 運動枝：上腕三頭筋、肘筋
    ○ 感覚枝：後上腕皮神経・下外側上腕皮神経・（橈骨神経溝に入り）後前腕皮神経を介して、上腕の後外側の皮膚と前腕の後方の皮膚へ
  — 肘関節で次の枝に分かれる：
    ○ 運動枝である深枝：浅部および深部の筋（伸筋）

- ○ 感覚枝である浅枝：橈骨動脈とともに腕橈骨筋の内側縁に沿って遠位へ行き、手背へ。そこで、母指の手背側の皮膚、中指・環指の橈側面（基節骨の半分まで）へ
- ─ 橈骨神経を損傷すると、下垂手、感覚障害（しばしば母指と示指の間に限定される）が生じる
- 肩甲下神経：
  ─ 運動枝：肩甲下筋、大円筋
- 胸背神経：
  ─ 運動枝：広背筋

■ 関節包の神経支配

肩関節の関節包は、C5-C7から出る神経の支配を受ける。
- 主な支配：腋窩神経と肩甲上神経
- その他：筋皮神経と肩甲下神経

■ **血管分布**

上肢帯および上肢の動脈の分布は、鎖骨下動脈から始まる。すなわち、鎖骨下動脈は、斜角筋隙の後部を通り、鎖骨下筋を通過した後、腋窩動脈になる。さらに、腋窩動脈は、腋窩を通過した後、上腕動脈になる。上腕動脈は、前方へ行き、肘関節で橈骨動脈と尺骨動脈に分かれる（**図3.39**）。

■ 腋窩動脈の枝
- 腋窩動脈は次の枝を出す。これらは、p.38以下（「血管分布」の「胸部と腹部」）で既述した。
  ─ 最上胸動脈
  ─ 胸肩峰動脈：
    ○ 肩峰枝
    ○ 三角枝
    ○ 胸筋枝
  ─ 外側胸動脈
  ─ 肩甲下動脈
- 次の枝も腋窩動脈から出る
  ─ 前・後上腕回旋動脈：
    ○ 上腕骨の解剖頸を取り巻くように走行
    ○ 関節包と回旋筋腱板（関節包に入り込んでいる部分）に分布

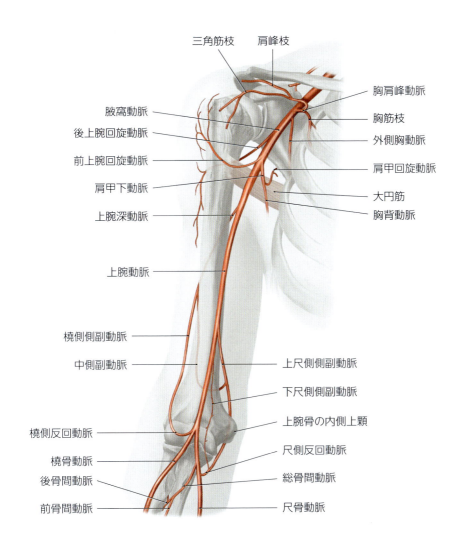

図 3.39 上腕における上腕動脈の走行：右上腕（前面）（プロメテウス解剖学アトラスより）

- 上肢に血液を供給するための特性：肩甲回旋動脈は、肩甲下動脈の2枝のうちの1枝であり、肩甲骨領域で肩甲上動脈（鎖骨下動脈から出る）と吻合する（機能的吻合）。これにより、必要時に上肢に血液供給できる十分な太さ（血管幅）となる。

■ 上腕動脈の枝
- 上腕深動脈：
  - 橈骨神経溝で中側副動脈を出す
  - 橈側側副動脈（終枝）となる
- 上・下尺側側副動脈：
  - 肘関節動脈網（肘関節や周囲の筋に血液を供給）の形成に関わる
  - 上尺側側副動脈は上腕三頭筋の内側頭へ、下尺側側副動脈は肘関節領域へ

■ 橈骨動脈の枝
- 前腕の近位：
  - 橈側反回動脈（肘関節動脈網）
- 前腕の遠位および手：
  - 手関節と手根骨：
    - 掌側手根枝（掌側手根動脈網）
    - 背側手根枝（背側手根動脈網。尺骨動脈の枝と共同して形成）
  - 中手骨と指：
    - 浅掌枝
    - 母指主動脈、示指橈側動脈
    - 深掌動脈弓

■ 尺骨動脈の枝
- 前腕の近位：
  - 尺側反回動脈（肘関節動脈網）
  - 総骨間動脈：前枝と後枝に分かれる
    - 前枝は、骨間膜の前面（腹側）を遠位へ走行し、方形回内筋まで行き、そこから骨間膜を通り後方へ行く
    - 後枝は、骨間膜の後面（背側）へ行き、反回骨間動脈を出す（これは肘関節動脈網へ行く）

インフォメーション 骨間膜が強く張ると、これを通る血管が圧縮されることがある。

  - 手関節と手根骨
    - 掌側手根枝（掌側手根動脈網）
    - 背側手根枝（背側手根動脈網）
  - 中手骨と指
    - 深掌枝（深掌動脈弓）
    - 浅掌動脈弓

■ 筋骨格系機能障害の原因となりうるもの

上肢にとって、上位胸椎と頸胸椎移行部は、力学的および神経学的（自律神経）にきわめて重要である（後述）。

上肢帯では、以下の肩峰下腔の構造（肩峰下滑動機構）が日常的に刺激され、肩症状の原因となる（図3.40）。
- 上腕二頭筋の腱、棘上筋の腱
- 肩峰下包（三角筋下包とつながっている）

インピンジメント（組織の挟み込みを伴う痛みの病変）は、このような病態を表す概念であり、肩症状を有する場合にしばしば下される診断名である。インピンジメント症候群は、肩領域の構造の相互のつながりを示すものであり、このつながりから生じる様々な影響（肩の病因論。ただし肘症状や手症状にも影響を与える）の典型的なものの1つ。

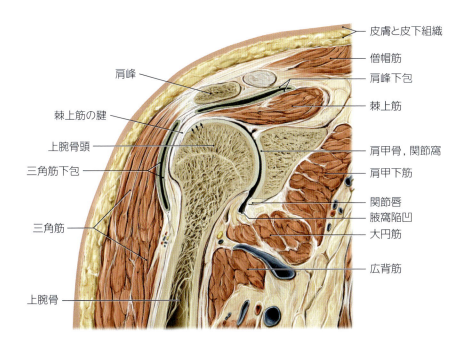

図3.40　右肩関節の前額断面（前面）。棘上筋の停止腱は通常の牽引の腱とは構造が異なる。上腕骨頭に覆いかぶさり、骨頭を押さえ付ける働きを持つ（矢印）（Kiel大学の解剖学コレクションの標本を基に描画）（プロメテウス解剖学アトラスより）

- 上肢にとって力学的に重要な分節：
  — 中位・下位頸椎
  — 頸胸椎移行部
  — 上位・中位胸椎、これらと連結する肋骨
  胸椎と肋骨の最適な可動性は、上肢の最適な可動性にとって不可欠である。
- 上肢にとって神経学的に重要な分節：
  — 交感神経：
    ○ 特にTh2-Th8。これらの分節には、上肢に分布する節前線維が存在する
    ○ 第1肋骨と第1胸椎（Th1）。星状神経節と直接接する
    ○ 求心性神経（特に内臓求心性神経）の亢進を通じて、交感神経が刺激され活動が亢進すると、上肢の血管に悪影響が生じる
  — 運動神経と感覚神経：
    ○ 胸神経叢：（C4）C5-Th1
    ○ 腕神経叢が刺激されると、肩上肢領域で痛みが生じ、運動神経にも変化が生じる
- 上肢にとって重要な筋筋膜系の構造：
  — 上肢帯や上肢全体を体幹に固定するもの
  — 筋および筋膜の不均衡は、上肢の可動性を妨げる
  — 筋膜は、上肢帯や上肢の神経や血管に「随伴」し、これらの「出入口」となる
- 胸腹部の内臓系。次のものを介して上肢に影響を与える
  — 内臓を固定する筋筋膜組織
  — 胸椎（上述）につながる内臓求心性神経線維
  — 横隔神経：
    ○ 次の被膜に分布する：壁側胸膜、心膜、壁側腹膜、肝臓被膜
    ○ 腹腔神経節に入る

　横隔神経の起始分節（C3-C5）では、横隔神経の求心性線維を介して、「脊髄促通」（p.437）という現象が生じる。これにより様々な変化が生じる。特に（運動神経を筋に送る）脊髄前角細胞の活動の変化が重要である。（頻繁に）筋緊張が亢進すると、トリガーポイントが形成される。トリガーポイントは、それ自体、痛みの発生源になるとともに（p.443）、関節の可動性や筋の作用を阻害する。

インフォメーション 特に回旋筋腱板(上腕骨頭の中心化に関与)がトリガーポイントにより阻害されると、上腕骨頭の中心化が最適ではなくなり、三角筋が収縮する度に、上腕骨頭が上方(頭側)へ引っ張られ、肩峰下腔内の構造が圧縮される。

— 迷走神経：
  ○ 迷走神経は、下神経節(節状神経節)の領域で副神経と吻合する。これにより僧帽筋や胸鎖乳突筋に影響を与えることがある
  ○ 求心性感覚神経線維は三叉神経脊髄路核に投射する。三叉神経脊髄路核は上位頸髄まで伸びており、ここで頸神経叢に影響を与えることがある
— 胸腔内・腹腔内の圧力比の変化
● 頭蓋系の影響
— 筋筋膜系：
  ○ 頭蓋には多くの筋や筋膜が付着し、頸椎、胸椎、肋骨、上肢骨まで伸びている
  ○ この経路を経て、頭蓋系の機能障害(顎関節障害を含む)が直接的・間接的に脊柱を下行し、上肢の機能を障害することがある
— 神経の経路。例：顎関節障害、頸部・鼻・耳(HNO)領域の三叉神経(三叉神経脊髄路核(前述))の刺激(圧迫)
— 頭蓋腔内の圧力比の変化

3.2.2 肘関節

■ 全体的な構成
肘関節は、以下に述べる骨により構成されている(**図3.41**)。

■ 上腕骨(遠位端)
● 上腕骨体軸に対し前方(腹側)へ45度の角度をなす
● 外側上顆と(突き出た)内側上顆の間の幅が大きい
● 前方(腹側)：
  — 鉤突窩：屈曲時に尺骨の鉤状突起が入る
  — 橈骨窩：伸展時に橈骨頭と接触する
● 後方(背側)：
  — 肘頭窩：肘頭が入る

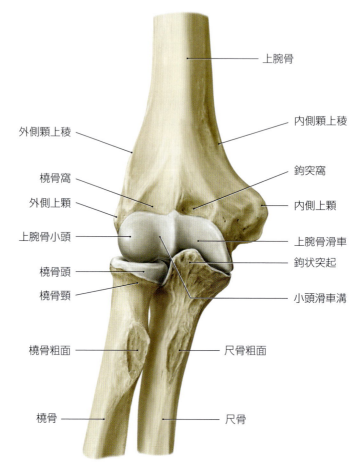

図3.41 右肘関節を構成する骨格要素(前面)(プロメテウス解剖学アトラスより)

- 軟骨で覆われた面:
  — 上腕骨滑車:
    ○ 内側の面
    ○ 中央に溝があり、くぼんでいる
    ○ **腕尺関節**を形成
  — 上腕骨小頭:
    ○ 外側の面
    ○ 半球形
    ○ **腕橈関節**を形成

■ 尺骨
- 後方(背側)：肘頭
- 前方(腹側)：滑車切痕
  — 上腕骨滑車と関節をなす(ピンサーのような形状の関節)
  — 尺骨体軸に対し前方(腹側)へ45度の角度をなす(これにより、(上腕骨遠位部が上腕骨体軸に対し有する角度もあわさり)屈曲の振幅が大きくなる)
  — 中央の稜：
    ○ 前端(腹側)に鉤状突起がある
    ○ そこからやや遠位に尺骨粗面がある
- 外側：橈骨切痕
  — 橈骨と関節をなす
  — 前縁と後縁に橈骨輪状靭帯が付着
  — 下縁に方形靭帯(橈骨頭底部まで走行)が付着

■ 橈骨
- 橈骨頭：
  — 橈骨頭関節窩：上腕骨小頭が入る関節窩。やや凹
  — 関節環状面：上橈尺関節が回転する面
- 橈骨粗面：橈骨頸の下方にある
- 橈骨体：近位はやや丸みがあり、遠位は三角形で幅が太い(尺骨体はこれと逆)

■ 関節
- 近位の**橈尺関節**(上橈尺関節)：
  — 軟骨で覆われた(橈骨頭の)環状関節面と(尺骨の)橈骨切痕の間
  — 遠位の橈尺関節(下橈尺関節)と連結している
- 全部で3つの関節がある
  — 機能は異なるが、1つの関節腔内にある
  — 関節包で被覆されている
    ○ 関節包の幅は広い。関節包は前方後方は薄く、側方は側副靭帯により強化されている
    ○ 橈骨輪状靭帯の下方に囊状陥凹がある(前腕を回す際に必要な余分なヒダ)
  — 関節包を緊張させる筋が前後(腹側と背側)の陥凹に入り込んでいる
    ○ 前方：上腕筋
    ○ 後方：肘筋

■ 靭帯

肘関節（右肘関節）の関節包靭帯は**図3.42**の通りである。

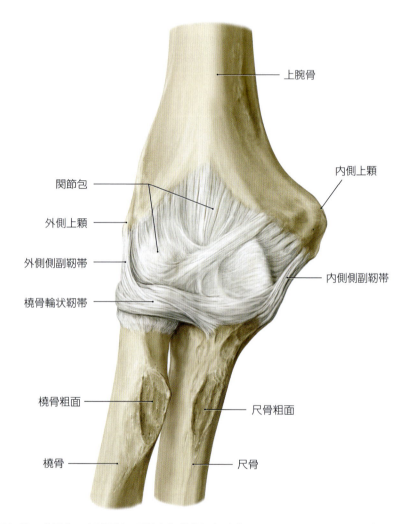

図3.42 伸展位の右肘関節の関節包靭帯（前面）（プロメテウス解剖学アトラスより）

■ 側副靱帯
- 強い靱帯。扇状（関節包の側方を肥厚し強化する）
- 内側側副靱帯：
  — 起始：内側顆
  — 走行：
    ○ 前方の線維：鉤状突起まで。一部は橈骨輪状靱帯まで
    ○ 中央の線維：きわめて強い
    ○ 後方の線維：肘頭まで。肘横靱帯により強化されている
- 外側側副靱帯：
  — 起始：外側顆
  — 走行：
    ○ 前方の線維：橈骨切痕の前縁まで
    ○ 中央の線維：橈骨切痕の後縁まで

■ 橈骨輪状靱帯
- 橈骨切痕と共同で形成される骨線維の輪であり、次の2つの役割を有する
  1. 支持機能：
     ○ （尺骨の）関節面の中にある橈骨頭を囲み、押す
     ○ 方形靱帯により支えられている（橈骨切痕の下方）
  2. 関節表面の被覆：
     ○ 内側面を軟骨に似た構造で覆う
- 回外筋の線維が橈骨輪状靱帯に入り込んでいる
- 橈骨輪状靱帯の前下部・後下部は方形靱帯と結合している（回内を制御）

■ その他の靱帯
- 前靱帯と前斜靱帯
  — 前方（腹側）にあり、比較的薄く、関節包を強化する。線維は縦方向および斜めに走行する

■ 筋
ここでは、肘関節の筋の起始・停止、作用、神経支配（p.84の「腕神経叢」を参照）を記述する。

■ 上腕の前方(腹側)の筋
- 上腕二頭筋：
  — 起始：関節上結節(長頭)、烏口突起(短頭)
  — 停止：橈骨粗面
  — 作用：肘関節の屈曲・回外、肩関節の外転・内旋(長頭)、肩関節の屈曲(長頭と短頭)
- 上腕筋：
  — 起始：上腕骨(の前面の遠位半分)、内側・外側上腕筋間中隔
  — 停止：尺骨粗面
  — 作用：肘関節の屈曲

■ 上腕の後方(背側)の筋
- 上腕三頭筋：
  — 起始：関節下結節(長頭)、上腕骨後面、内側・外側上腕筋間中隔(内側頭と外側頭)
  — 停止：肘頭
  — 作用：肘関節の伸展、肩関節の伸展・内転(長頭)

■ 前腕の筋 (p.104)を参照

■ 運動学
- 屈曲：主に軟部組織により制限される
- 伸展：骨により制限される
- 付随的な運動：
  — 外転：伸展で生じる
  — 内転：屈曲で生じる
- 回内／回外：
  — 肘を曲げた状態で行う
  — 主に橈骨頭が橈骨輪状靭帯の中で回転し、同時に上腕骨小頭の下方で橈骨頭関節窩が回転する
    ○ 回内の最終域：橈骨と尺骨が交差する
    ○ 最大回外：橈骨と尺骨が互いに平行になる

インフォメーション 回内と回外では、上橈尺関節と下橈尺関節(骨間膜を通じて連結する)の運動が重要である。運動軸は、上腕骨小頭(外側)から尺骨茎状突起(内側)に向かって斜めに走行する。

■ 神経支配
肘関節は、次の神経(のネットワーク)の支配を受ける。
- 橈骨神経：
  — 外側上顆
  — 関節包靱帯の前方(腹側)
- 尺骨神経：
  — 内側上顆
  — 関節包靱帯の後方(背側)
- 正中神経：
  — 内側上顆
  — 関節包靱帯の前方(腹側)（さらに筋皮神経の支配も受ける）

■ 血管分布
- 「3.2.1　上肢帯」(p.88以下)を参照

■ 特性
前腕の特性は、以下に記述する橈骨と尺骨のつながりに存する。

■ 橈尺関節
- 上橈尺関節については、p.95を参照

■ 骨間膜
- 主な役割：さまざまな筋が起始する面
- 大部分の線維は斜めに走行（橈骨から尺骨まで下方(遠位)へ走行）
- 骨間膜は回内と回外の中間位で緊張する
- 骨間膜は回内または回外すると弛緩する
- 斜索（骨間膜より上方(近位)にあり、骨間膜との間に隙間がある）：
  ○ 薄く、靱帯で出来ている
  ○ 尺骨粗面の外側面から橈骨（橈骨粗面の直ぐ下方）まで斜め下方（遠位）へ走行
  ○ 牽引する力(例：前腕を引っ張られる)に抵抗する

■ 下橈尺関節
- 関節面：
  - ― 尺骨の環状関節面
  - ― 橈骨の尺骨切痕
  - ― さらに、尺骨遠位端は尺骨手根円板（三角形の関節円板）と関節をなす
    - ○ 橈骨の尺骨切痕の下縁（遠位）から開始
    - ○ 関節円板は茎状突起へ、また尺骨遠位の底部へ伸びる
    - ○ 橈尺靭帯と癒合する
    - ○ 三角形の線維軟骨性複合体の一部をなす。この複合体は受傷後や変性により構造的変化を生じることがある
- 関節包：
  - ― 関節包を強化するものはない
  - ― 関節包は上方（近位）へのび、橈骨と尺骨の間へ行き、嚢状陥凹と連続する（嚢状陥凹には、方形回内筋の線維が入り込み、関節包を緊張させる）

3.2.3 手

■ 全体的な構成
- 手根骨：
  - ― 近位列：
    - ○ 舟状骨
    - ○ 月状骨
    - ○ 三角骨
    - ○ 豆状骨
  - ― 遠位列：
    - ○ 大菱形骨
    - ○ 小菱形骨
    - ○ 有頭骨
    - ○ 有鉤骨
- 中手骨
- 指骨
- 手関節で関節をなす骨：
  - ― 橈骨
  - ― 関節円板
  - ― 手根骨の近位列と遠位列

■ 関節

手根骨の区画は、**図3.43**の通りである。
- 橈骨手根関節：
  - 関節面は尺骨の方に向いている。橈骨は尺骨より遠位まで存在するため
  - 関節頭：
    - 舟状骨と月状骨。橈骨と直接関節をなす
    - 三角骨：関節円板と関節をなす
  - 関節窩：
    - 橈骨、関節円板
  - 豆状骨：
    - 橈骨手根関節の構成要素ではない
    - 三角骨とのみ関節をなす

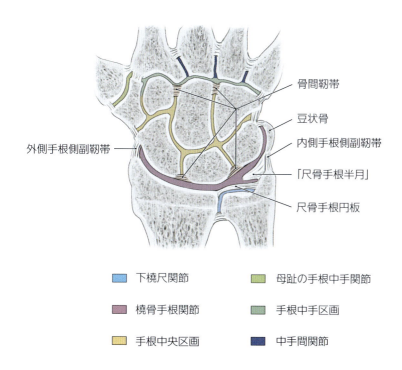

図3.43　右手根の関節複合体の模式図(背面) (プロメテウス解剖学アトラスより)

- 手根中央関節（遠位の手関節）：
  — 手根骨の近位列の遠位関節面と、遠位列の近位関節面が関節をなす
  — これにより接触する骨：
    ○ 舟状骨と大菱形筋
    ○ 小菱形筋と有頭骨
    ○ 月状骨と有頭骨。時に有鉤骨とも接触
    ○ 三角骨と有鉤骨
- 手根間関節：
  — 手根骨の近位列と遠位列の関節
  — 骨をつなぐ靭帯：
    ○ 背側手根間靭帯、骨間手根間靭帯、掌側手根間靭帯
    ○ 遠位列：骨間で靭帯が張り、骨間で運動がほとんど生じない[51]
    ○ 近位列：骨間で運動が生じる
    ○ 手根中央関節と手根間関節は共同して手根中央区画を形成する
- 手根中手関節：
  — 手根骨の遠位列と中手骨の底との間：
    ○ 骨間で靭帯が張っている（半関節）
    ○ 強い靭帯
    ○ 弾力的に変形しうる（母指の手根中手関節を除く）
- 母指の手根中手関節：
  — 第1中手骨の底と大菱形骨との間
    ○ 鞍状の関節面を通じて、屈曲／伸展、内転／外転、回旋が可能（母指の対立運動にとって重要）

インフォメーション 母指の対立運動における作用力と関節接触の不均衡（作用力が大きく、関節の接触が少ない）は、母指の手根中手関節の退行性病変の発生を促す要因となる。

- 中手間関節：
  — 中手骨の底と中手骨の底の間
  — 半関節
- 中手指節関節：
  — 球関節
- 近位・遠位指節間関節：
  — 蝶番関節
  — 運動：屈曲／伸展、外転／内転（指を伸ばしたまま（指間を）広げたり閉じたりする運動）

■ 靱帯

ここでは、手の靱帯を記述し、指の靱帯は記述しない。手の靱帯は、次の3つの靱帯系に分けられる。

■ 外側の靱帯系
- 外側手根側副靱帯：
  — 橈骨の茎状突起から舟状骨へ
- 内側手根側副靱帯：
  — 尺骨の茎状突起から三角骨・豆状骨へ
- これらの靱帯は、基本的に、前腕の背側の筋（後述）の腱の一部とされている。前腕の背側の筋は、内側面（尺側面）と外側面（橈側面）において、手関節の関節包と癒着する。

■ 掌側の靱帯系
- 掌側橈骨手根靱帯：
  — 橈骨の茎状突起から有頭骨・三角骨へ（斜めに走行）
- 掌側尺骨手根靱帯：
  — 尺骨の茎状突起から三角骨・月状骨へ
  — 手根骨の近位列と遠位列の間：
    ○ 放線状手根靱帯：有頭骨から有鉤骨・舟状骨・三角骨・大菱形骨へ
    ○ 掌側手根間靱帯
    ○ 豆鉤靱帯：尺骨神経溝の掌側の境界（ギヨン管。p.398の「ギヨン管症候群」を参照）
- 横手根靱帯（屈筋支帯）：
  — 舟状結節と豆状骨の間
  — 大菱形骨結節と有鉤骨鉤の間
  — 手根管の掌側の境界
  — 長掌筋が手掌腱膜を介して入り込んでいる

■ 背側の靱帯系
- 背側橈骨手根靱帯：
  — 橈骨の背側面から舟状骨・三角骨へ（斜めに走行）
- 背側手根弓状靱帯（不定）：
  — 三角骨と舟状骨の間

■ 筋

■ 前腕の筋
ここでは、前腕の筋の起始・停止と作用を記述する。神経支配については、p.84を参照。

腹側の浅層の筋
以下の筋は全て、上腕骨の**内側上顆**から起始する。
- 円回内筋：
  - 起始：鉤状突起
  - 停止：橈骨の外側面
  - 作用：肘の回内、肘の(弱い)屈曲
- 橈側手根屈筋：
  - 停止：第2中手骨の底(時に第3中手骨の底)
  - 作用：手の屈曲(掌屈)、手の外転(橈屈)、肘の回内
- 長掌筋：
  - 停止：手掌腱膜
  - 作用：手の屈曲(掌屈)、手掌腱膜の緊張
- 尺側手根屈筋：
  - 起始：肘頭
  - 停止：有鉤骨鉤、第5中手骨の底、豆状骨
  - 作用：手の屈曲(掌屈)、手の内転(尺屈)
- 浅指屈筋：
  - 起始：鉤状突起、橈骨の上縁の遠位
  - 停止：第2-5指(中節骨の側面)

腹側の深層の筋
- 深指屈筋：
  - 起始：尺骨の前内面(上3分の2)、前腕の骨間膜
  - 停止：第2-5指(末節骨の掌側面)
  - 作用：屈曲(手関節、中手指節関節、近位・遠位指節間関節)
- 長母指屈筋：
  - 起始：橈骨(前面中央)、前腕骨間膜
  - 停止：母指末節骨の掌側面
  - 作用：手関節の屈曲、手の外転(橈屈)、母指手根中手関節の対立、母指中手指節関節・遠位指節間関節の屈曲
- 方形回内筋：

— 起始：尺骨（遠位4分の1）
— 停止：橈骨（遠位4分の1）
— 作用：回内

背側の浅層の筋
- 腕橈骨筋：
  — 起始：上腕骨の遠位の外側面、外側上腕筋間中隔
  — 停止：橈骨の茎状突起
  — 作用：肘関節の屈曲、前腕の回内／回外
- 長橈側手根伸筋：
  — 起始：上腕骨の遠位の外側面、外側上腕筋間中隔
  — 停止：第2中手骨の底の背側面
  — 作用：手関節の伸展、手関節の外転（橈屈）、前腕の回内／回外
- 短橈側手根伸筋：
  — 起始：上腕骨の外側上顆
  — 停止：第3中手骨の底の背側面
  — 作用：手関節の伸展、手関節の外転（橈屈）、前腕の回内／回外
- 尺側手根伸筋：
  — 起始：上腕骨の外側上顆、尺骨の後面
  — 停止：第5中手骨の底
  — 作用：手関節の伸展、手関節の内転（尺屈）
- 指伸筋：
  — 起始：上腕骨の外側上顆
  — 停止：第2-5指の指背腱膜
  — 作用：手関節の伸展、第2-5中手指節関節・近位および遠位指節間関節の伸展と外転（指を広げる）
- 小指伸筋：
  — 起始：上腕骨の外側上顆
  — 停止：第5指の指背腱膜
  — 作用：手の伸展、手の内転（尺屈）、第5中手指節関節・近位および遠位指節間関節の伸展と外転（指を広げる）

背側の深層の筋
- 回外筋：
  — 起始：上腕骨の外側上顆、外側側副靱帯、橈骨の輪状靱帯、肘頭
  — 停止：橈骨の外側面（近位3分の1）
  — 作用：前腕の回外

- 長母指外転筋：
  — 起始：尺骨・橈骨の後面、前腕骨間膜
  — 停止：第1中手骨の底
  — 作用：手関節の外転（橈屈）、母指の手根中手関節の外転（と伸展）
- 長母指伸筋：
  — 起始：尺骨の後面、前腕骨間膜（短母指伸筋はこれより遠位で起始）
  — 停止：第1末節骨の底
  — 作用：手関節の伸展、手関節の外転（橈屈）、母指の手根中手関節の内転、母指の中手指節関節・指節間関節の伸展
- 短母指伸筋：
  — 起始：橈骨の後面、前腕骨間膜（上述の「長母指伸筋」の起始を参照）
  — 停止：第1末節骨の底
  — 作用：手関節の外転（橈屈）、母指の中手指節関節の伸展
- 示指伸筋：
  — 起始：尺骨の後面（遠位3分の1）
  — 停止：第2指の指背腱膜
  — 作用：手関節の伸展、第2中手指節関節・近位および遠位指節間関節の伸展

■ 手の筋

ここでは手の筋（短い筋）について詳述しないが、次の筋がこれに分類される。

- 母指球筋：
  — 短母指外転筋
  — 母指内転筋
  — 短母指屈筋
  — 母指対立筋
- 小指球筋：
  — 小指外転筋
  — 短小指屈筋
  — 小指対立筋
  — 短掌筋
- 中手筋：
  — 第1-4虫様筋
  — 第1-4背側骨間筋
  — 第1-3掌側骨間筋

■ 運動学

- 手の屈曲／伸展

- それぞれ80度と70度
- 最大屈曲：橈骨手根関節（近位の手関節）の屈曲は、手根中央関節（遠位の手関節）のそれより1.5倍大きい
- 最大伸展：手根中央関節の伸展は、橈骨手根関節のそれより1.5倍大きい
- ADL（日常生活動作）の運動では、2つの手関節の運動の振幅はほぼ同じ
● 手の外転（橈屈）／内転（尺屈）
- それぞれ（最大で）20度と35度
- 外転（橈屈）と内転（尺屈）は、橈骨手根関節（近位の手関節）のみで生じる。手根中央関節（遠位の手関節）の骨は互いに連結して動かない［33, 77］

本書では、手の運動に伴う各骨の移動については記述しない（これについては［41］を参照）。

■ 神経支配と血管分布
● 「3.2.1　上肢帯」（p.84以下）を参照

■ 特性
手掌は次の3つの区に分かれる（図3.44）。
● 母指球区：
- 母指球筋膜に囲まれている。短い母指筋（短母指屈筋、短母指伸筋、短母指外転筋）や、長母指屈筋腱が存在する

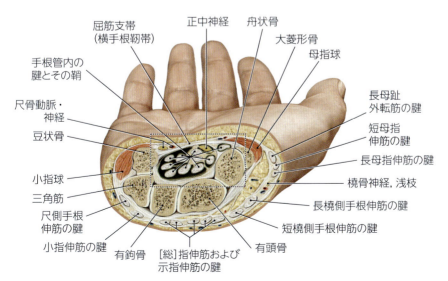

図3.44　右手首の横断面（近位から見た面）（プロメテウス解剖学アトラスより）

- 小指球区：
  - 小指球筋膜に囲まれている。短小指屈筋が存在する
- 掌区（中間掌側隙）：
  - 手掌腱膜により閉じられ皮膚と接さない（手掌腱膜の縦方向の線維は長掌筋と連続する）
  - 長掌筋を固定する屈筋支帯（横手根靭帯）：
    - 舟状結節と豆状骨の間に存在する
    - 大菱形骨結節と有鉤骨鉤の間に存在する
    - 手根骨が手掌で形成する凹の溝を閉じる
    - 近位縁は橈骨手根関節（近位の手関節）、遠位縁は第2-5中手骨の底に位置する
    - 厚さは、遠位・近位で約0.6㎜、中央で約1.6㎜
  - 前腕筋膜の末端で掌側手根靭帯が形成され、掌側手根靭帯の橈側部分は屈筋支帯と強く癒合する。このようにして形成される手根管（骨線維性）の中を、10の屈筋腱と正中神経が通る

> **実践のアドバイス** 手根管症候群の治療で重要なのは、筋筋膜系（手、上肢全体、肩・項部）の状態、上肢に交感神経を出す分節（Th2- Th8）、合流して正中神経になる神経を出す分節（C6-Th1）である。

3.3 下肢

　下肢の構成は、上肢のそれと類似点を有する（p.74）。下肢は、必要に応じて静止や運動を行うなど、相反する課題を同時に遂行する。立位や歩行では、下肢は圧迫を受けながらその機能を遂行し、また圧迫による力を吸収することで全身の緩衝システムにおいて重要な役割を果たしている。

　下肢の骨・靭帯・筋は、上肢のそれと比べて、明らかに強靭である。これは、下肢において構造と機能の相互作用がより顕著であることを表している。

3.3.1 股関節

　股関節は、非常に安定した関節である。腰部―骨盤―股関節シェーレ（機能的ユニット）の一部をなし、この中のいずれかが障害されると、他の2つにも影響が及ぶ。臨床では、腰椎症状の患者が股関節障害をも有することは珍しくない。

　股関節は、全身の関節の中では、筋主導の関節に分類される。したがって、股関節障害の治療では、股関節に存する強い筋に主眼を置く。

■ 関節

■ 寛骨臼
- 腸骨、坐骨、恥骨が混ざって出来ている（図3.45）
- 向き：外方、下方、前方へ開いている
- 月状面：硝子性軟骨で覆われているU字形の面
  ― 下部は寛骨臼切痕で中断している（寛骨臼切痕上を寛骨臼横靭帯が走行する）
- 寛骨臼縁：
  ― 骨性の関節唇
  ― 寛骨臼の関節唇が付着する
- 寛骨臼の関節唇：
  ― 閉じた輪の形状。線維軟骨でできている
  ― 関節を密閉する
  ― 関節安定化の重要因子
- 寛骨臼窩：
  ― 寛骨臼の中心部。軟骨で覆われていない
  ― 弛緩した結合組織と脂肪で満たされている

■ 大腿骨
　大腿骨は次の部分から成る（図3.46）。
- 大腿骨頭（表3.5）：
  ― 3分の2が硝子性軟骨で覆われている（軟骨で覆われていない残りの部分：大腿骨頭窩）
  ― 直径は平均で約5cm
  ― 向き：内方、上方、前方
- 大腿骨頸：引き延ばされたような部分
- 転子間線：前方（腹側）で大転子から小転子へ伸びる

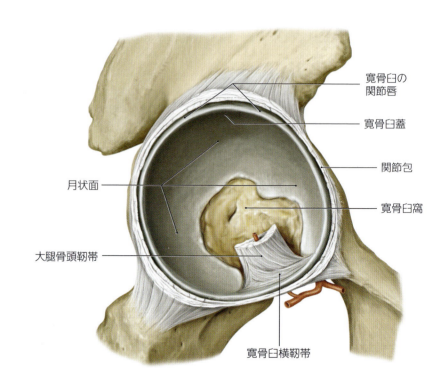

図3.45 右股関節の寛骨臼。大腿骨頭は取り除いてある(外側面)
(プロメテウス解剖学アトラスより)

表3.5	矢状面における腸骨／仙骨の運動	
	頸体角(CCD角)*	前捻角*
新生児	約150度	約30-40度
成人	約126度	約12度
角度の拡大	外反股	後捻股
角度の縮小	内反股	前捻股

* 頸体角と前捻角は個人差が大きい。これらの差は、股関節の運動のパターンや振幅に反映される。

3.3 下肢　111

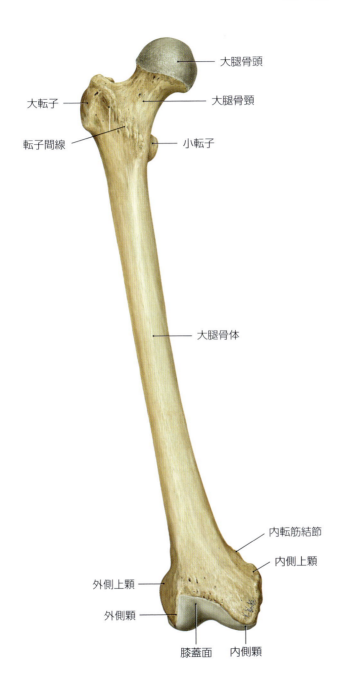

図3.46　右大腿骨（前面）（プロメテウス解剖学アトラスより）

- 転子間稜：後方(背側)で大転子から小転子へ伸びる
- 転子窩：大転子の内側
- 大腿骨体：下方に伸び、膝関節の内側まで(空間中で斜めに)伸びる

■ 関節包
- 近位：寛骨に固定されている(特に寛骨臼縁、寛骨臼の関節唇)
- 遠位：
  — 大腿骨頸の大部分を覆う
  — 前方(腹側)は転子間線まで、後方(背側)は転子間稜の指1本分手前まで
- 滑膜線維：
  — 線維膜の付着部の約1cm手前で曲がる
  — 大腿骨頭の軟骨骨境界まで伸びる
- 線維膜：強い膜。数カ所が靭帯により肥厚する

■ 靭帯
股関節の靭帯は図3.47の通りである。
- 腸骨大腿靭帯：
  — 全身で最も強い靭帯
  — 下前腸骨棘(SIAI)の下方から扇状になり、大転子および転子間線まで
  — 側方縁が最も強い
    ○ (上)外側部、(下)内側部
  — 特に股関節の伸展を制御
    ○ 外側部：最大内転により緊張する
- 恥骨大腿靭帯：
  — 恥骨上枝の外側部から内下方へ走行し、大腿骨頸の内側面まで(腸骨大腿靭帯の内側部)
  — 股関節の伸展・外旋・外転を制御
- 坐骨大腿靭帯：
  — 坐骨の背面(寛骨の上後方)から水平に走行
    ○ 上方の線維：腸骨大腿靭帯の外側部へ
    ○ 下方の線維：大転子の近位で固定される
  — 股関節の伸展および内旋を制御
  — 深部の線維は大腿骨頭を回って前方へ走行し、そこで輪帯を形成する
    ○ 輪帯は輪状の靭帯
    ○ 大腿骨頸の最も細い部分の周囲に存在する
    ○ 大腿骨頭を寛骨臼の中に留める(ボタンホールがボタンを留めるように)
    ○ 他の2つの靭帯から線維を得る

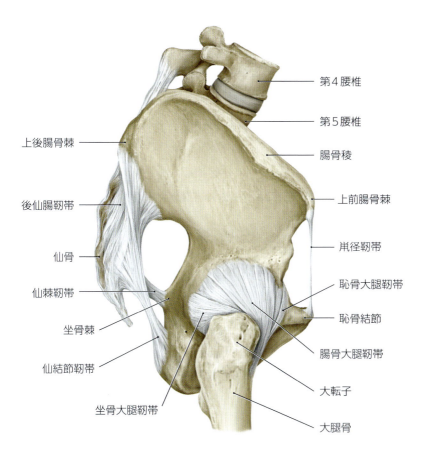

図3.47 右股関節の靭帯（外側面）（プロメテウス解剖学アトラスより）

- 寛骨臼横靭帯：
  — p.109の「寛骨臼」を参照
- 大腿骨頭靭帯：
  — 力学的作用（関節の運動への影響）はない
  — 血管を有する。p.121以下の「血管分布」を参照

- 靱帯の作用：
  — 屈曲：全ての靱帯が弛緩する
  — 伸展：関節包靱帯が緊張する
  — 外旋：前方の靱帯（特に水平方向の線維）が緊張する
  — 内旋：後方の靱帯が緊張する
  — 内転：腸骨大腿靱帯の上部が引っ張られる
  — 外転：恥骨大腿靱帯と坐骨大腿靱帯が引っ張られる
  — 中間位：靱帯はほとんどまたは全く緊張しない[41, 42]

インフォメーション 靱帯の病変（関節包靱帯の短縮を伴う）を有する場合を除き、受動的な構造（靱帯）が機能障害に与える影響は、能動的な構造（筋、筋付着部）のそれよりもわずかである。

■ 筋

■ 骨盤転子筋群（pelvitrochanter muscle）
- 梨状筋（p.68の「骨盤後壁の深部の筋」を参照）：
  — 神経支配：仙骨神経叢（L5-S2）から直接出る筋枝
  — 作用：外転、伸展
- 内閉鎖筋：
  — 起始：閉鎖膜内側面から転子窩まで
  — 神経支配：仙骨神経叢（L5-S2）から直接出る筋枝
  — 作用：内転
- 外閉鎖筋：
  — 起始：閉鎖膜外側面から転子窩まで
  — 神経支配：閉鎖神経
  — 作用：内転
- 双子筋：
  — 起始：上双子筋は坐骨棘から、下双子筋は坐骨結節から。いずれも大腿骨大転子（梨状筋と共通の停止部）まで
  — 神経支配：仙骨神経叢（L5-S2）から直接出る筋枝
  — 作用：内転、伸展
- 大腿方形筋：
  — 起始：坐骨結節の外側縁から転子間稜まで
  — 神経支配：仙骨神経叢（L5-S2）から直接出る筋枝
  — 作用：内転

インフォメーション 骨盤転子筋(**図3.48**)は、大腿骨頭の中心化を通じて股関節を安定化する。したがって動的な筋ではない。また、骨盤転子筋はいずれも外旋筋である。ただし、梨状筋の作用は、股関節の屈曲(60-80度)により反転する(外旋筋から内旋筋へ)。

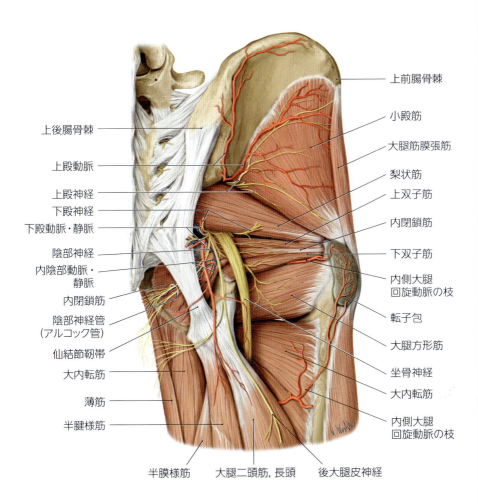

図3.48 殿部および坐骨肛門窩の血管と神経：右殿部。大殿筋と中殿筋は取り除いてある(後面)(プロメテウス解剖学アトラスより)

■ 殿部の筋
- 大殿筋：
  — 起始：殿筋面（腸骨）、さらに仙骨の側方部、胸腰筋膜、仙結腸靱帯
  — 停止：腸脛靱帯、殿筋粗面
  — 神経支配：下殿神経（L4-S2）
  — 作用：中間位で内転・外旋、約70度の屈曲で外転
- 中殿筋：
  — 起始：殿筋面（腸骨）
  — 停止：大転子
  — 神経支配：上殿神経（L4-S1）
  — 作用：外転。さらに、中間位で、前方の線維により内旋と屈曲、後方の線維により外旋と伸展。約20度以上の屈曲で、筋全体により内旋
- 小殿筋：
  — 起始：殿筋面（腸骨）
  — 停止：大転子
  — 神経支配：上殿神経（L4-S1）
  — 作用：外転。さらに、前方の線維により内旋と屈曲、後方の線維により外旋と伸展
- 大腿筋膜張筋：
  — 起始：上前腸骨棘（SIAS）
  — 停止：腸脛靱帯
  — 神経支配：上殿神経
  — 作用：外転・屈曲・内旋。腸脛靱帯の緊張

■ 内転筋群
- 外閉鎖筋：
  — p.114の「骨盤転子筋」を参照
- 恥骨筋：
  — 起始：恥骨櫛
  — 停止：恥骨筋線、大腿骨粗線の近位部
  — 作用：内転（主な作用）、外旋
- 長内転筋：
  — 起始：恥骨上枝
  — 停止：大腿骨粗線
  — 作用：内転（主な作用）、屈曲（中間位）、伸展（80度以上の屈曲）
- 短内転筋：
  — 起始：恥骨下枝
  — 停止：大腿骨粗線

— 作用：内転（主な作用）、屈曲（中間位）
- 大内転筋：
  — 起始：恥骨下枝。さらに坐骨枝、坐骨結節
  — 停止：大腿骨粗線。さらに大腿骨の内側上顆
  — 作用：内転（主な作用）、外旋。近位の線維により屈曲（中間位）
- 薄筋：
  — 起始：恥骨下枝
  — 停止：脛骨粗面の内側に浅鵞足となり付着
  — 作用：内転（主な作用）。近位の線維により屈曲（中間位）、膝関節の屈曲と内旋
- 全筋の神経支配：閉鎖神経（L2-L4）。恥骨筋はさらに大腿神経（L2-L4）

■ 大腿前方筋群
- 縫工筋：
  — 起始：上前腸骨棘（SIAS）
  — 停止：脛骨粗面の内側に浅鵞足となり付着
  — 作用：股関節の屈曲・外転・外旋、膝関節の屈曲と内旋
  — 神経支配：大腿神経（L2-L4）
- 大腿四頭筋：
  — 起始：
    ○ 大腿直筋：下前腸骨棘（SIAI）、寛骨臼上縁
    ○ 内側広筋：粗線（内側唇）、転子間線（遠位部）
    ○ 外側広筋：粗線（外側唇）、大転子（外側面）
    ○ 中間広筋：大腿骨体（前面）
  — 停止：（膝蓋靱帯を介して）脛骨粗面、（内側・外側膝蓋支帯を介して）脛骨粗面の外側
  — 作用：
    ○ 股関節：大腿直筋により屈曲
    ○ 膝関節：伸展
  — 神経支配：大腿神経

■ 大腿後方筋群
- 大腿二頭筋：
  — 起始：
    ○ 長頭：坐骨結節、仙結節靱帯
    ○ 短頭：粗線（外側唇）
  — 停止：腓骨頭
  — 作用：

- ○ 股関節：伸展、内転
- ○ 膝関節：筋全体により屈曲
- ○ さらに外旋
● 半膜様腱：
  — 起始：坐骨結節
  — 停止：深鵞足
  — 作用：
    - ○ 股関節：伸展、内転
    - ○ 膝関節：筋全体により屈曲
    - ○ さらに内旋
● 半腱様筋：
  — 起始：坐骨結節、仙結節靭帯
  — 停止：浅鵞足
  — 作用：
    - ○ 股関節：伸展、内転
    - ○ 膝関節：筋全体により屈曲
    - ○ さらに内旋
● 全筋の神経支配：脛骨神経(L5-S2)。例外として、大腿二頭筋の短頭は腓骨神経(L5-S2)

■ 運動学
● 股関節は球関節に分類される
● 横軸：屈曲／伸展
● 矢状軸：外転／内転
● 縦軸：内旋／外旋

■ 神経支配

■ 腰神経叢(Th12-L4)の感覚枝の鼠径部・大腿の前面の感覚支配
鼠径部および大腿の前面の感覚支配は、図3.49の通りである。
● 腸骨下腹神経(Th12-L1)：
  — 外側皮枝、前皮枝
  — 股関節領域の皮膚、鼠径靭帯、外後方へ行き大転子
● 腸骨鼠径神経(L1)：
  — 大腿の内側面上部の皮膚
  — 陰嚢、大陰唇
● 陰部大腿神経(L1-L2)：

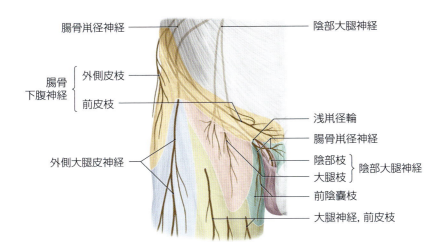

図3.49 鼡径部と大腿の感覚支配：男性の右鼡径部（前面）。各感覚神経の支配領域を色分けして示している（プロメテウス解剖学アトラスより）

  — 陰部枝：精巣挙筋、陰嚢
  — 大腿枝：大腿の前面
- 外側大腿皮神経（L2-L3）：
  — 大腿の外側面
- 大腿神経（L2-L4）：
  — 大腿の前内側面
- 閉鎖神経（L2-L4）：
  — 大腿の内側面下部の皮膚

インフォメーション 上に挙げた感覚枝は、股関節領域の放散痛の原因となることがある。この場合の一次的なトリガーは、筋骨格系構造（股関節に隣接する筋や神経）や、内臓系構造（腎臓、鼡径部）である。

■ 仙骨神経叢（Th12-L4）の枝
仙骨神経叢は、梨状筋の前面（腹側）へ筋枝を出し、次の枝に分かれる。
- 短い筋枝：骨盤底筋、深部の骨盤転子筋（外閉鎖筋を除く）
- 短い筋枝：殿部の（浅部の）筋
- 長い筋枝：下肢まで伸びる

■ 仙骨神経叢の股関節・大腿の後面の感覚支配

- 後大腿皮神経：
  - 大腿の後内側面と後面
  - 下殿皮神経は殿溝へ、会陰枝は会陰の部位へ
- 坐骨神経(L4-S3)：「3.3.2 膝関節」(p.130以下)を参照
- 上殿神経(L4-S1)：「殿部の筋」(p.116)を参照
- 下殿神経(L5-S2)：「殿部の筋」(p.116)を参照
- 陰部神経 (S1-S4)：「骨盤底筋」(p.67)を参照。感覚枝である下直腸神経は肛門周囲の皮膚へ、会陰神経は陰部(陰嚢・陰茎の後面、陰唇、陰核、海綿体)の皮膚へ
- 尾骨神経(S5-Co2)：尾骨筋へ。肛門尾骨神経は尾骨と肛門の間の皮膚へ
- 仙骨神経叢の直接枝：
  - 梨状筋神経(S1-S2)：梨状筋へ
  - 内閉鎖筋神経(L5-S2)：内閉鎖筋へ
  - 大腿方形筋神経(L4-S1)：大腿方形筋へ
  - これらの神経はいずれも骨盤転子筋(p.114)を支配する
- 殿部の残りの部分の皮膚は、脊髄神経後枝の感覚支配を受ける
  - 上殿皮神経(L1-L3)
  - 中殿皮神経(S1-S3)

特に梨状筋の緊張亢進により、梨状筋を通る神経や血管が圧縮される（p.115の図3.48を参照）。

- 梨状筋上孔：
  - 上殿神経(と動静脈)
- 梨状筋下孔：
  - 下殿神経(と動静脈)
  - 坐骨神経
  - 陰部神経(と動静脈)
  - 後大腿皮神経

インフォメーション　筋を通る神経の絞扼や血管の捕捉により、これらとつながる構造への供給が妨げられる。通常、供給の悪化は、代謝の悪化を意味する。さらに、代謝の悪化は、長期的には構造の弾力性に悪影響を与える。

■ 血管分布

大腿骨頭の血管分布は次の通りである（図3.50）。
- 内側・外側大腿回旋動脈（いずれも大腿動脈の枝）が作る動脈輪
- 寛骨臼枝の終枝とされる動脈：
  ― 大腿骨頭靱帯で被覆されている
  ― 大腿骨頭の動脈血の供給の5分の1ないし3分の1を担う
  ― 多くは閉鎖動脈から起始する。特異な例として、内側大腿回旋動脈から起始、あるいは閉鎖動脈と内側大腿回旋動脈の両方から起始することがある

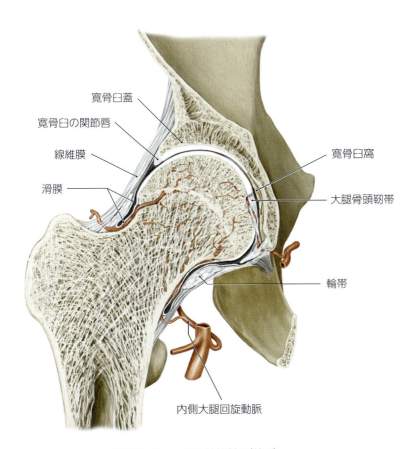

図3.50 大腿骨頭への血液供給：右股関節の前額断面（前面）
（プロメテウス解剖学アトラスより）

- 閉鎖動脈は、同名の閉鎖静脈や閉鎖神経とともに、閉鎖管を通り、閉鎖膜に入る
  — 閉鎖膜：外閉鎖筋と内閉鎖筋は閉鎖膜に固定され、そこから内閉鎖筋が（肛門挙筋を介して）骨盤底筋とつながる
  — 小骨盤を閉鎖する
  — 骨盤内（特に小骨盤内）の圧力の上昇を制御する

■ 筋骨格系機能障害の原因となりうるもの

既に指摘した通り、股関節の機能にとって筋肉は重要である（p.109）。筋の収縮は、直接的・間接的に（＝筋収縮により生じる運動を通じて）、関節の圧力の比率の変化や、一時的な軟骨の変形（生理的変形は軟骨の栄養にとって必要）をもたらす。他方、筋の短縮や緊張は、関節を損傷することがある。すなわち、関節の接触圧の上昇、関節の潤滑の悪化、長期的には退行性病変を生じることがある［42］。

また、関節（股関節）における交感神経（自律神経系の一部）の分布も重要である。下肢には、脊柱のTh11-L2から交感神経が伸びている。これらの分節では、内臓系や骨格系からの求心性神経が連結し、「脊髄促通」（p.437）の原因となる電位を有する。この部位で、交感神経亢進性障害が生じ、これにより関節や筋が侵されることがある。

下肢の機能障害は、筋筋膜・神経・血管を経由して発症することがある。特に、膝関節や股関節は、筋や筋膜を通じて、骨盤・腹腔・胸腰筋膜系とつながっている。これらの部位に存在する内臓は、求心性神経を通じて、脊柱の分節（下肢にとって力学的・神経学的に重要な分節）の感受性を低下させることがある。さらに、腹腔内圧（IAP）の変化を生じさせ（p.55）、これにより下肢の排液（ドレナージ）が悪化することもある。

図3.51が示す通り、股関節と（小）骨盤は密接につながっている。特に内閉鎖筋と外閉鎖筋（p.114, p.119）が重要である。

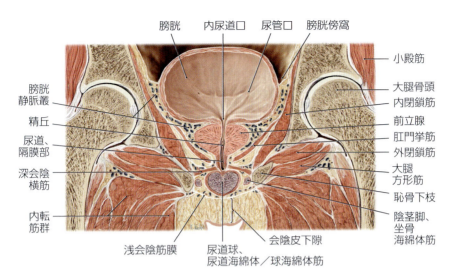

図 3.51 男性の骨盤の前額断面（前面）（プロメテウス解剖学アトラスより）

3.3.2 膝関節

　膝関節は全身で最も大きな関節であり、関節を構成する3つの骨のうち2つ（脛骨と腓骨）は特徴的な形状と曲がりを有する。連結する骨の適合および安定性はやや低く、これを補うため、膝関節は、関節半月を有し、独特の靭帯・筋・腱システムを持つ。膝関節の外傷により、これらの構造が損傷され、後遺症として機能的障害が生じることがある。

　さらに、膝関節全体の機能は、膝関節に分布する神経や血管の影響を受ける。この点で、膝関節は、骨盤（骨）や腹部内臓と強いつながりを有する。

■ 関節

膝関節の靭帯は、**図 3.52** の通りである。

■ 大腿骨顆部（内側顆，外側顆）
- 両凸
- 後面は急峻な曲面
  — 膝を曲げると、脛骨の上関節面と接する
- 前面（の下部）は平らに近い曲面
  — 膝を伸ばすと、脛骨の上関節面と接する

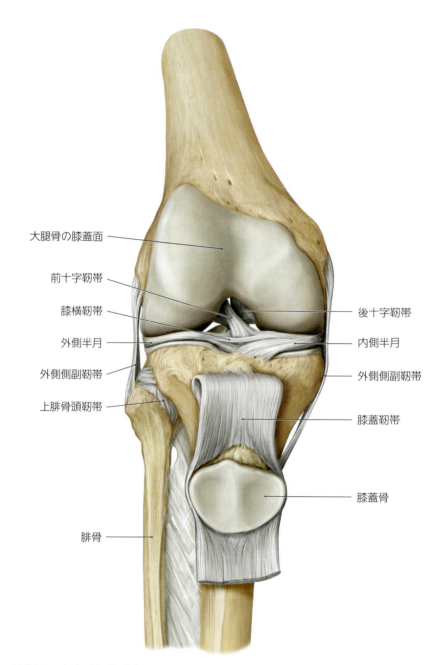

図3.52 右膝関節と靭帯（前図。膝蓋靭帯は膝蓋骨とともに下方に反転している）（プロメテウス解剖学アトラスより）

- 外側顆：
  ― 下面は広く平ら
  ― 後面は急峻な曲面
- 関節面は後方から前方へ滑る(コンバーゲンス)
- 前面：膝蓋面
- 顆間窩：
  ― 内側顆と外側顆の間のくぼみ
  ― 十字靭帯の付着部
- 側面：内側上顆と外側上顆(内側側副靭帯と外側側副靭帯の起始部)
- 脛骨の内側顆・外側顆との関節面は硝子性軟骨で覆われている

■ 脛骨顆部(内側顆，外側顆)
- 内側の関節面：向きは上方。矢状面と水平面はやや凹
- 外側の関節面：向きは上方。矢状面はやや凸、水平面はやや凹
- 顆間隆起：軟骨で覆われていない骨性隆起
- 前顆間区と後顆間区：
  ― 顆間隆起の前後の区
  ― 関節半月(内側半月と外側半月)の前角・後角の停止部、十字靭帯の停止部
- 後方：後顆間区

■ 膝蓋骨
- 種子骨。大腿四頭筋の腱の中に収まっている
- 上面は丸みがある。膝蓋骨尖は尖っている
- 後面：垂直の稜線が走り、内側面(やや凸)と外側面(やや凹)に分ける
- 軟骨の厚さは約6mm（全身の関節軟骨の中で最も厚い）

■ 関節包
関節包の構造は、**図3.53**の通りである。
- 後部と側方部：
  ― 軟骨骨境界の近くに付着する
- 前部：
  ― 大腿四頭筋の腱が膝蓋骨に付着する
  ― 滑膜が膝蓋上陥凹(膝蓋上包)に移行する
  ― 大腿骨膝蓋面の軟骨骨境界まで

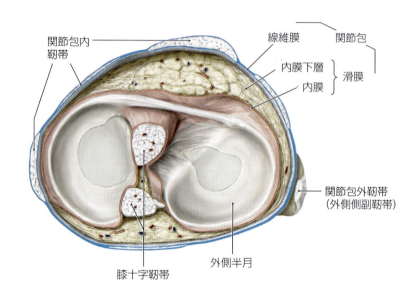

図 3.53 関節包の構造。大腿骨を切り離した右膝 (関節包と靭帯を切断してある。上面)
(プロメテウス解剖学アトラスより)

- 下部:
  — 脛骨の近位端に付着 (関節面より約 1 cm 下方)
  — 滑膜:
    ○ 後顆間区で前方へ曲がり、前顆間区の前十字靭帯の停止部の手前まで
    ○ 滑膜がこのように走行するため、十字靭帯は関節包内にあるが、関節外・滑膜外にある (滑液で洗われない)
  — 線維膜: 靭帯 (特に内側側副靭帯) や腱 (特に膝蓋支帯) により強化されている

関節半月
- 外側半月は O 字形、内側半月は C 字形
- 楔状の断面 (前額面) を有する
- 内側部分: 線維軟骨 (血管を有さない)。滑液を介して栄養を受ける
- 外側部分: 張りのある結合組織。一部は関節包と癒着する (血管を有する)
- 力を伝達する
- 接触面を広げる

- 関節への圧力を分配し圧迫を減らす（関節半月を切除すると前関節症になる）
- 関節面の移動：
  ― 屈曲で前方へ、伸展で後方へ移動
  ― 内旋で外側半月は後方へ、内側半月は前方へ移動。外旋ではその逆
  ― 損傷のリスク：関節半月は、高速の運動や運動不足により、損傷する危険がある（その際、関節半月と結合する筋や靭帯が重要）
- 短い靭帯を介して脛骨に固定されている
- その他に関節半月とつながるもの：
  ― 膝横靭帯（外側半月前角と内側半月前角の間）
  ― 内側半月：後十字靭帯の線維、内側側副靭帯、半膜様筋
  ― 外側半月：前十字靭帯の線維、膝窩筋（緩いつながり）

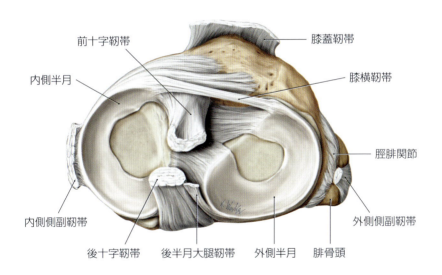

図3.54 右脛骨の上関節面と関節半月。関節半月および十字靭帯の付着部位（近位から見た面。十字靭帯と側副靭帯を切断し、大腿骨を取り除いてある）
（プロメテウス解剖学アトラスより）

■ 靭帯

ここでは重要な靭帯を要約する。
- 側副靭帯：
  - 前額面で膝関節を保護
  - 内側側副靭帯：上後方から下前方へ走行
  - 外側側副靭帯：上前方から下後方へ走行
  - 膝を伸ばした状態や膝関節の外旋により緊張する
- 十字靭帯：
  - 矢状面で膝関節を保護
  - 前十字靭帯は脛骨（前顆間区）から上後外方へ走行、後十字靭帯は上前内方へ走行
  - 靭帯の長さの比率は、前十字靭帯：後十字靭帯＝約４：５
  - 膝をどんな状態にしても緊張する（少なくとも一部の靭帯が緊張する。靭帯は様々な走行と長さの線維を有するため）。また膝関節の内旋により緊張する

■ 筋

大腿の前方筋群と後方筋群については、骨盤との関連において既述した（p.117以下）。ここでは、その他の筋を記述する。
- 膝窩筋：
  - 起始：大腿骨の外側顆、外側半月の後角
  - 停止：脛骨の後面
  - 作用：屈曲、内旋（脛骨）
  - 神経支配：脛骨神経(L5-S2)
- 下腿三頭筋：
  - 起始：
    - ヒラメ筋：腓骨（腓骨頭と腓骨頸）、脛骨（腱弓）
    - 腓腹筋：内側頭（大腿骨の内側上顆）、外側頭（大腿骨の外側上顆）
  - 停止：アキレス腱を介し踵骨隆起
  - 作用：膝関節の屈曲、距腿関節の底屈、距骨下関節の内反・回外
  - 神経支配：脛骨神経(S1,S2)
- 足底筋：
  - 起始：大腿骨の外側上顆（腓腹筋の外側頭上部）
  - 停止：上述の下腿三頭筋と同じ
  - 作用：膝関節の屈曲による後脛骨動静脈の圧迫を防ぐ
  - 神経支配：上述の下腿三頭筋と同じ

■ 運動学

膝関節の骨運動学の概要は次の通りである。
- 自動運動：
  - 屈曲と伸展
  - 膝を曲げた状態：内旋と外旋
- 他動運動：
  - 内転と外転。膝関節で生じる組み合わせ運動の付随的な運動
- 付随的な運動：
  - 屈曲：内旋、内転
  - 伸展：外旋（最終域で生じる回旋）、外転

膝関節の機能にとって、関節運動学はきわめて重要である。ここで、関節運動学でよく出てくる3つの運動を、車輪を例にして説明する。
- 転がりは、路面上で回転し移動していく車輪に似ている
- 滑りは、（スリップしやすい）路面上で空転する車輪に似ている
- 並進は、ブレーキをかけた状態で、回転せず路面上を滑っていく車輪に似ている

転がりでは、関節をなす骨どうしの接触面（硝子性関節軟骨で覆われている）が常に交替する。滑りでは、関節をなす骨の関節面のうち、凹の関節面に、点状に（点状であるがゆえに）強い負荷がかかる。反対に、並進では、凸の関節面に恒常的に負荷がかかる。

膝を曲げるのが25度以下であれば、ほぼ転がりのみが生じる。まず、膝が伸展位を脱し、大腿骨顆部が後方へ転がり、かなりの速さで脛骨の上関節面の後方4分の1の位置に到達する。次の段階として滑りが生じ、大腿骨顆部はその位置で回転する。滑りの最終域に達すると、さらに並進が生じる。並進には、特に十字靱帯が必要であり、屈曲時に大腿骨顆部を「前方へ引く」作用がある。膝の屈筋も、この作用を支持する。すなわち、膝の屈筋は、後方で脛骨顆部と腓骨に固定されており、脛骨を（大腿骨顆部と反対に）後方へ引くとされる。

■ 神経支配

■ 膝関節の後部
- 主要部：後大腿皮神経（S1-S3）
- 内側：これに加えて閉鎖神経
- 外側：外側大腿皮神経
- 下腿の後部：外側腓腹皮神経（腓骨神経から出る）、内側腓腹皮神経（脛骨神経から出る）、内側に伏在神経

膝関節の前部と側方部

- 閉鎖神経（L2-L4）：
  — 前枝が出す皮枝は、大腿および膝関節の内側面の皮膚まで伸びる（この枝を経由して卵巣炎症や閉鎖孔ヘルニアで放散痛が生じることがある［75］）
  — 後枝は膝関節包へ枝を出す［75］
- 大腿神経（L1-L4）：
  — 筋裂孔を通り大腿へ
  — 鼡径下部で運動枝と感覚枝を出す（p.117（「3.3.1 股関節」の「筋」）を参照）
    ○ 前皮枝：大腿の前面と内側面の皮膚へ
- 伏在神経：
  — 内転筋管を通り、遠位へ行き、内側顆へ
  — そこで膝蓋下枝を出し、膝蓋骨上の皮膚、膝蓋骨の下方の皮膚へ
  — さらに、大伏在静脈に伴行して遠位へ行き、下腿の内側面と足の内側縁を支配し、母趾へ

以下、仙骨神経叢から出る枝について記述する（p.119を参照）

- 坐骨神経：
  — 通常、膝窩部のすぐ上方で、総腓骨神経と脛骨神経に分かれる
  — 大腿二頭筋の内側縁に沿って走行
  — 下腿外側の皮膚に皮枝（外側腓腹皮神経）を出す
  — 筋腱の遠位で脛骨頸の周囲を走行し、その後、浅腓骨神経と深腓骨神経に分かれる
- 浅腓骨神経：
  — 腓腹筋の間を走行し（腓腹筋を運動支配）、足背へ
  — 内側足背皮神経と中間足背皮神経は下腿遠位（前面）と足背へ
- 深腓骨神経：
  — 前方へ行き、前下腿筋間中隔を通り、伸筋群へ（これらを運動支配）
  — 最初は前脛骨動脈に伴行し、その後は足背動脈に伴行する
  — 第1-2趾間の相対する面の皮膚へ

- 脛骨神経：
  - 内側腓腹皮神経：
    - 脛骨神経が膝窩部へ出す皮枝
    - 下腿遠位で外側腓腹皮神経（前述）と合流し腓腹神経になる（腓腹神経は、外果の後方を走行し、足の外側縁へ行き、そこで外側足背皮神経と呼ばれる）
  - 膝窩動脈に伴行し、その後、後脛骨動脈に伴行する
  - 運動枝を浅部・深部の下腿筋に出す
  - 外側踵骨枝と内側踵骨枝を、踵骨上の皮膚と足底の一部に出す
  - 内果の位置で、内側足底神経と外側足底神経に分かれる（運動枝を足と足趾のほぼ全ての短筋に出す）。感覚枝を母趾の底側内側面、第1-4趾の趾間の相対する面に出す

■ 血管分布

- 大腿動脈：
  - 外腸骨動脈と連続している
  - 血管裂孔を通り、大腿の内側へ
  - 内転筋管を通った後、膝窩動脈になる
  - 鼠径靱帯のすぐ下方で、次の動脈枝を出す
    - 浅腸骨回旋動脈と深腸骨回旋動脈（上行し腸骨へ戻る）
    - 浅腹壁動脈（上行枝）
  - より遠位（鼠径下部）で、次の動脈枝を出す
    - 外陰部動脈（外陰部）
    - 内側大腿回旋動脈（浅枝は内転筋へ、深枝は大腿骨頭へ）
    - 大腿深動脈：大腿動脈とほぼ同じ血管径を有し、しばしば外側大腿回旋動脈を（特に大腿骨頭へ）出す
    - 貫通動脈：大内転筋を貫通し、ハムストリングへ
- 膝窩動脈（とその枝）（**図3.55**を参照）：
  - 中膝動脈：
    - 膝関節へ行き、関節包を貫通し、さらに十字靱帯へ
  - 腓腹動脈（腓腹筋の内側頭・外側頭）
  - 内側上膝動脈、外側上膝動脈、内側下膝動脈、外側下膝動脈
    - 外側大腿回旋動脈の下行枝、大腿深動脈、下行膝動脈（大腿動脈から出る）と共同して、膝関節動脈網と膝蓋動脈網を形成する（さらに前・後脛骨反回動脈もこれに加わる）。これらの動脈網から、膝関節およびその周囲の軟部組織に枝を出す

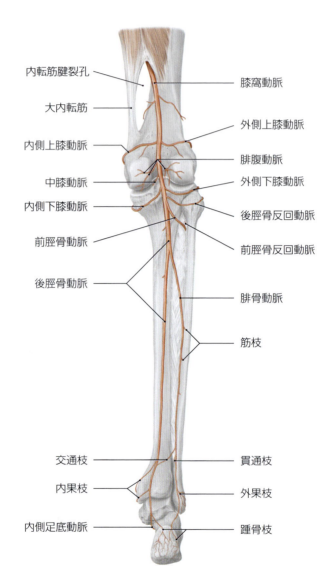

図 3.55　膝窩と下腿の動脈（後面）（プロメテウス解剖学アトラスより）

その他に、通常存在する動脈として、膝窩動脈は後脛骨動脈と前脛骨動脈に分かれる。
- 後脛骨動脈：
  - 下腿の後面を走行
  - 重要な枝として腓骨動脈を出し、後脛骨筋と長母趾屈筋の間を走行
  - 下腿の遠位部で前方へ行き、貫通枝とともに下腿骨間膜を貫通する
  - 内果枝、外果枝、踵骨枝（後脛骨動脈と腓骨動脈から出る）は足関節および踵骨隆起の周囲を囲んで動脈網を形成する（前脛骨動脈から出る前外果動脈と前内果動脈と共同して形成）
  - 足底で、内側足底動脈と外側足底動脈に分かれる
- 前脛骨動脈：
  - 動脈網の形成に加わる（上述）
  - 下腿の遠位部で前内果動脈と前外果動脈に分かれる（上述の他の動脈枝とともに動脈網や吻合を形成する）
  - 足背動脈になり、足背（足根部、中足骨部、足趾部）で、内側足根動脈、背側中足動脈、底側中足動脈、外側足根動脈に分かれる

■ 筋骨格系機能障害の原因となりうるもの

膝関節の可動性障害は、次の原因から生じうる。
- 外傷（構造的損傷の解明が重要）
- 股関節・骨盤・腰椎（のいずれか）を介して問題が膝関節まで下行
- 距腿関節・距骨下関節・足（のいずれか）を介して問題が膝関節まで上行

また、膝関節の可動性障害には、次の部位の損傷が関与することもある。
- 関節を構成する構造
- 靭帯結合を構成する構造
- 関節半月
- 筋筋膜系の構造（過剰負荷を受ける。例：持続的な静的筋作用に動員される）

膝関節や関節周囲の組織の状態および弾力性にとって、力学的作用に加えて、血液循環、交感神経系（特にTh12-L2/L3）、神経支配は重要である。大腿神経（閉鎖神経と同じく混合神経）は、膝関節の状態や機能にとって重要である。すなわち、大腿神経の運動枝は、大腿四頭筋を介して大腿膝蓋関節の接触圧を高める。また、大腿神経の感覚枝は、神経が（起始する分節や走行の途上で）刺激（圧迫）されて発生する疼痛を大腿や膝へ伝える（関連痛）。また、自律神経系は、交感神経線維を介して、膝関節や関節周囲の組織の血管運動を阻害することがある。

運動神経や感覚神経に加えて、交感神経からも情報がもたらされる。小骨盤内の臓器、閉鎖神経が起始する分節（L2-L4）、膝関節に分布する交感神経線維の間では、興味深い連鎖が形成されており、これについても考慮する必要がある。

インフォメーション　このつながり（連鎖）は、更年期（閉経後）に多く発症する膝関節症で膝関節の内側の組織の腫脹が見られる理由を説明するものかもしれない。

3.3.3 腓骨

- 特に作用を有さない
- 筋（特に足に向かって下行する筋）が固定される部位として重要
- 距腿関節の形成に加わる（このため、距腿関節の外傷や機能障害により、脛骨の力学が阻害されることがある）

■ 関節

- 近位脛腓関節（図3.56）：
  - 半関節：運動の振幅が小さい
  - 関節包を肥厚する靱帯：前腓骨頭靱帯、後腓骨頭靱帯
  - 20％の人では膝窩筋下陥凹を介して膝関節窩と接触する
- 遠位脛腓関節：
  - 靱帯結合：脛骨と腓骨が靱帯により結合
  - 構成する靱帯：前脛腓靱帯、後脛腓靱帯
- 下腿骨間膜：
  - 張りのある結合組織
  - 幾つかの筋が起始する面
  - 血管が通る孔を有する（近位の孔は前脛骨動脈が通り、遠位の孔は腓骨動脈の貫通枝が通る）

3.3 下肢 135

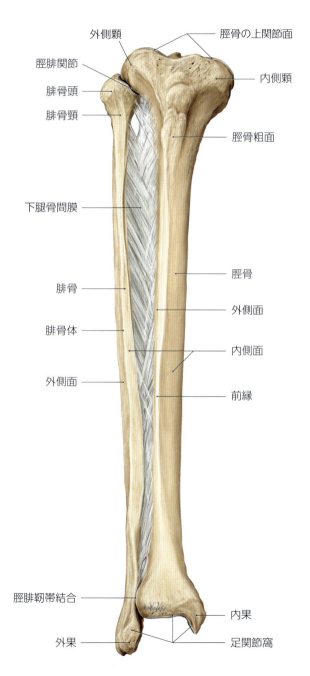

図3.56　右下腿の脛骨、腓骨および下腿骨間膜（前面）（プロメテウス解剖学アトラスより）

■ 運動学

腓骨の運動は、距腿関節の運動(背屈、底屈)と組み合わされて生じる[41]。腓骨の運動は次の通りである。
- 背屈：
  - 腓骨の遠位部(外果)が外側へ動く
  - 腓骨全体が上方へ動き、内側へ捻れる
- 底屈：
  - 腓骨の遠位部が内側へ動く
  - 腓骨全体が下方へ動き、外側へ捻れる

腓骨の運動の振幅は、外側へ1-1.5㎜、前後方向へ0.6-1.5㎜と報告されている[42]。

■ 筋

- 前脛骨筋：
  - 起始：下腿骨間膜、脛骨の外側面(上3分の2)、浅下腿筋膜(最上部)
  - 停止：内側楔状骨、第1中足骨(内側面・足底面)
  - 作用：距腿関節の背屈、距骨下関節の内反
  - 神経支配：深腓骨神経(L4,L5)
- 長趾伸筋：
  - 起始：下腿骨間膜、脛骨の外側顆、腓骨頭、腓骨前縁
  - 停止：第2-5趾の趾背腱膜(4本の腱を介して)および第2-5末節骨の底
  - 作用：距腿関節の背屈、距骨下関節の外反、第2-4中足趾節関節・近位趾節間関節・遠位趾節間関節の伸展
  - 神経支配：深腓骨神経(L4-S1)
- 長母趾伸筋：
  - 起始：下腿骨間膜、腓骨内側面(中央3分の1)
  - 停止：母趾の趾背腱膜および末節骨の底
  - 作用：距腿関節の背屈、距骨下関節の内反／外反 (開始位置に応じていずれか)、母趾の中足趾節関節・遠位趾節間関節の伸展
  - 神経支配：深腓骨神経(L5-S1)
- 長腓骨筋と短腓骨筋：
  - 起始：腓骨の外側面(両筋)、腓骨頭(長腓骨筋)
  - 停止：長腓骨筋は内側楔状骨と第1中足骨の底、短腓骨筋は第5中足骨粗面
  - 作用：距腿関節の底屈、距骨下関節の外反
  - 神経支配：深腓骨神経(L5-S1)
- 後脛骨筋：

- 起始：下腿骨間膜、腓骨と脛骨の隣接面
- 停止：舟状骨粗面、内側楔状骨、中間楔状骨、外側楔状骨、第2-4中足骨の底
- 作用：距腿関節の底屈、距骨下関節の内反
- 神経支配：脛骨神経（L4-S1）
- 長趾屈筋：
  - 起始：脛骨の後面（中央3分の1）
  - 停止：第2-5末節骨の底
  - 作用：距腿関節の底屈、距骨下関節の内反、第2-5中足趾節関節・近位趾節間関節・遠位趾節間関節の底屈
  - 神経支配：脛骨神経（L5-S2）
- 長母趾屈筋：
  - 起始：腓骨の後面（遠位3分の2）、下腿骨間膜の腓骨側
  - 停止：第1末節骨の底
  - 作用：距腿関節の底屈、距骨下関節の内反、母趾の中足趾節関節・遠位趾節間関節の底屈
  - 神経支配：脛骨神経（L5-S2）

■ 筋骨格系機能障害の原因となりうるもの

　腓骨の機能障害により、下腿骨間膜の線維の緊張が変化することが考えられる。これにより、下腿骨間膜の線維が血管を引っ張り、血管が狭小化し、血管の目的地である組織への血液供給が悪化する。外傷後であれば組織の治癒が妨げられる（足首捻挫など）。

　また、腓骨の機能障害により、下腿や足部の排液（静脈血排出）が妨げられることもある。腓骨の運動は、下腿や筋膜に伝わり、下肢の遠位部における排液の運動因子となっている。すなわち、ポンプのように排液を促進する。腓骨の機能障害があれば排液が阻害される。

3.3.4 足

■ 全体的な構成
足は次のものから成る。
- 足趾
- 中足骨：
  — 母趾球、足底、踵
  — 足背
  — 足背（の外側縁）
- 足根骨

足は、機能的特性として、足底弓（アーチ）を有する（p.145）。また、以下の関節を有する。

■ 距腿関節

■ 関節
- 関節を構成する骨（**図3.57**）：
  — 下腿骨（脛骨と腓骨）の遠位端
  — 距骨：
    ○ （距骨体の）上面。矢状方向に凸、脛骨との関節面、中央に溝（脛骨の動きを制御する溝）
    ○ 外果関節面（腓骨の遠位端との関節面）
    ○ 内果関節面（脛骨の遠位端との関節面）
- 関節包：
  — 骨軟骨境界から開始
  — 前部は薄くしなやか
  — 側方部と後部は（靭帯により）肥厚

■ 靭帯
距腿関節（側方部と後部）の靭帯は、距腿関節から距骨下関節にかけて存在する。このため、距骨下関節の靭帯の項（p.142以下）で併せて記述する。

■ 筋 (p.136)を参照

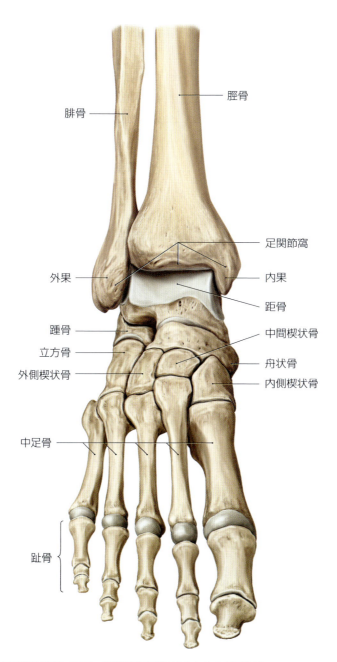

図3.57 足関節と関節する骨：距腿関節を底屈位にした右足（前面）
（プロメテウス解剖学アトラスより）

運動学
- 距腿関節の主要な運動：
  - 底屈：
    - 距骨滑車の後部（前部より幅が狭い）が前方へ動く
  - 背屈：
    - 距骨滑車の前部（後部より幅が約5-6mm広い）が後方へ動く（足関節窩を「押して」離れる）
    - 靱帯結合の緊張が強まる
- 運動軸（内果と外果を貫く）：
  - 内側から外側へ
  - 前方から後方へ
  - 上方から下方へ
- 主要な運動から生じる（距腿関節の）付随的な運動：
  - 足を接地せず：
    - 底屈：内転、内旋
    - 背屈：外転、外旋
  - 足を接地する（下腿が距骨と反対に動く）：
    - 底屈：下腿骨（脛骨と腓骨）の外旋
    - 背屈：下腿骨（脛骨と腓骨）の内旋
    - 膝関節でも運動が生じる（p.129を参照）

神経支配
p.129以下（「3.3.2 膝関節」の「神経支配」）を参照

距骨下関節

関節
距骨下関節の関節面は**図3.58**の通りである。
- 距踵関節（後区）：
  - 後距骨関節面（踵骨）：
    - 後踵骨関節面（距骨）と関節をなす
- 距踵舟関節（前区）：
  - 球状の距骨頭：
    - 舟状骨関節面（舟状骨との関節面）、前距骨関節面・中距骨関節面（いずれも踵骨との関節面）を有する

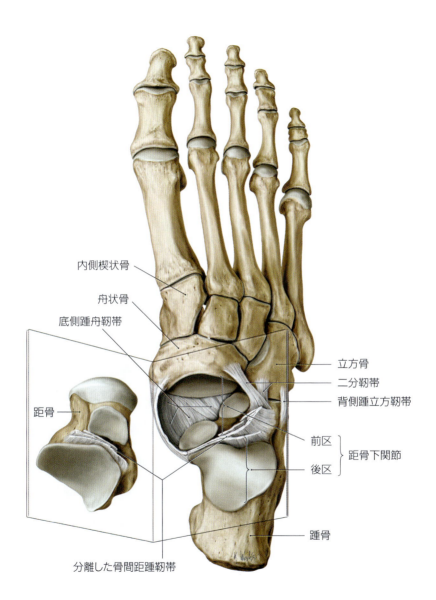

図 3.58 分離した距骨下関節の関節面：右足（足背面。距骨は分離してある）
（プロメテウス解剖学アトラスより）

— 距踵舟関節を完成させる底側踵舟靭帯(スプリング靭帯)：
  ○ 内側面に軟骨細胞を有する
  ○ 底側から距骨頭の周囲を覆う(距骨頭を保護)
  ○ 縦足弓の緊張に受動的に寄与する

■ 関節包
● 薄く、やや幅が広い
● 2関節を分ける境界となる
● 骨間距踵靭帯：
  — 関節包を強化する
  — 2関節(前区と後区。前述)を分ける
  — 足根骨管(距骨溝と踵骨溝により形成)の中にある
  — 部分的に外側の線維(頸靭帯)と内側の線維(足根骨管靭帯)が交差する
  — 強い靭帯であり、距骨下関節の安定性にとって重要
  — 距骨に血液を供給する血管が伴行
  — 距骨下関節の運動の回転軸(pivot)として機能する
● さらに次の関節の関節包を強化する靭帯がある
  — 距踵関節：内側距踵靭帯、外側距踵靭帯、後距腓靭帯
  — 距踵舟関節：背側距舟靭帯

■ 靭帯
　距骨下関節の靭帯には、関節包を肥厚するだけのものもあるが、内果と外果の領域には様々な靭帯が存在し、全体として解剖学的・機能的なユニット(統一体)を形成している。このユニットは、靭帯結合と連続し、これにより下腿骨間膜とも連続する。

外側靭帯
● 前距腓靭帯(**図3.59**を参照)と後距腓靭帯
  — ほぼ水平に走行
  — 深部で関節包を肥厚する
  — 作用：受動的な構造として距腿関節の安定化および運動の先導
  — 距骨下関節の内反で、両靭帯が緊張する。(距腿関節の)底屈の追加により前距腓靭帯が緊張し、背屈の追加により後距腓靭帯が緊張する
● 踵腓靭帯：
  — 垂直に走行
  — 作用：受動的な構造として距腿関節・距骨下関節の安定化および運動の先導
  — 浅部を走行

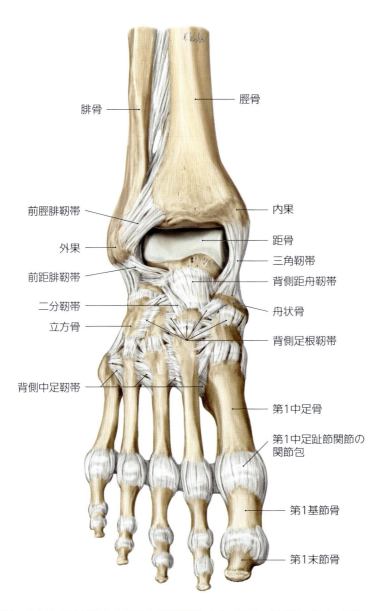

図3.59 右足の靱帯（前面：底屈位の距腿関節）（プロメテウス解剖学アトラスより）

内側靭帯
- 三角靭帯：
  — 前脛距部と後脛距部
  — 深部で関節包を肥厚する
  — 作用：受動的な構造として距腿関節の安定化および運動の先導
- 脛踵部と脛舟部：
  — 浅部を走行
  — 作用：受動的な構造として距腿関節・距骨下関節の安定化および運動の先導

■ 筋

p.136（「3.3.3 腓骨」の「筋」）を参照

■ 運動学

距腿関節で付随的な運動（振幅が小さい）として生じる運動は、距骨下関節においても続く。距骨下関節の運動は、様々な呼称で呼ばれ、回内（pronation）と回外（supination）とも呼ばれる。ただし、これらは、複数の関節における組み合わせ運動である。
- 回外：距腿関節の底屈、距骨下関節の内反、前足部の内転の組み合わせ運動
- 回内：距腿関節の背屈、距骨下関節の外反、前足部の外転の組み合わせ運動
- 運動軸（踵骨を貫く）：
  — 内側から外側へ
  — 前方から後方へ
  — 上方から下方へ

■ 神経支配

p.129以下（「3.3.2 膝関節」の「神経支配」）を参照

■ 足根中足関節
- ショパール関節：
  — 距骨と舟状骨の間（距舟関節）、踵骨と立方骨の間（踵立方関節）
  — 関節の底側と背側を走行する強い靭帯：
    ○ 底側距舟靭帯
    ○ 底側踵立方靭帯、背側踵立方靭帯
    ○ 二分靭帯（踵骨から舟状骨へ、踵骨から立方骨へ）

- その他の足根関節：
  - 通常、これらの関節の運動の振幅はわずかである
  - 次の骨の間の関節面で運動が生じる
    - 舟状骨と楔状骨の間（楔舟関節）
    - 楔状骨間（楔状骨間関節）
    - 足根中足関節（リスフラン関節）：特に、第1足放線と内側楔状骨の間、第5足放線と外側楔状骨の間

■ 運動学

足の運動を要約すると次のようになる。すなわち、距腿関節では、主要な運動として、距骨が前後に動く。距腿関節で生じた付随的な運動は、距骨下関節でも続き、距骨下関節の内反／外反が生じる。また、ショパール関節とリスフラン関節により、前足部は後足部と反対に（底側／背側）動くことが可能であり（歩行時の足先の持ち上げや足底の離地など）、さらに回旋（前足部の回内／回外ともいう）も可能である。

■ 特性

足の特性は、縦足弓と横足弓を有することである。これら足底弓の役割は、圧力（上方から脛骨を介して生じる力、またこの力と接地で発生する力が衝突して生じる力）の受容である。足底弓は、弾力的にたわむことで、力を吸収する（緩衝システムと同様）。

- 横足弓：
  - 後足部では距骨から踵骨にかけて、距骨より前方では舟状骨から立方骨にかけて存在する
  - さらに、遠位では内側楔状骨から外側楔状骨にかけて存在する。特に中間楔状骨にはアーチの頂点が位置する
- 縦足弓（図3.60）：
  - 縦足弓の最も高い点は、第2足放線に位置する（第2趾、第2中足骨、中間楔状骨、舟状骨、距骨にかけて存在する）
  - 足の内側縁：
    - 力の伝達を担う主要部
    - 力の伝達は、踵骨から始まり、舟状骨と内側楔状骨を越え、第1中足骨（接地点を有する）へ
  - 足の外側縁：
    - アーチの曲がりが弱い
    - 力の伝達は、踵骨から始まり、立方骨を介し、第5中足骨（の接地点）へ

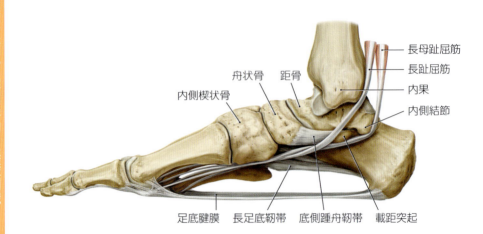

図 3.60 縦足弓の受動的な安定化構造：右足の骨格（内側面）
（プロメテウス解剖学アトラスより）

　足底弓の安定化には、受動的・能動的な要因が関与する。受動的な構造（靭帯）は疲労しにくく、足が十全に機能するためアーチの曲がりを形成し安定化する。また、能動的な構造（筋）は、身体的負荷の増大時に（例：平坦でない地面を走る、様々なスポーツをする）、アーチの安定化を補強する。

- 受動的な要因：
  ― 後足部と反対に前足部を捻る（前足部を回内、後足部を回外）
  ― 足底を構成する靭帯：
     ○ 足底腱膜
     ○ 長足底靭帯
     ○ 底側踵舟靭帯（スプリング靭帯）
  ― アーチから遠いほど、モーメントアームは大きい
  ― 前足部では、さらに深横中足靭帯も横足弓の形成に加わる
- 横足弓の安定化の能動的な要因：
  ― 足根骨部では、長腓骨筋（筋腱が足底で外側から内側へ走行）、後脛骨筋（扇状になり複数の足根骨に固定されている。p.137を参照）
  ― 中足骨部では、長内転筋の横頭

- 縦足弓の安定化の能動的な要因：
  — 足の短筋：母趾外転筋、短母趾屈筋、短趾屈筋、足底方形筋、小指外転筋
  — 長母趾屈筋（腱が載距突起（の下方）に沿って走行）
  — 長腓骨筋、後脛骨筋、長趾屈筋

■ 筋骨格系機能障害の原因となりうるもの

　大きな外傷（日常生活、スポーツ）による構造的障害や機能的障害は、下肢で生じることが多く、特に足の症状の原因となる。

　足底弓を形成する構造の機能障害は、足底弓のアーチ機能を阻害し、次の結果をもたらす。
- 足の柔軟性の喪失
- 足の硬直性（stiffness）の増大
- 地面への適応の悪化
- 受動的な構造（特に足底腱膜）への過剰負荷
- 能動的な構造（足底弓を支える筋）への過剰負荷
- その他の下肢の緩衝システムへの過剰負荷。場合によっては骨盤や脊柱の緩衝システムへの過剰負荷

第2部
診断法とテクニック

4 診断法 150

5 テクニック 241

4 診断法

臨床でオステオパシー所見を作成するには情報が必要である。その際、次の情報を集める。
- 既往歴
- 視診所見
- 触診所見：
  - 静的触診
  - 動的触診（他動運動検査）
- 運動検査
- 任意：
  - 鑑別検査
  - 予備的検査の結果（画像検査、臨床検査など）

既往歴と視診から、全身状態について示唆が得られる。既往歴から、筋骨格系・内臓系・頭蓋系のいずれかの関与を示す手がかりが得られることがある。また、運動器系の症状から次のことが言える。

1. 運動や姿勢により強まる症状は、しばしば、筋骨格系の機能障害や刺激の存在を示す
2. 動くと改善し、安静や朝に悪化する症状は、しばしば、内臓系の機能障害の存在を示す

ただし、1の場合に内臓系や頭蓋系の機能障害はなく、2の場合に筋骨格系の機能障害はないと自動的に結論づけることはできない。機能障害の有無、その種類、複数の機能障害の関連（有無、どのように関連するか）は、既往歴から答えることはできない。同様に、視診についても、目で確認された異常から、患部であるかもしれない系や部位を推測できるにすぎない。

オステオパスは徒手の触診や運動検査を行い、初めて機能障害を見つけ、正確に名づけることができる（後述）。

4.1 診断の基礎知識

運動の振幅に影響を与える要因には次のものがある。
- 関節包靭帯
- 関節：形状、関節面の向き
- 筋筋膜系の組織（p.436以下）
- 腔内の圧力の比率（p.55）

通常、関節の運動制限が見つかっても、その影響は複雑であり、「原因」を問うても明確な答えは得られない。関節の運動の変化は、「作用力の変化から生じる結果にすぎない。そして、作用力の変化の原因の詳細な認識は、現在の実験研究や臨床研究が解明しうる範囲をはるかに超えている」[42]。

筋骨格系、内臓系、頭蓋系は相互に連関しており、いずれかに障害が生じると、1つの系の内部はもちろん、他の系にも広がることを考慮する必要がある。これは、臨床的には、この相互連関の中で一次的な原因（障害）を特定できないことを意味する。筆者が考えるに、何らかの一次的な障害を探すのではなく、患者の症状が全身の問題にまで深まっているかをまず問うべきである。例えば、臨床ではこれを次のように実践する。

ある器官の吸息の機能障害が存在し、「これを介して」脊柱の分節の運動障害（時には頭蓋系の異常）が存在する場合、まず器官とその被膜（器官の動きを制限する）を正常にした後、脊柱を矯正するのが望ましい。先に器官を治療すると、脊柱の矯正は軽く「容易」になる。

また、ある内臓の呼息の機能障害が存在する場合、内臓を治療する前に、「これを介して」生じる筋骨格系や頭蓋系の障害をまず矯正するのが賢明である。これらを矯正すると、内臓領域の可動力（自動力）が改善し、組織の緊張が低下することもまれではない。

筆者が考えるに、どんなモデルを採用するにせよ、患者に対してオステオパシー治療を行う際は、理論より実践を重視した手順を取るのが望ましい。

4.1.1 筋骨格系の障害

筋骨格系の障害は、次の原因により生じる。
- 外傷。頸椎捻挫や足首捻挫など
- 過剰負荷：
  — 片側に負荷をかける姿勢や運動：
    ○ 職業、特定の趣味、スポーツの練習などで、不適切な姿勢や動きを反復あるいは持続する
  — 運動器系の重度の非対称性／位置の歪み

要注意 必ずしも非対称性イコール機能障害ではない。不思議なことに、「位置異常」を有しながら普通以上に良好に機能する運動器系を持つ人は多い。

- 頭蓋系の障害
- 内臓系の障害
- 精神障害
- しばしばこれらの原因は様々に組み合わされて生じる。

おそらく、筋骨格系の機能障害は、最も「知覚されやすい」。すなわち、神経系の求心路の大半（約80％）は運動器から起始する。これに対応して、脳の中心後回（第一次感覚皮質）では、運動器の投射領域が大きい。

また、「筋骨格系」の構造が占める表面積は、腹腔のそれより格段に広い。筋骨格系の求心性神経線維が活性化すると、脳は感覚神経を通じてこれを知覚し、場合によっては体性痛（強度や種類は様々である）が発生する。これは、発痛物質の放出や組織の損傷（の恐れ）により、侵害受容器が活性化することによる。侵害受容器は、体細胞組織（皮膚、骨格筋、結合組織、支持組織など）に自由神経終末として存在する（p.20,21）。

通常、筋骨格系を起源とする痛みは、部位を詳細に特定でき、鋭痛といわれる。これに対し、内臓を起源とする痛みは、拡散痛といわれ、部位を正確に特定できず、内臓腹壁を通じて他の部位に伝わることもある（「関連痛」）[1]。

4.1.2 筋骨格系の機能障害の判定

本書では、筋と筋膜の特殊検査は取り上げない。筋と筋膜の状態は、基本的に、次の2種類の方法で判定する。

- 触診：
  - 筋(のトーヌス)：
    - 筋(および筋膜)を段階的に押す
    - または筋組織を「横方向」に伸ばす
  - トリガーポイント(後述)やミオゲローゼ(筋硬結)などの変化を探す
- 筋長検査：
  - 筋の起始部と停止部の距離を広げ、筋を他動的に伸ばす
  - その際、起始部または停止部のいずれかを固定する

> **要注意** 筋および筋膜の判定では、必ず左右比較を行う。

■ TARTモデル

筋骨格系の機能障害(体性機能障害)では、幾つかの典型的な変化が見られる。このうち4つの変化を、英語の頭文字をとり、まとめてTARTモデルと呼ぶ。

- 「圧痛」(**T**enderness)：体性機能障害の周辺の関節構造(椎骨の棘突起など)や関節周囲構造(靭帯や筋など)は、他の健常な組織に比べて、しばしば圧迫に敏感であり、圧痛が生じることもある。
- 「非対称性」(**A**symmetry)：機能障害を有する関節を触診すると、しばしば位置の非対称性が見つかる。例：棘突起の後方変位
- 「可動域の異常」(**R**ange of motion abnormality)：運動検査により、運動振幅、抵抗(後述)、エンドフィールのいずれか(または全て)の制限が示唆される。
- 「組織の質感の変化」(**T**issue texture changes)：関節周囲の組織の質感(構造)が変化し、触診で、トリガーポイント(筋の硬化)や抵抗(硬直性)が感知される。

■ 検査の意義

機能障害(正常な可動性が障害される)について確実な判断を行うには、骨指標(上後腸骨棘(SIPS)、上前腸骨棘(SIAS)、横突起など)の静的**触診**だけでは不十分である。また、静的触診には、非対称性イコール機能障害とみなす危険があるため、静的触診の前後に動的触診を行うべきである。動的触診には、他動運動検査も含まれる。他動運動検査は、後述する様々な検査において重要な位置を占める。

運動検査のうち、自動運動検査では、全般的な情報が得られる。ただし、急性症状（疼痛など）がある場合は何度も行うことができない。

他動運動検査では、特定のパラメーターを念頭において関節を検査する。検査の結果が陽性なら、関節の可動性障害ありと判定される。

具体的な手順については、次項の「迅速検査」で述べる。検査で得られた情報から、治療のテクニック（p.241以下）を導出し、筋伸張（p.468）やトリガーポイントの治療（p.443以下）を行う。

4.2　迅速検査／全般的な検査

迅速検査は、運動器系の重要部位を効果的かつ迅速に検査するのに有効である。重要部位は、移行部や機能的ユニットの一部であることが多い。

検査の目的は、検査部位に機能障害が存在するかという問いに答えることである。すなわち

- 検査の結果が**陰性**であれば、通常、各関節（機能的ユニットの一部をなす）をさらに調べる特殊検査は不要である。これにより余分な手順を省くことができる
- 検査の結果が**陽性**であれば、さらに機能的ユニットのどの部分に機能障害が存在するかを調べる

■ 所見作成の基礎となる基準

迅速検査およびその後の特殊検査は、次の4つの基準を念頭に置いて行う。すなわち

1. 結合組織が有する生理的**粘弾性**。すなわち、結合組織は、ある程度まで「弾力的な変形」が可能である。変形し始める時点で、組織の抵抗は小さい。これを中立域（ニュートラルゾーン）ともいう。運動振幅が大きくなるにつれ、組織の抵抗は大きくなり、弾性域（エラスティックゾーン）に達する。弾性域の最後で、組織の「正常な」（非線形の）挙動として、いわゆるリバウンド作用が生じる。
2. リバウンド作用は、組織や関節が開始位置に戻ろうとして跳ね返るものである。リバウンド作用の欠如は、機能障害を示唆し、リバウンド作用に代わって**硬直性**が感知される。
3. 本書で述べる全ての徒手検査（筋筋膜の緊張の触診、関節（脊柱、四肢）の運動検査など）では、**空間的・時間的因子**が重要な役割を果たす。すなわち
   — 療法士は、徒手検査を行う際、頭の中で考えた目盛りに沿って数をかぞえると

よい
— こうすれば、組織の変形が生じるのに必要な時間を待つことができ、正確な手順で検査を行い、信頼に値する結果を得られる
4. 結合組織は、全身の関節の周囲に存在し、関節を構成している。したがって、ここで述べた基準は、関節構造や関節周囲構造の検査で有用である。

本書では、以上の4つの基準に基づき、検査の方法を記述し、評価する。その際、運動振幅、エンドフィール、運動の量・質などの概念を代わりに、上の4つの基準で述べた用語を用いる。筆者が考えるに、(運動の最後や運動の最中の)抵抗の感知は、運動振幅の判定よりも、重要であり有意義である。

以下、次の領域で行う迅速検査について述べる。
- 下位腰椎／骨盤／股関節・下肢
- 胸椎／肋骨(p.163)
- 胸腰椎移行部／横隔膜／下位胸部(p.164)
- 頸胸椎移行部／頸椎／上位胸椎／上肢帯・上肢(p.167)

まず、手始めに、脊柱全体を調べる自動前屈検査から行うとよい。

■ 自動前屈検査

■ 手順
- 患者：左右対称の立位で(両足を腰の幅に開く)、身体を最大前屈する

■ 判定
- 脊柱の各分節が調和して屈曲しているか、運動の最中・最後に直立位の分節がないかを調べる
- 片側で「こぶ」(後方へ膨らむ)があれば、椎骨の回旋の方向が示唆される
- 伸展の機能障害があれば、必ず陽性となる

4.2.1 下位腰椎／骨盤／股関節・下肢

■ ヒップ・ドロップ・テスト

■ 手順
- 患者：立位。片側の下肢の股関節と膝関節を曲げる。その後、他側の下肢の股関節と膝関節を曲げる
- 骨盤の片側（曲げた下肢と同側）が下がり、これにより脊柱が対側へ側屈する

■ 判定
- 骨盤と腰椎の運動を観察し、左右で同じ運動が生じるかを調べる
- 同じ運動が生じれば、骨盤と腰椎の機能障害を示す徴候はない
- 同じ運動が生じなければ、骨盤と腰椎の各関節を詳しく調べる

■ 短所
- 自動運動検査であるため、患者側の要因により、協調が生じにくい、代償が生じるなどの問題を含む場合がある
- 触診所見がなく、視診所見のみで判定しなければならない

■ 立位の前方移動検査

■ 手順
- 患者：立位で、身体を最大前屈する
- 療法士：両母指を後下方から骨盤の上後腸骨棘（SIPS）に置き、この骨指標の動きを触診する

■ 判定
- 左右の上後腸骨棘（SIPS）で、同じ運動が生じるかを調べる
- 同じ運動が生じれば、骨盤の機能障害を示す徴候はない
- 同じ運動が生じなければ（最大前屈の最後で一方のSIPSが他方のSIPSより大きく前方移動する。すなわち前方移動現象が陽性）、骨盤の各関節を詳しく調べる

4.2 迅速検査／全般的な検査　157

■ 短所
- 自動運動検査である
- 最大前屈できない患者では行えない（急性腰痛、坐骨神経痛など）

> **実践のアドバイス**　ヒップ・ドロップ・テストや立位の前方移動検査で陽性になれば、機能障害を特定するため、さらに仙腸関節、腰椎、股関節を検査する。以下に述べるこれら各関節の検査は初心者でも必ず行う。訓練を積めば、これらの検査から、迅速に信頼性の高い情報を得られるようになる。

■ 仙腸関節の検査

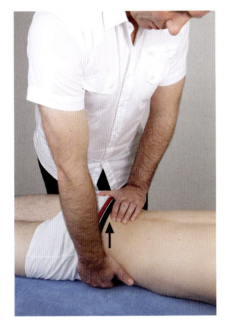

図4.1

■ 手順
- 患者：腹臥位
- 療法士：触診手（「頭側」の手）を、対側の上後腸骨棘（SIPS）の指2-3本分内側に置く。他方の手（「尾側」の手）で、前方から腸骨翼をつかみ、腸骨を後方滑り（回旋ではない）で動かす。その後、腸骨が前方滑りで戻るのにまかせる

■ 判定
- 左右の仙腸関節が同じ可動性を有するかを触診する
- 同じ可動性を有するなら、仙腸関節の機能障害の徴候はない
- 同じ可動性を有さないなら、可動性障害が存在する
- オステオパシーの古典的理解では、多くの場合、関節の可動性の左右差は、いずれかの関節の低可動性により生じる。ただし、例外として（産後の骨盤症状など）、過可動性が原因となる場合もある（p.212-3）

インフォメーション　左右いずれかの可動性低下は、一つの関節（仙腸関節）の硬直性ではなく、「腰痛」や「骨盤痛」など下肢帯の疼痛を直接示唆している場合もある[4]。

■ 股関節の検査

■ 手順
- 患者：背臥位
- 療法士：左右の股関節の内旋／外旋を比較する

■ 判定
- 左右の股関節を比較し、同じ運動振幅と弾力性を有するかを調べる
- 同じ運動振幅と弾力性を有するなら、股関節の機能障害を示す徴候はない
- 同じ運動振幅と弾力性を有さなければ、股関節の機能障害が存在する。さらに股関節の関節構造や筋筋膜構造を調べる

■ 腰椎の検査

■ 手順
- 患者：腹臥位
- 療法士：触診手（頭側の手）の母指をL5/S1の棘間に置く。他方の手（尾側の手）で、対側の骨盤をつかみ、骨盤を介して脊柱を回旋し揺さぶる
- 骨盤と脊柱を動かし続けながら、母指でL5よりも上位の腰椎の棘間を順番に触診していく

■ 判定
- 母指で、各分節で同じ可動性が触知されるかを調べる
- 同じ可動性であれば、腰椎の機能障害は示唆されない
- 同じ可動性でなければ、腰椎の機能障害が存在する。屈曲／伸展、左右の側屈、左右の回旋などのパラメーターを検査する

■ 下肢の検査

■ 手順
- 患者：背臥位で、両足を治療台の足側から出す
- 療法士：患者の左右の踵骨をつかみ、両下肢の重さを量る。あるいは足から脊柱まで（足—下腿—膝—大腿—股関節—骨盤の片側—脊柱）を牽引または内旋する

■ 判定
- 両下肢が同じ重さか、あるいは両下肢を同じ円滑さで牽引または内旋できるか調べる
- 同じであれば、下肢の機能障害は示唆されない
- 同じでなければ、強い硬直性を有する側に機能障害が存在する。牽引や内旋を通じて最も強い抵抗を有する部位を特定し、さらに詳しく調べる

■ 上行連鎖と下行連鎖の鑑別
- 骨盤**および**下肢の機能障害を有する場合に行う

■ 手順
- 患者：背臥位
- 療法士：腹側から大腿筋膜にコンタクトし、筋膜の粘弾性を調べる。すなわち、筋膜を足に向かって一度、骨盤に向かって一度、「伸ばす」

■ 判定
- 足の方向に硬直性があれば、下行連鎖に問題がある。骨盤の方向に硬直性があれば、上行連鎖に問題がある

> **実践のアドバイス**　立位や背臥位で左右の膝を比較し、片側で屈曲膝があれば、連鎖（腰椎―骨盤―下肢）の問題が示唆される。屈曲膝は、膝症状の発症にもつながり、腸腰筋（p.32-3）またはハムストリング（p.461の**図9.22**を参照）のいずれかを介して生じる。

■ 屈曲膝における上行連鎖と下行連鎖の鑑別

■ 手順
- 患者：背臥位
- 療法士：屈曲膝を有する側の膝を他動的に伸ばす。その際、まず大腿の遠位部、次に下腿の近位部を伸ばす

■ 判定
- 組織の粘弾性とリバウンドを調べる
- 大腿の遠位部で硬直性があれば、屈曲膝は膝より上位の機能障害によるものである。同様に、下腿の近位部で硬直性があれば、屈曲膝は膝より下位（足）の機能障害によるものである

■ 足底弓の弾力性の検査

■ 手順
- 患者：背臥位で、両足を治療台の足側から出す
- 療法士：両手を広げ、横足弓（アーチの最も高い部分）に置き（母指を足の内側縁、他の指を足の外側縁に置く）、（ペンチを閉じるように）足を圧縮する

判定
- 組織の粘弾性とリバウンドを調べる
- 強い硬直性を有する側の足に機能障害が存在する

足の揺さぶり検査

手順
- 患者：背臥位で、両足を治療台の足側から出す
- 療法士：手を踵骨に置き（母指を外側、他の指を内側）、両手で両足を（できれば）同時に揺さぶる

判定
- 足の組織の弾力性を調べる
- 強い硬直性を有する側の足に機能障害が存在する

足の回内／回外の検査

手順
- 患者：背臥位で、両足を治療台の足側から出す
- 療法士：一方の手の小指を内側から舟状骨に置き、他方の手を外側から踵骨に置き、足を回内／回外する（後足部を回外、前足部を回内）。その後、逆方向に回内／回外する（後足部を回内、前足部を回外）

判定
- 足の組織の弾力性を調べる
- 強い硬直性を有する側の足に機能障害が存在する。足のどの部分（後足部、中足部、前足部）に硬直性があるかを鑑別する。後足部では踵骨と距骨、中足部・前足部では足根骨（踵骨・距骨以外の骨）と中足骨を調べる。

■ 距腿関節の検査

■ 手順
- 患者：背臥位で、両足を治療台の足側から出す
- 療法士：両手をそれぞれ底側から両足に置き、距腿関節を他動的に背屈する。その後、両手をそれぞれ背側から両足に置き、距腿関節を他動的に底屈する

■ 判定
- 距腿関節の運動振幅と弾力性を調べる
- 背屈の可動性制限があれば、距骨前方変位の可動性障害または下腿後面の筋筋膜の緊張が存在する。底屈の可動性制限があれば、距骨後方変位への可動性障害または下腿前面の筋筋膜の緊張が存在する

■ 膝関節の回旋の検査

■ 手順
- 患者：背臥位で、下腿の遠位部を療法士の大腿に載せる
- 療法士：触診手（頭側の手）で、膝関節と脛骨粗面を探す。尾側の手で、下腿の遠位部をつかみ、膝関節を中間位から内旋および外旋する（p.216の図4.36を参照）

■ 判定
- 膝関節の運動振幅と弾力性を調べる
- 左右の膝関節を比較し、原則として、左右差があれば、機能障害が存在する
- 多くの場合、低可動性を有する側が患側であり、さらに検査を行う

4.2.2 胸椎／肋骨

■ 側屈／並進の迅速検査

■ 手順
- 患者：座位。大腿全体を座面に載せ、リラックスし、前屈しやすい姿勢で座る（p.173の**図4.3**を参照）
- 療法士：**左側屈**の検査では、患者の左側に立つ
- 患者は必要に応じて左手を左肩に置く
- 療法士は、左前腕を、患者の左上肢帯を横切って置き（肘を外側、手を内側）、患者の体幹を左側屈させ、同時に胸部を対側へ押しやる。検査する胸椎が下位に位置するほど、より大きな並進が必要となる
- 右母指で、検査する胸椎（椎骨）の棘突起に左側からコンタクトし、棘突起を対側へ押す
- 側屈／並進／母指コンタクトを、この胸椎（椎骨）に最大限に集中させる

■ 判定
- 胸椎（椎骨）の運動振幅、粘弾性、リバウンドを調べ、上下の椎骨と比較し、さらに左右を比較する
- 3つのパラメーターが陰性であれば、椎骨は自由な左側屈の可動性を有する
- 運動振幅と粘弾性が制限され、リバウンドが欠如していれば、椎骨の左側屈の可動性は制限されている
- その後、屈曲／伸展、回旋についても検査し判定する
- 可動性制限を有する分節の棘突起では、しばしば圧痛があり、触診すると、関節周囲の筋筋膜の緊張が認められる

> **実践のアドバイス** この検査は、上位胸椎（Th3より下）、中位・下位胸椎、上位腰椎（L2まで）に適している。

■ 肋骨の迅速検査

■ 手順
- 患者：リラックスした座位で、大腿全体を座面に載せる
- 療法士：触診で、筋筋膜の緊張、圧痛の有無を調べる。触診部位は、（左右の）肋骨結節の外側、第2-12肋骨の（左右の）肋骨角への移行部（ただし第1肋骨では肋骨結節）

■ 判定
- 両側の組織の強い硬直性（時に圧痛を伴う）は、椎骨の機能障害を示す
- 片側の組織の強い硬直性（時に圧痛を伴う）は、同側の肋骨の機能障害を示す。通常、胸骨の肋軟骨移行部も、圧迫に対して敏感になる

4.2.3 胸腰椎移行部／横隔膜／下位胸部

■ フィネットとウィリアムによる横隔膜の緊張の検査[17]

■ 手順
- 患者：背臥位
- 療法士：両手を腹側から下位胸部に置く。両手で交互に後方尾側へ押し、胸部が同方向へ押されるようにする

■ 判定
- 横隔膜の組織の粘弾性とリバウンドを調べる
- 強い硬直性とリバウンド欠如を有する側に、横隔膜の機能障害が存在する
- 原則として、この所見は、横隔膜が腹腔内圧（IAP）上昇に適応していることを示す。すなわち、腹腔内圧（IAP）上昇により、横隔膜の位置は「高くなる」（すなわち押されて呼息位になる）。

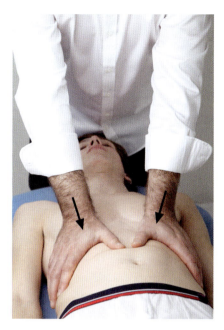

図4.2

> **実践のアドバイス**　この検査で陽性になれば、検査から治療へ移行する[17]。治療では、両手で胸郭を先述の方向へ押し、両手をこの位置で約60秒止める。治療の最後で、組織の抵抗の弱まりが感知されれば、横隔膜のミオテンシブな(筋緊張状態の)矯正が行われたことが示唆される。

- 腹腔内圧(IAP)の上昇が疑われれば、以下の部位を(記述した順番に)検査し、必要に応じて治療する
  — 横隔膜：
    ○ L1-L3/ L4（脚部の停止部）
    ○ 横隔膜全体
    ○ 下6つの肋骨
  — 胸郭上口：
    ○ Th1
    ○ 第1肋骨
    ○ 鎖骨

— 骨盤底筋：
  ○ 骨盤底筋を直接治療するミオテンシブ・テクニック(p.336-7)
— 腹腔内圧（IAP）の上昇は、頭蓋内圧に影響を与える（その逆もある）。このため、頭蓋の検査と治療も行うべきである

■ 自動回旋検査

■ 手順
- 患者：座位で、上体を左右に**自動**回旋する

■ 判定
- 運動振幅を調べる。時に痛みが生じる
- 運動振幅と粘弾性を確定するため、必ず他動回旋検査も行う

■ 他動回旋検査

■ 手順
- 患者：座位
- 療法士：右回旋の検査では、右手を右上肢帯の前面、左手を左上肢帯の後面に置く。左回旋の検査では、左右の手の位置を換える

> **実践のアドバイス**　左右の回旋を比較し判定する。その際、手の位置の交換は重要である。

■ 判定
- 左右の回旋で、運動振幅と粘弾性が同じであるかを調べる
- 同じであれば、上位・中位胸椎と胸腰椎移行部は陰性である
- 同じでなければ、各分節を検査し、可動性制限の主な原因となっている椎骨（時に複数）を探す

4.2.4 頸胸椎移行部／頸椎／上位胸椎／上肢帯・上肢

■ 頭部の自動回旋検査

■ 手順
- 患者：（上体を直立した）座位で、頭部を右へ、次に左へ最大回旋する

■ 判定
- 左右の回旋で運動振幅が同じであるかを調べる
- 同じであれば（代償が認められなければ）、頸椎、頸胸椎移行部、上位胸椎は陰性である
- 同じでなければ、これらの領域の分節の可動性を検査する。療法士は、自動回旋検査で確認された可動性制限の方向を記憶しておく。低可動性の原因となっている椎骨の特定に必要である
- 代償が認められれば、主たる機能障害の位置が示唆される（ただし、別の分節で他にも機能障害が存在する可能性は排除できない）
- 例えば、右回旋が制限され、運動の最後で右側屈で代償されていれば、OAA領域で機能障害を探す（左側屈で代償されていれば、おそらくその原因は中位・下位頸椎や上位胸椎に存在する）
- 運動振幅と粘弾性を確定するため、必ず頭部の他動回旋検査も行う

■ 頭部の他動回旋検査

■ 手順
- 患者：座位
- 療法士：患者の後方に立つ。右回旋の検査では、右手を患者の頭部、左手を患者の肩に置く（左回旋の検査では、左右の手の位置を換える）

■ 判定
- 左右の回旋で、運動振幅と粘弾性が同じであるかを調べる
- 同じであれば、頸椎、頸胸椎移行部、上位胸椎は陰性である
- 同じでなければ、各分節を検査し、可動性制限の主な原因となっている椎骨（時に複数）を探し、次の手順で鑑別する
  — 頸椎を最大屈曲位にして検査する。療法士は、一方の手を患者の後頭に置き、他方の手を顎に置き頭部を回旋する
    ○ この検査でも陽性なら、OAAに障害が存在する
    ○ この検査で陰性または陽性が弱まれば、中位・下位頸椎、頸胸椎移行部に障害が存在する

■ 上肢の検査—前方移動検査

■ 手順
- 患者：療法士の前に立つまたは座る。両上肢を同時に外転・挙上し、最後に両手の甲を重ね合わせる

■ 判定
- 左右の運動が同じ振幅であるか、同時に生じているかを調べる
- 同じ振幅であり同時に生じていれば、上肢は陰性である
- 顕著な運動制限や「有痛弧」があれば、上肢帯を詳しく検査する
- 一方の肩甲骨の運動が他方のそれより明らかに早く生じる場合、機能障害を有する。ただし詳細な位置は分からない。上肢帯と胸部をさらに詳しく検査する
- 運動の最後で、一方の上肢が他方の上肢より「長く」見える場合、通常、これは代償を意味し、機能障害を有する。ただし肘の機能障害は例外であり、肘の機能障害を有する側の上肢が「短く」なる

■ 上肢の検査

■ 手順
- 患者：背臥位で、両上肢を挙上する
- 療法士：患者の両手関節をつかみ、両上肢の重さを量る。あるいは手から胸部まで(手—前腕—肘—上腕—肩関節—上肢帯—胸部)を牽引する

■ 判定
- 両上肢が同じ重さか、両上肢を同じ円滑さで牽引できるかを調べる
- 同じであれば、上肢の機能障害は示唆されない
- 同じでなければ、原則として、強い硬直性を有する側の上肢に機能障害が存在する。牽引を通じて抵抗を有する部位を特定し、さらに詳しく調べる。抵抗が早く発現すれば、上肢の遠位部に問題が存在する。抵抗が遅れて発現すれば、上肢の近位部、上肢帯、胸部のいずれかに問題が存在する

4.3 脊柱の特殊検査

ここでは、主に運動検査について述べる。臨床で行う際は、以下の骨指標の**静的触診**も併せて行う。
- 棘間：
  - 屈曲の機能障害：上椎との間で拡大、下椎との間で縮小
  - 伸展の機能障害：上椎との間で縮小、下椎との間で拡大
- 棘突起：
  - 右回旋の機能障害：棘突起線から左へずれる
  - 左回旋の機能障害：棘突起線から右へずれる
- 横突起：
  - 右回旋の機能障害：右横突起が後方へ移動
  - 左回旋の機能障害：左横突起が後方へ移動
- 関節周囲の筋筋膜組織：
  - 機能障害を有する分節で筋筋膜組織が緊張する
  - しばしば(常にではない)椎骨の回旋と同側で緊張が強まる

4.3.1 脊柱のL5-Th3/Th4

この節で述べる全ての検査の開始肢位（患者、療法士）は共通である。

■ 開始肢位
- 患者：腹臥位。できれば頭部を中間位にする（特に上位胸椎の検査では重要）。必要に応じて腹部の下に枕を置く（重度の腰椎前弯など）
- 療法士：患者の側方に立つ

■ 回旋の検査
- 迅速検査を参照（p.158-9）。回旋の機能障害を有する分節を見つけるために行う。障害される方向は特定できない

■ 回旋パラメーター確定の検査1

■ 手順
- 左母指：指の広い面を2棘突起とその間の棘間に置く
- 右手：対側の骨盤をつかむ
- 検査：骨盤を介して右回旋を生じさせる（触診手の母指がこれを触知するまで）。この運動は「下方」から生じさせる（下椎骨の検査）
- 判定：
  — 陰性：棘突起が（左へ）動くのが感知される。上椎骨は直接連動しない
  — 陽性（左回旋の機能障害あり）：上椎骨が直接連動する
- 代替法：母指で上椎骨の棘突起を固定する。上椎骨が直接連動するかではなく、検査する椎骨の運動振幅と弾力性に異常がないかを調べる

■ 回旋パラメーター確定の検査2

■ 手順
- 母指：左横突起に置く
- 右手：（同じ椎骨の）右横突起に置く
- 検査：左母指で腹側へ押し、右回旋を生じさせる（同様に左回旋は右母指により生じさせる）

- 判定：
  — 陰性：左右で弾力性、運動振幅が同じである
  — 陽性：片側で硬直性、運動振幅の減少が認められる
- 代替法：両母指をそれぞれ左右から同じ椎骨の棘突起にコンタクトし、棘突起を介して回旋を生じさせる

■ 側屈の検査
- 筋筋膜組織を介して検査を行う

■ 手順
- 両母指：それぞれ患椎骨の左右に置く
- 検査：左側屈の検査では、右側に置いた母指で組織を頭側へ、左側に置いた母指で組織を尾側へ押す（右側屈の検査ではこれを逆にする）
- 判定：
  — 組織の弾力性や硬直性を調べる
  — 例えば、左側屈の検査で強い硬直性があれば、椎骨は右側屈の機能障害を有する

■ 屈曲／伸展の検査
- 吸息／呼息を介して検査を行う

■ 手順
- 一方の母指：棘間に置く
- 他方の母指：隣接する棘間に置く
- 検査：深い吸息を介して屈曲、深い呼息を介して伸展を生じさせる
- 判定：棘間の開き（屈曲）の制限は、上椎骨の伸展の機能障害を示す。棘間の閉まり（伸展）の制限は、上椎骨の屈曲の機能障害を示す
- 代替法：母指と示指の間に2棘突起を置き、これらをつかむ。上下の棘突起を比較し、いずれの棘突起が「棘突起線から外れるか」を見つけ、次のように判定する。すなわち、棘突起が深い吸息の最後で「棘突起線から外れ」、深い呼息で「棘突起線に戻る」場合、この棘突起が属する椎骨は、伸展の機能障害を有する。これと逆の場合、椎骨は屈曲の機能障害を有する

> **実践のアドバイス**　この代替法では、椎骨の回旋についても示唆が得られる。例えば、触診で、棘突起が深い吸息で棘突起線から右へ外れ、深い呼息で棘突起線に戻る場合、椎骨は伸展・左回旋の機能障害を有すると考えられる。

■ 脊柱の誘発肢位
- 屈曲／伸展および左右の回旋の機能障害の確定のために行う

■ スフィンクス
- 患者：プランクの姿勢（前腕を床につけ身体を支える）
- 療法士：骨指標の静的触診（p.169）を行う
- 判定：椎骨の位置に異常があれば、屈曲の機能障害を有する

■ ペクヒェン（小包み）
- 患者：正座または（正座ができなければ）低めのイスに座り、上体を前方へ曲げる
- 療法士：骨指標の静的触診（p.169）を行う
- 判定：椎骨の位置に異常があれば、伸展の機能障害を有する

4.3.2　上位・中位胸椎と胸腰椎移行部

この節で述べる全ての検査の開始肢位（患者、療法士）は共通である。

■ 開始肢位
- 患者：座位で、両手を上体の前面で交差させる
- 療法士：患者の側方または後方に立つ

4.3 脊柱の特殊検査

■ 側屈／並進の検査

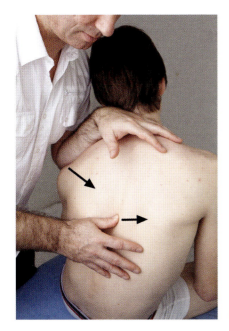

図4.3

■ 手順
- p.163の迅速検査を参照
- この検査は、よく行われる重要な検査である
- 例えば、左側屈／右並進の検査で、運動振幅の減少、弾力性の低下、強い硬直性があれば、椎骨は右側屈している
- 代替法：母指を2棘突起とその間の棘間に置く。その際、母指で椎骨を押すのではなく、運動の様式（2棘突起が相前後して動くまたは一緒に動く）や運動振幅を判定する

■ 回旋の検査
- ここでは右回旋の検査について述べる

■ 手順
- 左手：触診手。母指の広い面を2棘突起とその間の棘間に置く

- 右手：対側の上腕にコンタクトする
- 検査：右回旋を生じさせる（触診手の母指がこれを触知するまで）。この運動は「上方」から生じさせる（上椎骨の検査）
- 判定：
  — 陰性：棘突起が（左へ）動くのが感知される。下椎骨は直接連動しない
  — 陽性（左回旋の機能障害あり）：下椎骨が直接連動する
  — 上下の分節と比較し、判定を確定する

■ 屈曲／伸展の検査

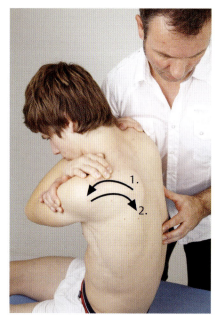

図4.4

■ 手順

- 左手：触診手。母指を2つの棘間に置く
- 右手：対側の上腕にコンタクトする
- 検査：屈曲／伸展を生じさせる（触診手がこれを触知するまで）。その際、患者の骨盤が傾斜する（検査する椎骨（分節）は、2つの歯車（歯車の歯が椎骨と噛み合う）によって動かされるように動く）

- 判定：棘間の開き（屈曲）の制限は、上椎骨の伸展の機能障害を示す。棘間の閉まり（伸展）の制限は、上椎骨の屈曲の機能障害を示す

4.3.3 腰椎

■ 回旋の検査

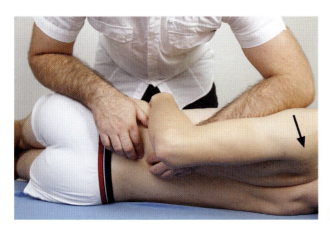

図4.5

- ここでは左回旋を通じて行う検査について述べる

■ 開始肢位
- 患者：右側臥位

■ 手順
- 左手：患者の左上肢と胸部の間に置き、検査する分節の上椎骨を触診する
- 右手：検査する分節の下椎骨を触診する
- 検査：上体を通じて左回旋を生じさせる（触診手の指がこれを触知するまで）。この運動は「上方」から生じさせる（上椎骨の検査）
- 判定：
  ― 陰性：棘突起が（右へ）動くのが感知される。下椎骨は直接連動しない
  ― 陽性（右回旋の機能障害あり）：下椎骨が直接連動する
- 右回旋の検査では、患者は左側臥位、療法士は左右の手の位置を換える

■ 下位腰椎の側屈の検査（腹臥位）

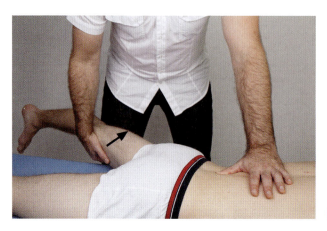

図 4.6

- ここでは左側屈を通じて行う検査について述べる
- 腰椎の可動性が高い患者では、上位腰椎および胸腰椎移行部でも行える

■ 開始肢位
- 患者：腹臥位
- 療法士：検側（左側）に立つ

■ 手順
- 左母指：指の広い面を 2 棘突起とその間の棘間に置く。L5 の検査では L5 と L4 の間
- 右手：患者の左下肢の大腿内側をつかむ
- 検査：下肢の左外転を介して左側屈を生じさせる（触診手の母指がこれを触知するまで）。この運動は「下方」から生じさせる（下椎骨の検査）
- 判定：
  — 陰性：棘突起が（左へ）動くのが感知される。上椎骨は直接連動しない
  — 陽性（右側屈の機能障害あり）：上椎骨が直接連動する

■ 下位腰椎の側屈の検査（側臥位）

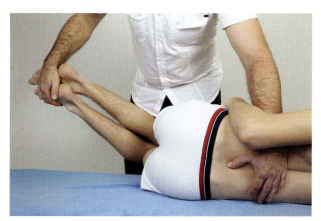

図4.7

- ここでは左側屈を通じて行う検査について述べる

■ 開始肢位
- 患者：側臥位（ここでは右側臥位）。骨盤を治療台に対して垂直にし、上体を中間位に、両下肢を曲げて重ねる
- 療法士：患者の前方に立ち、患者の両下肢を自分の両大腿の間で固定する

■ 手順
- 左手：母指（または他の2指）の広い面を2棘突起に置く。L5の検査ではL5とL4の間
- 右手：患者の両足をつかむ
- 検査：両下腿を持ち上げることで、左側屈を生じさせる（触診手の母指がこれを触知するまで）。この運動は「下方」から生じさせる（下椎骨の検査）
- 判定：
  ― 陰性：棘突起が動くのが感知される。上椎骨は直接連動しない
  ― 陽性（右側屈の機能障害あり）：上椎骨が直接連動する
- 右側屈を通じて行う検査では、両下腿を下げることで、右側屈を生じさせる

■ 屈曲／伸展の検査

■ 開始肢位
- 患者：右側臥位・両下肢を屈曲

■ 手順
- 左手：肘を患者の左上肢と胸部の間に置き、手はL4/L5の棘間を触診する
- 右手：L5/S1の棘間を触診する
- 検査：療法士の両大腿を患者の屈曲した両下肢にあて、両下肢を通じて屈曲／伸展を生じさせる（触診手の指がこれを触知するまで）
- 判定：棘間の開き（屈曲）の制限は、上椎骨の伸展病変の機能障害を示す。棘間の閉まり（伸展）の制限は、上椎骨の屈曲病変の機能障害を示す

4.3.4 頸胸椎移行部

> **実践のアドバイス**　頸胸椎移行部と頸椎（p.182以下）の検査は、回旋の検査から始めるとよい。これにより機能障害を有する分節を見つけ、その後、回旋以外のパラメーター（左右の側屈、屈曲／伸展）の検査を追加する。

■ 回旋の検査
- ここでは右回旋を通じて行う検査について述べる

■ 開始肢位
- 患者：座位
- 療法士：患者の右後方に立つ

4.3 脊柱の特殊検査

■ 手順
- 右手：患者の頭部に置く
- 左手：母指で棘突起を触診し、いわゆる階段現象を探す
- 検査：頭部を右回旋（完全回旋）し、触診手の母指を右側方から Th4 の棘突起に置き、その後ゆっくり頭側へ押す
- 判定：
  ― 陰性：階段現象（棘突起間の段差）が触知される
  ― 陽性（左回旋の機能障害あり）：棘突起間の段差がない

> **実践のアドバイス**　段差がない場合、2 椎骨のうち上椎骨が機能障害を有する。あるいは母指が棘突起にぶつかる感じがあれば、ぶつかった棘突起が属する椎骨が機能障害を有する。

- 左回旋を通じて行う検査では、療法士は患者の左後方に立ち、左右の手の位置を換える

■ 代替法
- 右手：患者の頭部に置く
- 左手：母指の広い面を 2 棘突起に置く
- 検査：頭部から右回旋を生じさせる（触診手の母指がこれを触知するまで）。この運動は「上方」から生じさせる（上椎骨の検査）
- 判定：
  ― 陰性：棘突起が（左へ）動くのが感知される。下椎骨は直接連動しない
  ― 陽性（左回旋の機能障害あり）：下椎骨が直接連動する

■ 側屈の検査（図 4.8）
- ここでは左側屈を通じて行う検査について述べる

■ 開始肢位
- 患者：座位
- 療法士：患者の後方に立つ

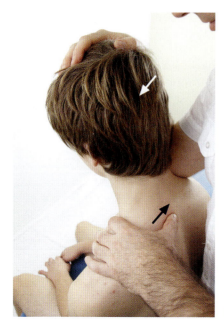

図4.8

- **手順**
- 右手：患者の頭部に置き、右前腕を患者の頸椎の側方にあてる
- 左手：母指を、検査する椎骨の棘突起に置く
- 検査：頭部および頸椎を左へ押し、検査する椎骨を右へ押す
- 判定：弾力性の低下や強い硬直性は、右側屈の機能障害を示唆する
- 右側屈を通じて行う検査では、左右の手の位置を換える

■ 屈曲／伸展の検査（図4.9）

- **開始肢位**
- 患者：座位
- 療法士：患者の後側方に立つ

4.3 脊柱の特殊検査　181

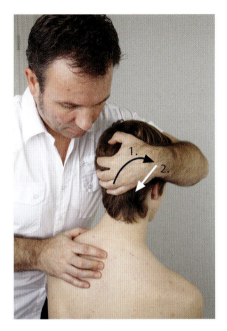

図4.9

■ 手順
- 左手：患者の頭部に置く
- 右手：2指をそれぞれ棘間に置く
- 検査：頭部から屈曲／伸展を生じさせる（触診手の2指がこれを触知するまで）

> **実践のアドバイス**　伸展の検査では、いわゆる「ターバン・グリップ」（上肢を患者の前額部の周囲に置く）をよく用いる。これにより検査領域が後方／下方に押される。すなわち、伸展の検査に適した椎間関節の運動が生じる。

- 判定：棘間の開き（屈曲）の制限は、上椎骨の伸展病変の機能障害を示す。棘間の閉まり（伸展）の制限は、上椎骨の屈曲病変の機能障害を示す

4.3.5 頸椎

■ 座位の回旋の検査
- ここでは右回旋を通じて行う検査について述べる

■ 開始肢位
- 患者：座位
- 療法士：患者の右側に立つ

■ 手順
- 右手：患者の頭部に置く
- 左手：示指を背側から左の関節突起に置く。環椎の検査では環椎の左の後弓に置く
- 検査：頭部から右回旋を生じさせる（触診手の示指がこれを触知するまで）。併せて触診手の示指で椎骨を右回旋位へ押す
- 判定：強い硬直性があれば陽性（左回旋の機能障害あり）
- 左回旋を通じて行う検査では、療法士の位置と左右の手の位置を換える

■ 背臥位の回旋の検査（図 4.10）

> **実践のアドバイス**　背臥位の検査では、頭部の下に小さな枕を置き、下位・中位頸椎を屈曲位にして、OAA領域を検査する。

■ 開始肢位
- 患者：背臥位
- 療法士：治療台の頭側に座るまたは立つ

■ 手順
- 右手：示指を背側から右の関節突起に置く
- 左手：示指を背側から左の関節突起に置く

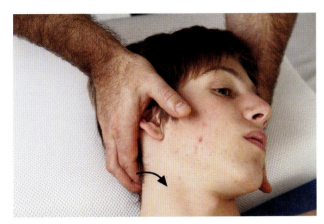

図 4.10

- 検査：頭部から右回旋を生じさせ、その後、左回旋を生じさせる（触診手の示指がこれを触知するまで）。これに併せて触診手の示指で椎骨を回旋位へ押す
- 判定：強い硬直性、運動振幅の減少があれば陽性

座位の側屈の検査

開始肢位
- 患者：座位
- 療法士：患者の右側に立つ

手順
- 右手：患者の頭部に置く
- 左手：示指を背側外側から左の関節突起に、母指を背側外側から右の関節突起に置く
- 検査：頭部から右側屈（または左側屈）を生じさせる（触診手がこれを触知するまで）。触診手の母指（または示指）で椎骨を対側（左または右）へ並進位に押す
- 判定：運動振幅の減少、強い硬直性があれば陽性

■ 背臥位の側屈の検査

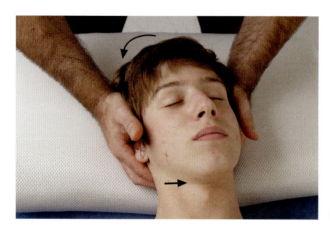

図4.11

■ 開始肢位
- 患者：背臥位
- 療法士：治療台の頭側に座るまたは立つ

■ 手順
- 右手：示指を背側外側から右の関節突起に置く
- 左手：示指を背側外側から左の関節突起に置く
- 検査：頭部から右側屈および左側屈を生じさせる（触診手の示指がそれぞれ触知するまで）。これと併せて触診手の示指で椎骨を対側へ側屈・並進位に押す
- 判定：強い硬直性、運動振幅の減少があれば陽性

■ 座位の屈曲／伸展の検査
- 手順は、「頸胸椎移行部の屈曲／伸展の検査」（p.180-1）を参照
- この座位の検査はしばしば難しい（項靱帯が強い緊張を有するため）
- 次項の背臥位の検査の方が、容易にパラメーター（屈曲／伸展）の確定を行える

■ 背臥位の屈曲／伸展の検査
- 特定の椎骨（例：C2）が右回旋の機能障害を有する場合に行う
- 未確定のパラメーター（屈曲／伸展）の確定のために行う

■ 開始肢位
- 患者：背臥位
- 療法士：治療台の頭側に座るまたは立つ

■ 手順
- 検査：検査する椎骨（C2）を屈曲位にして回旋し、その後、伸展位にして回旋する
- 判定：屈曲位で強い硬直性や運動振幅の縮小があれば、椎骨は伸展病変の機能障害を有する。同様に伸展位で陽性所見があれば、椎骨は屈曲病変の機能障害を有する
- 代替法：椎骨を屈曲位および伸展位にして、左右に側屈する

■ 主要な運動コンポーネント（屈曲／伸展）の検査

■ 開始肢位
- 患者：座位（p.180）または背臥位
- 療法士：患者の側方

■ 手順
- 一方の手：頭部に置き、検査する運動を生じさせる
- 他方の手：母指と示指を、尾側から左右の後頭鱗に置き、左右を同時に触診し、運動振幅を比較し判定する
- 次の2つの検査を行う。いずれも、患者は背臥位で、頸椎を屈曲する。療法士は治療台の頭側に立つ
  — 後頭の並進／側屈の検査：両手で側方から頭部をつかみ（小指（および環指）を後頭に置く）、後頭の側屈を生じさせる。これに追加して、対側への並進も生じさせる
  — 環椎の回旋の検査：頭部から回旋を生じさせる。両示指の指先を環椎の後弓の左側と右側に置き、強い硬直性と運動振幅の縮小を調べる

4.4 肋骨

　肋骨の機能障害の有無は、迅速検査（p.164）により判明する。ここでは、吸息および呼息における肋骨の位置を調べる検査について述べる。これらは迅速検査の後に行う。肋骨の位置は、肋骨体（背側部分、腹側部分）の静的触診および肋間（腹側）の大きさにより確定する。
- 吸息の機能障害：肋骨の下の肋間が拡大、上の肋間が縮小
- 呼息の機能障害：肋骨の下の肋間が縮小、上の肋間が拡大

> **実践のアドバイス**　肋間の変化は、背側より腹側で触知しやすい。腹側の方が「肋骨頸軸」から離れているため。

■ 運動検査 1
- 上述の異常があり、肋骨（ここでは右の第4肋骨）の機能障害が疑われれば、次の検査を行う

■ 開始肢位
- 患者：座位または背臥位
- 療法士：患者の後方（または側方）に立つ

■ 手順
- 一方の手：腹側で右の第4肋骨に置く
- 他方の手：腹側で左の第4肋骨に置く
- 検査：患者は、息を深く吸い、深く吐く
- 判定：吸息で、右の第4肋骨が左の第4肋骨より早く動けば、右の第4肋骨は、吸息の機能障害を有する。吸息で、左の第4肋骨が右の肋骨より遅れて動けば、左の第4肋骨は、呼息の機能障害を有する

> **実践のアドバイス**　上述のように肋骨の運動の開始の順序（早い、遅い）を判定する代わりに、吸息および呼息における運動振幅を確定してもよい。

■ 運動検査2
- ここでは右の第4肋骨を例とする

■ 開始肢位
- 患者：座位
- 療法士：患者の右側に立つ

■ 手順
- 右手：腹側で、1指を右の第4肋骨の上の肋間に置き、別の1指を下の肋間に置く
- 検査：患者は息を深く吸い、深く吐く
- 判定：肋間が小さく肋間の開きに異常がある場合、呼息の機能障害が示唆される。肋間が大きく肋間の閉まりに異常がある場合、吸息の機能障害が示唆される

■ 第1肋骨の静的触診

■ 開始肢位
- 患者：座位
- 療法士：患者の後方に立つ

■ 手順
- 検査：左右いずれかの肋骨結節の周囲が、圧迫に対して敏感である場合、第1肋骨の機能障害が示唆される。その際、患側の肋骨結節の位置が他側のそれより高ければ、おそらく呼息の機能障害が存在する。反対に、患側の肋骨結節の位置が低く、また患側の肋骨の側方部の位置が他側のそれより高ければ、おそらく吸息の機能障害が存在する

■ 第1肋骨の運動検査
- ここでは右の第1肋骨の機能障害が示唆される場合について述べる

■ 開始肢位
- 患者：座位
- 療法士：患者の後方に立つ

■ 手順
- 右手：母指を右の第1肋骨結節、示指を右の第1肋骨体に置く
- 左手：右手と同様に、左の第1肋骨に置く
- 検査：患者は深く息を吸い、深く吐く
- 判定：吸息で、右の第1肋骨が左の第1肋骨より早く動けば、右の第1肋骨は吸息の機能障害を有する。吸息で、右の第1肋骨が左の第1肋骨より遅れて動けば、右の第1肋骨は呼息の機能障害を有する。このように肋骨の運動の開始の順序を判定する代わりに、吸息および呼息における運動振幅を確定してもよい。

4.5 上肢

4.5.1 上肢帯

ここでは、機能障害を有する骨や関節を特定するための検査について述べる。筋筋膜組織の緊張の触診や、上肢帯の各骨の位置の検査などがこれに含まれる。

■ 全般的な検査

■ 開始肢位
- 患者：座位
- 療法士：患者の後方に立つ

■ 手順
- 両手の指をそれぞれ左右の鎖骨に置き、吸息で鎖骨の後方回旋の可動性、呼息で前方回旋の可動性を判定する
- 両手の1指をそれぞれ左右の胸鎖関節の関節に置く。患者に自動運動で肩（上肢帯）を回すよう指示する。この運動の振幅を左右の胸鎖関節で比較する
- 自動運動および他動運動で上肢を外転／内転、内旋／外旋し、重度の運動制限の有無、場合によっては「関節包パターン」や疼痛（「有痛弧」）の有無を調べる。これらがあれば、肩峰下刺激、肩関節周囲炎、退行性病変などが示唆される

胸鎖関節の検査

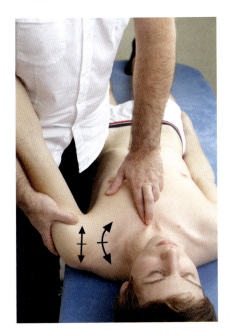

図4.12

開始肢位
- 患者：背臥位
- 療法士：患者の側方で、患者の胸部と上肢の間に立つ。患者の上肢を自分の上腕と胸部の間に挟んで固定する。

手順
- 外側の手：外側から肩領域をつかむ
- 内側の手：1指を胸鎖関節の関節に置く
- 検査：外側の手で上肢帯を次の方向へ動かす
  ― 上方へ（挙上）：胸鎖関節で鎖骨が尾側へ動く
  ― 下方へ（下制）：胸鎖関節で鎖骨が頭側へ動く
  ― 前方へ（引き出し）：胸鎖関節で鎖骨が前方へ動く
  ― 後方へ（引き込み）：胸鎖関節で鎖骨が後方へ動く

■ 鎖骨の回旋の検査（胸鎖関節／肩鎖関節）

■ 開始肢位
- 患者：座位
- 療法士：患者の後方に立つ

■ 手順
- 内側の手：中指を腹側から、母指を背側から鎖骨の外側端（肩峰端）に置き、示指を肩鎖関節の関節に置く
- 外側の手：患者の前腕をつかみ、運動を生じさせる
- 検査：肩の内旋（および軽い伸展）を通じて鎖骨の前回旋を（**図4.13**）、肩の外旋（および軽い屈曲）を通じて鎖骨の後回旋を（**図4.14**）生じさせる

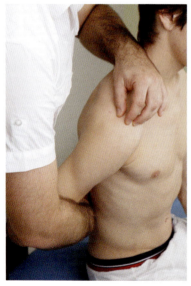

図4.13　鎖骨の前回旋

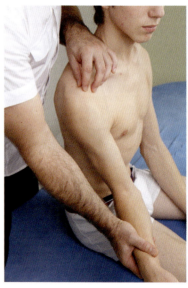

図4.13　鎖骨の後回旋

■ 肩関節の検査

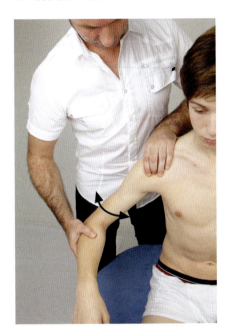

図4.15

■ 開始肢位
- 患者：座位
- 療法士：患者の後方に立つ

■ 手順
- 内側の手：背側から母指で、腹側からその他の指で、上腕骨頭を探して触知し、（肩の運動を生じさせた時の）上腕骨頭の動きを判定する
- 外側の手：患者の前腕の近位部または肘をつかむ
- 検査：他動運動により肩の屈曲／伸展、外転／内転、内旋／外旋を生じさせる

■ 肩甲胸郭関節の検査

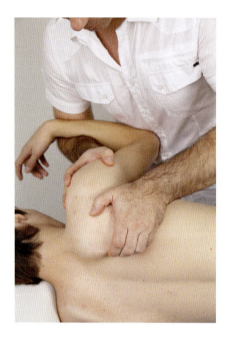

図4.16

■ 開始肢位
- 患者：側臥位で、上肢を療法士の前腕および上腕に載せる
- 療法士：患者の前方に立つ

■ 手順
- 尾側の手：手を広げて肩甲骨に置き、指（複数）で肩甲骨の内側縁をつかむ
- 頭側の手：患者の上肢を支え持つ
- 検査：他動運動により肩甲骨を動かす（一方向の運動や描円運動）

> **実践のアドバイス**　この検査の手順は、肩甲骨や上肢帯全体（いずれも多くの筋筋膜が付着する）のモビリゼーションにもなる。肩甲骨のモビリゼーションは、運動が制限されている方向に行う。

4.5.2 肘関節

■ 回内／回外の検査

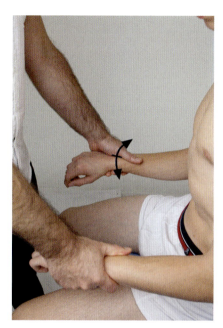

図4.17

■ 開始肢位
- 患者：座位で、両肘関節を90度に屈曲する
- 療法士：患者の前方に立つ

■ 手順
- 両手：患者の前腕の遠位部をつかむ
- 検査：他動運動により回内／回外する

■ 外転／内転の検査

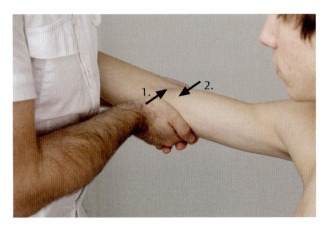

図4.18

■ 開始肢位
- 患者：座位
- 療法士：患者の前方に立ち、患者の前腕遠位部を自分の上肢（対側の上肢。患者の右前腕であれば自分の左上肢）と胸部の間に挟んで固定する

■ 手順
- 外側の手：手を広げ、母指球を上腕骨外側上顆に、小指球を橈骨近位に置く
- 内側の手：手を広げ、母指球を上腕骨内側上顆に、小指球を尺骨近位に置く
- 検査：内側の手で外側へ押して内転を、外側の手で内側へ押して外転を生じさせる

■ 橈骨頭の検査

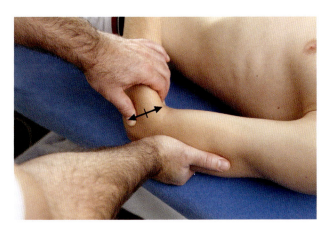

図4.19

■ 開始肢位
- 患者：背臥位で、前腕を腹部に置く
- 療法士：患者の側方に立つ（または座る）

■ 手順
- 頭側の手：肘を固定する
- 尾側の手：橈骨頭を前方／後方に移動させる

■ 遠位橈尺関節の検査

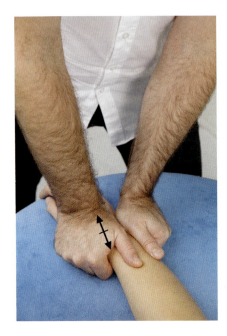

図4.20

■ 開始肢位
- 患者：座位で、前腕をやや回内位にし、治療台の上に置く
- 療法士：患者の前方に立つ（または座る）

■ 手順
- 内側の手：橈骨の遠位端をつかむ
- 外側の手：尺骨の遠位端をつかむ
- 検査：尺骨を固定し、橈骨を前方／後方に動かす

> **実践のアドバイス**　この検査の手順は、運動振幅と回数を変更すれば、モビリゼーションになる。その際、橈骨と尺骨の両方を動かしてもよい。

4.5.3 手

> **実践のアドバイス**　ここで述べる手の検査は、運動振幅と回数を変更すれば、モビリゼーションにもなる。

ここで述べる全ての検査の開始肢位（患者、療法士）は共通である。

■ 開始肢位
- 患者：座位
- 療法士：患者の前方に立つ

■ 舟状骨の検査

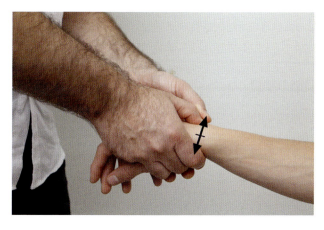

図 4.21

■ 手順
- 両手：両手の小指と環指で患者の片手をつかむ。すなわち、外側の手の小指を、患者の小指と環指の間に、内側の手の小指を患者の母指と示指の間に置き、両母指を舟状骨に置く
- 検査：舟状骨を掌側／背側に動かす

■ 月状骨の検査

- 前項の舟状骨の検査と同じだが、両母指を月状骨に置く

■ 豆状骨の検査

■ 手順
- 一方の手：患者の手をつかむ
- 他方の手：母指と示指で豆状骨をつかむ
- 検査：豆状骨を全方向(特に橈側／尺側)に滑らせて動かす

■ 手根骨の近位列の検査(橈側／尺側)

■ 手順
- 頭側の手：患者の前腕を固定する
- 尾側の手：握手するように患者の手を握る
- 検査：手根骨の近位列を橈側／尺側に滑らせて動かす

■ 母指の手根中手関節の検査

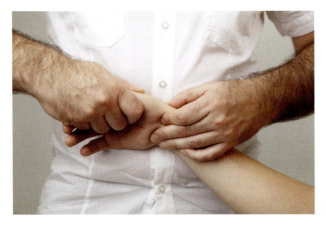

図4.22

■ 手順
- 頭側の手：母指と示指で患者の大菱形骨を固定する
- 尾側の手：第1中手骨をつかむ
- 検査：第1中手骨を前方／後方、橈側／尺側に動かす

4.6 骨盤

4.6.1 仙腸関節

既述の迅速検査（p.157-8）に加えて、次の運動検査を行う。

■ 仙腸関節の迅速検査

■ 開始肢位
- 患者：背臥位
- 療法士：患者の側方に立つ

■ 手順
- 外側の手：触診手。同側の上後腸骨棘（SIPS）の指2-3本分内側に置く
- 内側の手：上前腸骨棘（SIAS）の前方から腸骨翼をつかむ。あるいは代替法として、患者の膝をつかむ。その際、患者は股関節と膝関節を屈曲する（足を治療台に置ける程度に屈曲する）
- 検査：上前腸骨棘（SIAS）を介して、腸骨の後方滑り（回旋ではない）を生じさせる。代替法では、膝を骨盤に向かって軸方向に押す
- 判定：左右で同じ可動性が触知されるかを判定する
- 原則として、既述の迅速検査（**迅速検査1**）か、ここで述べた迅速検査（**迅速検査2**）のいずれかを行う。検査で陰性であれば、骨盤の機能障害は存在しない。陽性であれば、次の機能障害が存在する可能性がある（**表4.1**）
  ― **腸骨**：腸骨前方変位（Ilium anterior）または腸骨後方変位（Ilium posterior）
  ― **仙骨**：前方ねじれ（R/RまたはL/L）または後方ねじれ（R/LまたはL/R）
  　　　　（R/Rは右斜方軸の右へのねじれ、L/Lは左斜方軸の左へのねじれ、R/Lは左斜方軸の右へのねじれ、L/Rは右斜方軸の左へのねじれ）
  ― **恥骨結合**：恥骨上方変位（Pubis superior）または恥骨下方変位（Pubis inferior）

表4.1	腸骨と仙骨の機能障害の触診所見（左右比較） 肢位別・部位別に記載	
触診の肢位・部位	前方所見	後方所見
腸骨	腸骨前方変位（「長下肢」）	腸骨後方変位（「短下肢」）
立位：		
腸骨稜	位置が高くなる	位置が低くなる
上前腸骨棘（SIAS）*	腹側／外側へ	背側／内側へ
上後腸骨棘（SIPS）	特に腹側へ	特に背側へ
背臥位：		
腸骨稜	位置が低くなる	位置が高くなる
内果	位置が低くなる	位置が高くなる
恥骨上枝	位置が低くなる	位置が高くなる
上前腸骨棘（SIAS）と臍の距離	拡大	縮小
腹臥位：		
仙骨溝	浅い	深い
仙骨	ねじれ，仙骨底前方変位（R/RまたはL/L）	ねじれ，仙骨底後方変位（R/LまたはL/R）
腹臥位：		
患側の仙骨溝	深い	浅い
他側のAIL	後方	前方
同側のAIL	前方	後方

* 多くの場合、上前腸骨棘（SIAS）の位置の変化は、上後腸骨棘（SIPS）のそれよりも顕著である。SIASの方が仙腸関節の運動軸（背側にある）から離れているため

■ 腸骨の機能障害と仙骨の機能障害を鑑別する触診
- 先述の２つの迅速検査のいずれかで陽性であれば、以下の検査を行う

■ 開始肢位
- 患者：腹臥位
- 療法士：患者の側方に立つ

■ 手順
- 検査：
  - 一方の手を右仙骨溝（仙骨溝：上後腸骨棘（SIPS）から頭側内側へ走る溝）に、他方の手を左仙骨溝に置き、左右の仙骨溝の深さを比較する
  - その後、一方の手を右のAIL（外側下角）に、他方の手を左のAILに置き、左右のAILの位置（前方／後方）を比較する
- 判定（**表4.1**）：
  - 仙骨溝のみで左右差があれば、腸骨の機能障害が存在する
    - 仙骨溝が深い：腸骨後方変位
    - 仙骨溝が浅い：腸骨前方変位
  - 仙骨溝**および**AILで左右差があれば、仙骨の機能障害が存在する
    - 仙骨溝が深い：仙骨底前方変位
    - 仙骨溝が浅い：仙骨底後方変位
    - AILが後方：対側で仙骨底前方変位
    - AILが前方：対側で仙骨底後方変位

> **実践のアドバイス** この触診は、運動検査との併用により有効である。前方移動検査（p.156）では、立位の検査所見と座位の検査所見で有意差が生じることがあるが、これは、仙腸関節の機能障害ではなく、下肢の非対称性を示唆するものである[19]。

4.6.2 腸骨

ここでは腸骨の運動検査について述べる。

■ 脊柱検査

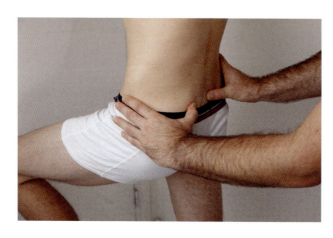

図4.23

■ 開始肢位
- 患者：壁に向かって立ち、両手をつく
- 療法士：患者の後方に立つ

■ 手順
- 外側の手：尾側背側から上前腸骨棘（SIAS）方向に置き、位置の変化（前方／後方）を触知する
- 内側の手：母指を仙腸関節に置く。仙骨は腸骨とともに連動するや否や、直ぐに可動性が尽きる
- 検査：患者は片側ずつ股関節を屈曲する（これに伴い腸骨が後方へ動く）。さらに、片側ずつ股関節を伸展する（これに伴い腸骨が前方へ動く）
- 判定：
  ― 腸骨の後方への動きが制限されれば、同側の腸骨前方変位の機能障害、前方への動きが制限されれば、同側の腸骨後方変位の機能障害が示唆される

— 片側で前方への動きが制限され、他側で後方への動きが制限される場合、あるいは腸骨の動き（前方／後方）を明瞭に判定できない場合、恥骨結節の機能障害が示唆される
— 片側で両方（前方／後方）への動きが制限されれば、同側の腸骨の上方変位（Up-Slip）の機能障害が示唆される（外傷により発生することが多い）

4.6.3 仙骨

■ 弾力性検査

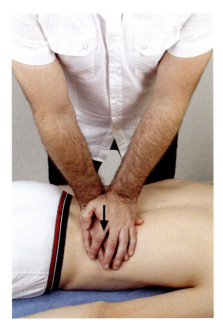

図4.24

■ 開始肢位
- 患者：腹臥位
- 療法士：患者の側方に立つ

■ 手順
- 片側の手：左右の上後腸骨棘（SIPS）を結ぶ線を探す
- 両手：両手を重ねて、左右のSIPSを結ぶ線のすぐ上方に置く
- 検査：患者に息を吐くように指示する。息を吐くと、両手で前方へ押し、弾みを調べる
- それまでに行った検査で仙骨の機能障害が示唆されていれば、次のように判定する
  — 弾みが十分（軟らか／弾力的）：仙骨底前方変位の機能障害
  — 弾みが不十分（硬い／硬直的）：仙骨底後方変位の機能障害

> **実践のアドバイス**　仙骨は、機能的ユニット（下位腰椎、骨盤、股関節で構成される）の一部である。機能的ユニットの各部の状態は、全体すなわち腰部—骨盤—股関節（LBH）に影響を与える。ある種の検査（弾力性検査もその1つ）は、単独で、機能的ユニットの各部（1つまたは複数）の障害により生じる様々な変化を明らかにする。ただし、最初に弾力性検査を行うと、検査結果確定後も、様々な機能障害が潜んでいる可能性がある（例：腰椎の屈曲の機能障害、仙骨後方変位の機能障害、腸骨前方変位の機能障害、股関節の機能障害など）。このため、必ずLBH全体を検査することが望ましい。

■ 揺さぶり検査1
- この検査では、仙骨の運動、すなわち左右の斜方軸の周りで生じる全方向の運動を調べる
- この検査も、他の検査の所見を確定するために行う。例えば、仙腸関節の検査で「右の仙腸関節が陽性、同側の仙骨溝が深い、対側のAILが後方」という所見が出た場合、仙骨のL/Lの機能障害が示唆されるため、以下の検査を行う

■ 開始肢位
- 患者：腹臥位
- 療法士：患者の左側に立つ

■ 手順
- 左手：母指球を左のAILに置く
- 右手：母指を仙骨溝に置く
- 検査：左手で左のAILを前方へ仙骨底右側に向かって押す

- 判定：左手でAILの弾力性／硬直性を判定し、右手の母指で仙骨底が後方に動く運動の振幅を触診する。さらに、右斜方軸の同じ運動と比較する（左右比較）

■ 揺さぶり検査2

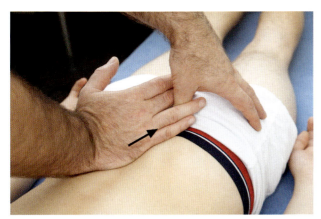

図4.25

- ここでは、仙骨のR/L（および仙骨底後方）の機能障害の確定検査について述べる

■ 開始肢位
- 患者：腹臥位
- 療法士：患者の右側に立つ

■ 手順
- 一方の手（ここでは右手）：母指球を仙骨底右側に置く（その際、手をやや尺側に傾け、上後腸骨棘（SIPS）を押すのを避ける）
- 他方の手（ここでは左手）：母指を左のAILに置く
- 検査：仙骨底を前方へ右のAILに向かって押す
- 判定：一方の手（右手）で仙骨底の弾力性／硬直性を判定し、他方の手（左手）の母指でAILの運動（後方へ動く運動）の振幅を触診する。さらに、右斜方軸の同じ運動と比較する

> **実践のアドバイス** この検査と同じ開始肢位・手順で、モビリゼーションが可能である。ただし次の調整を行う。触診の手順を省略し、触診手を他方の手の上に置いて支える。治療を必要とする仙骨底と同側の下肢を内転、対側の下肢を外転する。いずれの下肢も、骨盤がともに動くまで内転および外転する。仙骨底前方変位が認められる場合、深い吸息（患者に指示する）とともにAILを前方へ（仙骨底対側に向かって）モビリゼーションし、呼息（患者に指示する）でこの位置を維持する。仙骨底後方変位が認められる場合、深い呼息とともに仙骨底を前方へ（対側のAILに向かって）モビリゼーションし、吸息でこの位置を維持する。

■ 呼吸検査

■ 開始肢位
- 患者：腹臥位
- 療法士：患者の側方に立つ

■ 手順
- 左手：左の仙骨溝に置く
- 右手：右の仙骨溝に置く
- 検査：患者は深く息を吸い、深く吐く
- 判定：
  — 吸息で仙骨底が前方にとどまれば、仙骨底前方変位の機能障害が存在する。呼息で仙骨底が後方にとどまれば、仙骨底後方変位の機能障害が存在する
- さらにAILを検査する
  — 母指をAILに置き、患者は息を深く吸い、その後息を吐く
  — 吸息でAILが後方にとどまれば、AIL後方の機能障害が存在する。呼息でAILが前方にとどまれば、AIL前方の機能障害が存在する

■ 誘発肢位 (p.172を参照)
- スフィンクスの姿勢で腰仙椎移行部を伸展すると、仙骨底は前方へ、AILは後方へ動く
- ペクヒェンの姿勢で腰仙椎移行部を屈曲すると、仙骨底は後方へ、AILは前方へ動く
- 判定：触診を通じて、仙骨底およびAILの運動の振幅を左右比較する

4.6.4 恥骨結合

■ 恥骨結合の検査

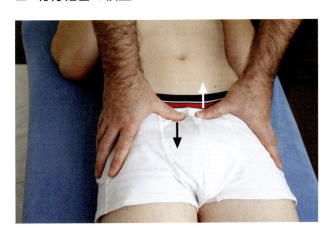

図4.26

■ 開始肢位
- 患者：背臥位
- 療法士：患者の側方に立つ

■ 手順
- 両手：恥骨結合のやや頭側外側の筋筋膜組織の上に置く
- 検査：右手で組織を下方に押し、同時に左手で組織を上方に引っ張る。その後、左右および上下を逆にして検査を行う
- 筋筋膜組織を上方および下方に動かした際の弾力性／硬直性を判定する

> **実践のアドバイス**　原則として、この検査では、右の組織を下方に動かし陽性であれば、左の組織を上方に動かしても陽性となる。また、この検査の手順は、恥骨結合の「両側」のモビリゼーションにもなる(p.324以下)。

4.6.5 骨盤の誘発検査

骨盤の誘発検査では、下肢帯の障害を原因とする痛みを発生（再現）させる。どの誘発検査も（能動的下肢伸展挙上テストを除く）、局所の痛み（仙腸関節、恥骨結合）や放散痛（仙腸関節から広がる）があれば、陽性である。合計3つの誘発検査で陽性となれば、仙腸関節に問題がある。

■ ゲンスレンテスト

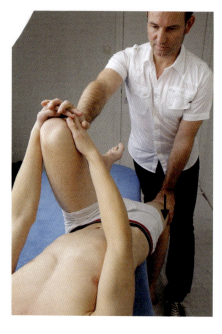

図4.27

- 患者：治療台の側方または足側で背臥位になる。片側の下肢の股関節と膝関節を最大屈曲し、他側の下肢を治療台の側方から下ろす
- 療法士：患者の側方に立つ
- 検査：療法士は、患者の屈曲した下肢を固定し、他側の下肢を伸展する

■ パトリック・フェーバーテスト

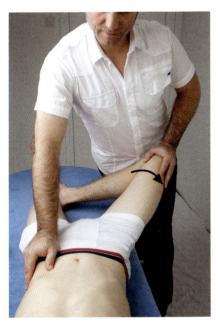

図4.28

- 患者：背臥位
- 療法士：患者の側方に立つ
- 検査：片側の下肢を屈曲・外転・外旋する

■ 圧迫テスト

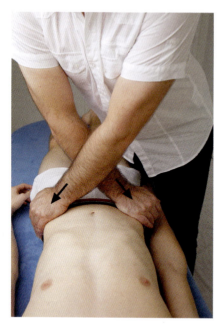

図4.29

- 患者：背臥位
- 療法士：患者の側方に立ち、両前腕を交差させ、両手を上前腸骨棘（SIAS）に置く
- 検査：両手で背側外側へ押す

■ 引き離しテスト(distraction test)

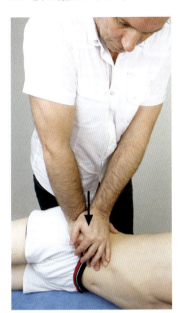

- 患者：側臥位
- 療法士：患者の後方に立ち、両手を外側から腸骨翼に置く
- 検査：両手で治療台に向かって押す

図4.30

■ 仙骨スラストテスト

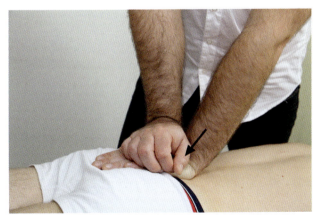

図4.31

- 患者：腹臥位
- 療法士：患者の側方に立つ
- 検査：仙骨底に垂直なスラストを前方へ加える

■ 大腿スラストテスト

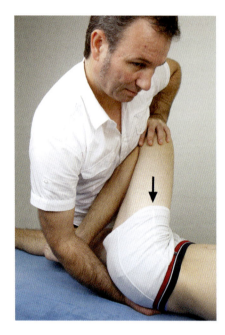

図4.32

- 患者：背臥位
- 療法士：患者の側方に立ち、一方の手を仙骨の下に置き、他方の手で対側の屈曲した下肢をつかむ
- 検査：下肢を介してスラストを仙腸関節に向かって加える

■ 能動的下肢伸展挙上テスト

骨盤の**過可動性**（不安定性を伴う）が疑われる場合、次の検査を行う

- 患者：背臥位
- 検査：患者に、伸ばした下肢を片側ずつ治療台から挙上するよう指示する
- 判定：
  — 下肢の挙上により骨盤で痛みが発生する（仙腸関節（投射痛を含む）、恥骨領域）
  — 骨盤の不安定性の判定：下肢挙上の困難さ（容易～不能）により判定する（下肢挙上が不能かつ骨盤の痛みがあれば、重度の骨盤の不安定性を有する。例えば出産後の恥骨結合離解など）

— また、仙腸関節の外的安定化（徒手による骨盤の横方向圧迫など）により陽性所見が軽減する場合、骨盤の不安定性の存在が示唆される

4.7 下肢

4.7.1 股関節

■ 回旋の検査

■ 開始肢位
- 患者：背臥位で、検側の下肢の股関節と膝関節を90度に屈曲する
- 療法士：患者の側方に立つ

■ 手順
- 頭側の手：大腿の遠位部をつかむ
- 尾側の手：足をつかむ
- 検査：股関節を内旋／外旋する（図4.33）

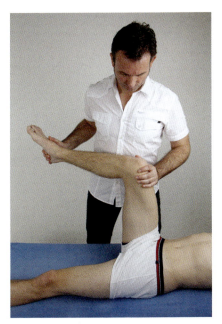

図4.33

■ 外転の検査

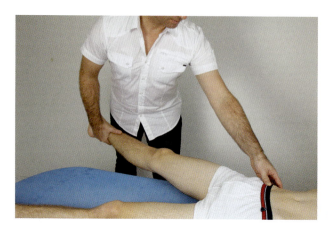

図 4.34

■ 開始肢位
- 患者：背臥位
- 療法士：患者の側方に立つ

■ 手順
- 頭側の手：上前腸骨棘（SIAS）を触知する
- 尾側の手：下腿の遠位部をつかむ
- 検査：股関節を外転する（骨盤が動くまで）

■ 内転の検査（図 4.35）

■ 開始肢位
- 患者：背臥位
- 療法士：治療台の足側に立つ

■ 手順
- 一方の手：検側の下肢をつかむ
- 他方の手：他側の下肢をつかみ、治療台から少し持ち上げる
- 検査：検側の股関節を内転する

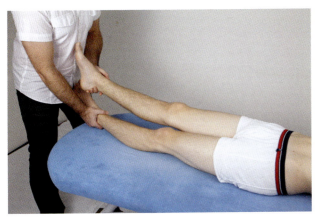

図 4.35

■ 屈曲／伸展の検査
- この検査は定位と鑑別のために行う

> **実践のアドバイス** 重度の屈曲／伸展の制限は、原則として、股関節の退行性病変を示唆する。

■ 開始肢位
- 患者：背臥位
- 療法士：患者の側方に立つ

■ 手順
- 検査：股関節を屈曲する。同時に対側の股関節を伸展する（それぞれの運動に注意し判定する）

4.7.2 膝関節

■ 回旋の検査

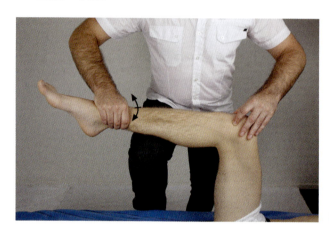

図4.36

■ 開始肢位
- 患者：背臥位で、検側の下肢の股関節と膝関節を90度に屈曲する
- 療法士：患者の側方に立つ（任意で、自分の「尾側の足」を治療台に掛け、患者の下腿の遠位部を自分の大腿に載せてもよい）

■ 手順
- 頭側の手：関節を触知する（運動を感知するため）
- 尾側の手：下腿の遠位部をつかむ
- 検査：膝関節を内旋／外旋する

■ 外転／内転の検査（図4.37）

■ 開始肢位
- 患者：背臥位で、膝関節を軽く屈曲する
- 療法士：患者の側方に立つ。患者の下肢を治療台の側方から出し、患者の下腿の遠位部を自分の両大腿の間に挟んで固定する

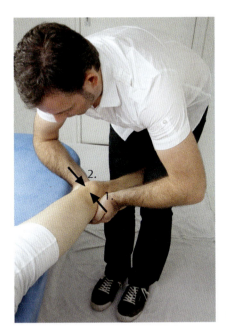

図4.37

手順
- 内側の手：手を広げ、大腿骨の内側顆と脛骨の内側顆に置く
- 外側の手：手を広げ、大腿骨の外側顆と脛骨の外側顆に置く
- 検査：内側の手で外側へ押して内転し、外側の手で内側へ押して外転する

■ 脛骨の前方（伸展）／後方（屈曲）の検査（図4.38）

開始肢位
- 患者：背臥位で、膝関節を深く屈曲し、足を治療台の上に置く
- 療法士：治療台の足側に立つ（または座る）

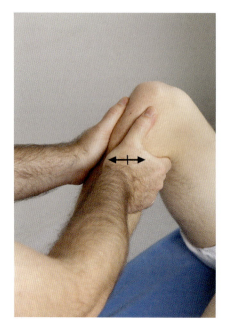

図4.38

■ 手順
- 内側の手：4指を背側から脛骨に、母指球を腹側から脛骨の内側顆に置き、母指で関節を触診する
- 外側の手：4指を背側から脛骨に、母指球を腹側から脛骨の外側顆に置き、母指で関節を触診する
- 検査：(母指球で)脛骨を後方へ、(4指で)前方へ移動させる

4.7.3 腓骨

■ 遠位脛腓靭帯結合の検査(図4.39)

■ 開始肢位
- 患者：背臥位で、膝を屈曲する(ただし力を抜いて足を治療台に置ける程度に屈曲する)
- 療法士：治療台の足側に立つ(または座る)

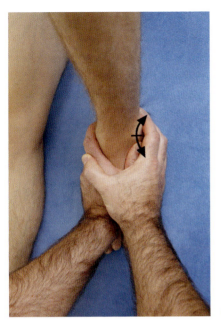

図4.39

■ 手順
- 外側の手：4指を後方から外果に置く
- 内側の手：母指を前方から外果に置く
- 検査：腓骨を前方／後方に移動させる。その際、さらに、やや外側に動かす

■ 近位脛腓関節の検査（図4.40）

■ 開始肢位
- 患者：背臥位
- 療法士：治療台の足側に立つ（または座る）

■ 手順
- 外側の手：4指を背側から腓骨頭に置き（内側から腓骨頭に近づける）、母指を腹側から腓骨頭に置く
- 内側の手：脛骨の近位部に置く
- 検査：腓骨を前方外側／後方内側に移動させる

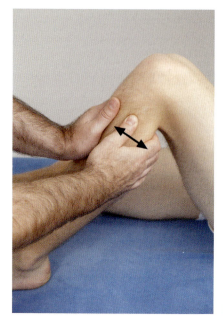

図4.40

4.7.4 足

　ここで述べる足の運動検査では、足の骨や関節を中間位に置き「開始位置」（Startposition）とする。そこから一方向へ動かし、次に他方向へ動かす。その間に、開始位置での中休み（中間停止）を挟む。原則として、検査では左右比較を行う。

　ここで述べる検査の手順は、治療でモビリゼーションとして行うこともできる。

■ 第1中足骨の検査

■ 開始肢位
- 患者：背臥位で、検側の足を療法士の大腿に載せる
- 療法士：治療台の足側に座る（または患者の側方に立つ）

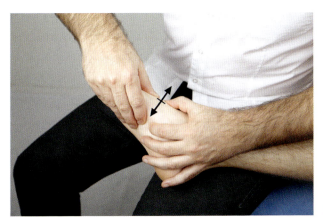

図 4.41

手順
- 3 指のグリップ：「頭側の手」で、第 1 中足骨の底の定位と鑑別を行う
  - 環指で舟状骨粗面を触知する
  - 中指を内側楔状骨に置く
  - 示指を第 1 中足骨の底に置く
  - 第 1 中足骨と内側楔状骨の間の関節を探す
- 頭側の手：ピンサーグリップ（母指と示指でつまむ）で内側楔状骨を固定する
- 尾側の手：ピンサーグリップで第 1 中足骨をつかむ
- 検査：第 1 中足骨の底を底側／背側へ移動させる
- 第 2 中足骨の検査は、中間楔状骨を固定して行い、第 3 中足骨の検査は、外側楔状骨を固定して行う

インフォメーション　第 2 中足骨および第 3 中足骨の機能障害の頻度は、第 1 中足骨の機能障害のそれよりもかなり低い。

第 5 中足骨の検査

開始肢位
- 患者：背臥位で、検側の足を療法士の大腿に載せる
- 療法士：治療台の足側に座る（または患者の側方に立つ）

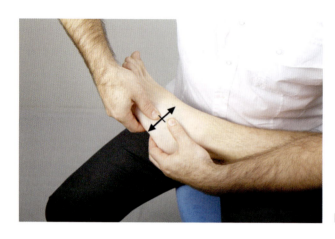

図4.42

- **手順**
- 立方骨と第5中足骨の間の関節を探す
- 頭側の手：ピンサーグリップで立方骨を固定する
- 尾側の手：ピンサーグリップで第5中足骨をつかむ
- 検査：第5中足骨の底を底側／背側に移動させる
- 同様に、第4中足骨の機能障害（頻度はかなり低い）の検査も立方骨を固定して行う

■ 内側楔状骨の検査

- **開始肢位**
- 患者：背臥位で、検側の足を療法士の大腿に載せる
- 療法士：治療台の足側に座る（または患者の側方に立つ）

- **手順**
- 3指のグリップで、舟状骨と内側楔状骨の間の関節を探す（p.221を参照）
- 頭側の手：ピンサーグリップで舟状骨を固定する
- 尾側の手：ピンサーグリップで内側楔状骨をつかむ
- 検査：内側楔状骨を底側／背側に移動させる

■ 中間楔状骨の検査

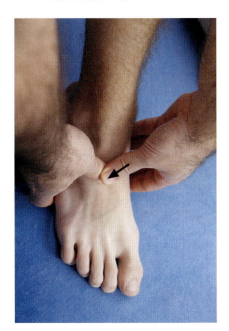

図4.43

■ 開始肢位
- 患者：背臥位で、股関節と膝関節を屈曲する（力を抜いて足を治療台に置ける程度に屈曲する）
- 療法士：患者の側方（足を回旋する方向と同側）で、足の高さに立つ

■ 手順
- 中間楔状骨を手で探す。その際、第2足放線（第2中足骨）を遠位から近位へ進むと、中間楔状骨に到達できる
- 両手：それぞれの手を足の縁（一方の手を外側縁、他方の手を内側縁）に置き、両母指を重ねて中間楔状骨の上に置く
- 検査：底側へ押して中間楔状骨を移動させる（「アイスキューブテスト」）

■ 舟状骨の検査

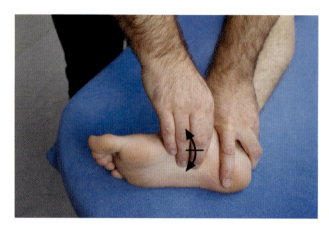

図4.44

■ 開始肢位
- 患者：背臥位で、検側の下肢全体を外旋位にする
- 療法士：患者の側方に立つ

■ 手順
- 尾側の手で舟状骨粗面を探す（定位）
- 頭側の手：母指を距骨頸に置き、距骨を踵骨に接触させて固定する。その際、示指と環指で踵骨をつかむ
- 尾側の手：ピンサーグリップで舟状骨をつかむ
- 検査：舟状骨を内旋／外旋する（足底面の向きにより内旋／外旋と呼ぶ）

■ 立方骨の検査

■ 開始肢位
- 患者：背臥位で、検側の下肢全体を内旋位にする
- 療法士：治療台の足側に座る（または患者の側方に立つ）

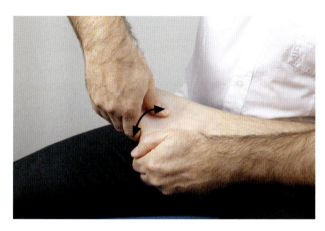

図 4.45

■ 手順
- 第5中足骨粗面を探す（立方骨の近位の位置を特定するため）
- 頭側の手：踵骨を固定する
- 尾側の手：ピンサーグリップで立方骨をつかむ（背側から母指、底側から示指）
- 検査：立方骨を内旋／外旋する（足底面の向きにより内旋／外旋と呼ぶ）

■ 距骨（距腿関節）の検査

■ 開始肢位
- 患者：背臥位で、両足を治療台の足側から出す
- 療法士：治療台の足側に立つ

■ 手順
- 距骨頸を探す
- 外側の手：外側から踵骨をつかむ
- 内側の手：内側から距骨をつかむ（手の小指側の側面を距骨頸に置く）
- 両手：両骨（踵骨と距骨）全体を固定し、さらにこれを動かす
- 検査：主要な運動として距骨を前方／後方へ動かし、付随的な運動として距骨を外転／内転、内旋／外旋する

■ 踵骨（距骨下関節）の検査

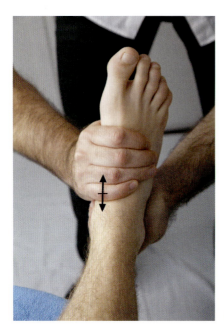

図4.46

■ 開始肢位
- 患者：背臥位で、両足を治療台の足側から出す
- 療法士：治療台の足側に立つ

■ 手順
- 距骨頸を探す
- 外側の手：外側から踵骨をつかむ
- 内側の手：内側から距骨を固定する（前述の「距骨（距腿関節）の検査」の「内側の手」と同じ）
- 検査：踵骨を外転／内転、内旋／外旋する

■ 距骨下関節（踵骨）の前方／後方の可動性の検査

■ 開始肢位
- 患者：背臥位で、両足を治療台の足側から出す
- 療法士：治療台の足側で、患者の側方に立つ

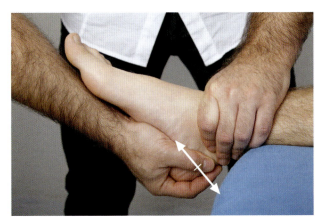

図4.47

■ 手順
- 頭側の手：内果と外果を内側へ押し、距骨を固定する
- 尾側の手：底側から踵骨をつかむ
- 検査：踵骨を前方／後方に移動させる

> **実践のアドバイス**　足は、足底の構造（靭帯や腱膜）により緊張を有するため、緊張が弛緩する底屈位で検査を行う。

4.8　鑑別検査

　ここでは、鑑別検査とその適応について述べるが、一部を選んで記述するにとどめる。本書では、あらゆる病態の生理学を取り上げることはできないため、適宜、専門文献を参照されたい[59,60]。
　鑑別検査を要する適応には次のものがある。
- 構造的損傷を示唆する症状
  — 感覚運動障害
  — 非姿勢性の痛み、恒常的な痛み
  — 自覚症状の急速な悪化
  — これまでにない「新たな」自覚症状
  — 外傷後（の痛み）
  — これらの自覚症状とともに表れる一般的な症状：食欲不振、倦怠感、体重減少、衰弱や体力低下、多汗（寝汗）、体温上昇、かゆみ

- よく知られた構造的変化や疾患：
  - 椎間板ヘルニア（突出／脱出）
  - 運動器系の退行性病変。関節症、骨粗鬆症、骨性狭窄、骨軟骨症など

インフォメーション　一連の研究によれば、これらの構造的変化は、必ずしも症状となって表れない。無症状の患者が高頻度で退行性病変を有することが知られている[2,32,40,92]。腰椎椎間板ヘルニアでは、症状の軽快後に椎間板損傷が判明することもある[12,53]。

また、脊柱では、根性症状と偽根性症状の鑑別検査が重要である。根性症状は、神経性感覚運動障害を伴い、通常、次の経過をたどる。
- 疼痛
- 感覚障害
- 麻痺症状、筋の固有反射の低下や消失

以下、部位別の鑑別検査について述べる。

4.8.1 腰椎

既往歴から、次の重要な情報が得られる。
- 咳・くしゃみ・怒責（いきみ）により強まる痛み：椎間板損傷の可能性あり（ただし椎骨骨折でも同様の痛みがある）
- 急速に表れる膀胱障害・腸障害・勃起障害（緊急を要する場合は直ちに手術）
- 感覚運動障害（感覚検査、筋の検査、反射検査で陽性）や急性の不全麻痺は、できるだけ速やかに原因を解明する（しばしば手術の適応となる）

また、腰椎の椎間板ヘルニアでは、図4.48に示した神経障害が生じる。

■ ラセーグテスト
- 伸ばした下肢を他動的に治療台から挙上する。通常、下肢の後面に典型的な痛みが発生する。痛みの発生（再現）が早いほど、神経根は強く刺激（圧迫）されている

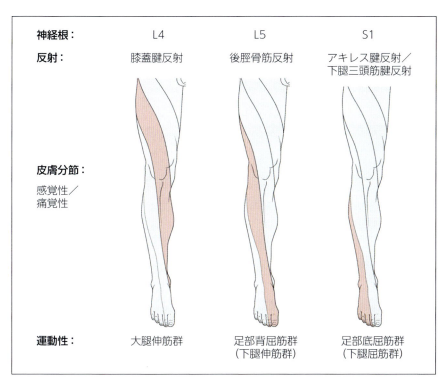

図 4.48　椎間板ヘルニア(L4, L5, S1 の各場合)による腰椎神経根圧迫における神経障害の模式図(プロメテウス解剖学アトラスより)

- ラセーグテストは、典型的には、坐骨神経痛で陽性となる。坐骨神経痛は、椎間板ヘルニア((L4/5, L5/S1)により坐骨神経(L4-S3)の神経根が圧迫されて生じることが多い
- 腰椎椎間板ヘルニアの9割以上で、L5とS1の神経根が圧迫される。また、髄核の脱出方向は後外側(posterolateral)が多い

要注意　ラセーグテストは、髄膜炎やクモ膜下出血でも陽性になる。

■ 別法1:ブラガード徴候
- 放散痛が生じるまで下肢を挙上する
- 痛みが再び消失するまで下肢を降下する
- 他動的な足の背屈により痛みが再発すれば陽性

別法 2：ネリー徴候
- 放散痛が生じるまで下肢を挙上する
- 痛みが再び消失するまで下肢を降下する
- 強制的に頭部を持ち上げ痛みが再発すれば陽性

リバース・ラセーグテスト
- 患者：腹臥位
- 膝関節を屈曲したまま、股関節を伸展する
- リバース・ラセーグテストは、典型的には、大腿神経痛で陽性となる。L3またはL4の神経根の圧迫により、大腿の前面で痛みが生じる

4.8.2 頸椎

　頸椎領域においても、しばしば鑑別診断（根性症状と偽根性症状の鑑別）が必要である。根性症状の原因の多くは、椎間板損傷や退行性病変である。椎間板ヘルニアでは、髄核が正中外側（mediolateral）に脱出し、複数の脊髄神経が圧迫されることがある。脊髄が圧迫されると、頸髄症を発症する。これにより、反射が亢進し、バビンスキー反射陽性、脊髄性失調歩行、さらに膀胱機能障害、対麻痺などが生じる。

　頸椎の神経根圧迫症候群では、次の神経障害が生じる（図4.49）。

- C5分節：
  ― （多くの場合）上腕二頭筋腱反射の低下
  ― 三角筋の不全麻痺：上肢の外転が困難
- C6分節：
  ― 上腕二頭筋腱反射と腕橈骨筋反射の低下
  ― 上腕二頭筋と腕橈骨筋の不全麻痺：肘関節の屈曲が困難
- C7分節：
  ― 上腕三頭筋腱反射の低下
  ― 上腕三頭筋の不全麻痺、母指球筋萎縮：肘関節の伸展が困難
- C8分節：
  ― 上腕三頭筋腱反射の低下、ホルネル症候群
  ― 小指球筋の不全麻痺：小指を広げるのが困難

4.8 鑑別検査

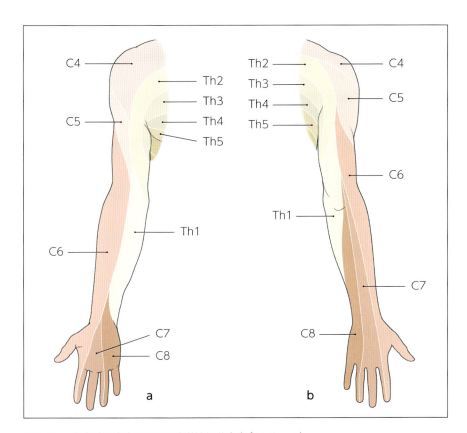

図4.49 右上肢の皮膚における感覚神経分布（デルマトーム）
（プロメテウス解剖学アトラスより）
a 前面（掌側）
b 後面（背側）

■ 屈曲／伸展の圧迫テスト

- 患者：座位
- 療法士：患者の後方に立ち、両手を患者の頭部に置く
- 頸椎を屈曲位にして軸方向に圧迫する。次に伸展位にして軸方向に圧迫する
- 痛みが再現されれば陽性。屈曲位で生じる痛みは、その原因として椎間板の問題を示唆する。伸展位で生じる痛みは、退行性病変（椎間関節症、鉤椎関節症など）を示唆する

■ スパーリングテスト（「椎間孔圧迫テスト」）
- 頸椎を伸展位にし、片側へ側屈および回旋する。側屈および回旋した側の椎間孔が狭まる
- さらに軸方向の圧迫を加え、椎間孔の狭まりを強める
- 痛みが再現されれば陽性
- 陽性所見（頸肩腕痛あり）は、頸椎症性神経根症を示唆する

■ 橈骨神経伸長テスト
- 肩を下制する
- 頸椎を対側に側屈する
- 前腕を回内する
- 手関節と全ての指関節を屈曲する
- 最後に鑑別のため、肘を伸展する
- しばしば C6 の神経根が圧迫され、陽性となる

■ 正中神経伸長テスト
- 肩を下制する
- 頸椎を対側に側屈する
- 前腕を回外する
- 手関節と第 1-3 指関節を屈曲する
- 最後に鑑別のため、肘を伸展する
- しばしば C7 の神経根が圧迫され、陽性となる

■ 尺骨神経伸長テスト
- 肩を下制する
- 頸椎を対側に側屈する
- 前腕を回内する
- 手関節、第 4・第 5 指関節を屈曲する
- 最後に鑑別のため、肘を屈曲する
- しばしば C8 の神経根が圧迫され、陽性となる
- 患者が訴える自覚症状が、テストで再現され、（頭部を中間位に戻すなど）神経の緊張をゆるめると軽減または消失するなら、おそらく神経根が圧迫されている

> **実践のアドバイス**　以上に述べたテストで陰性であれば、患者の自覚症状の原因として、**胸郭出口症候群**（p.431-2）や、その他の偽根性症状（椎間関節の刺激、筋のトリガーポイントの刺激）が考えられる。胸郭出口症候群は、神経（腕神経叢。p.84以下）、血管（鎖骨下動静脈）、あるいは神経と血管の両方が障害されて発症する。

■ TOSテスト（ルーステスト）

- 患者：自動運動により、上肢帯を引き込み位（後方へ反らす）および下制位にし、肘を曲げ、両手を頭部から約30cmの位置で維持する
- 両手を強く開いて閉じる。正常であれば、数分間問題なく無痛で行える
- 胸郭出口症候群（TOS）があれば、症状（ちくちくする、ひりひりする、痛みがある）が表れ、手の開き閉じを数回で中止する

インフォメーション　胸郭出口症候群の症状として、上肢全体の感覚障害（夜間睡眠時）、肩上肢痛（負荷後、夜間、安静時）、不全麻痺（進行すると小指球筋の萎縮）などがある。また、動脈圧迫の症状として、易疲労性、ちぐはぐに生じる疼痛（手を頭部より上方に上げて作業するなどで生じる）、手が青白くなる（チアノーゼ）などがある。静脈圧迫の症状として、重く緊張した感じ、手と上肢がしばしば朝にむくみ青く変色するなどがある。また、合併症として、血栓が鎖骨下動脈（の狭窄した後に再び拡張する部分）で生じ、末梢動脈が塞栓されることがある。重度の血管障害があれば、臨床検査（筋電図検査（EMG）、ドプラー超音波検査）による診断が必要である。

■ アドソンテスト（斜角筋隙）

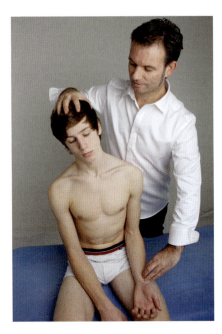

図4.50

- 患者：座位
- 療法士：一方の手で橈骨動脈の脈拍を測定し、他方の手で頭部を対側に側屈する
- 患者に、息を深く吸い、止めるよう指示する
- 陽性：橈骨動脈の脈拍の減弱や、他の徴候（上述）が速やかに表れる
- 注意すべき機能：斜角筋の状態、第1肋骨や頸椎の機能障害

> **実践のアドバイス** アドソンテストで陽性となり、第1肋骨より上方の骨で異常が触知されれば、X線診断の適応となる。この場合、重要なのは頸肋である。頸肋症状がなくても、頸肋症候群である場合がある。頸肋症候群では、鎖骨下動脈や腕神経叢が圧迫されるが、通常、鎖骨下静脈は圧迫されない。

■ 過外転テスト（烏口突起―小胸筋の間隙）

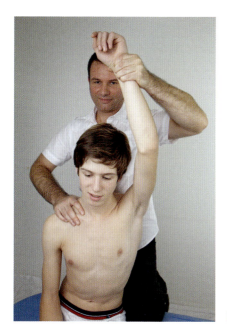

図4.51

- 患者：座位または背臥位
- 他動的に上肢を最大外転し、同時に橈骨動脈の脈拍を測定する
- 陽性：橈骨動脈の脈拍の減弱や、他の徴候（上述）が速やかに表れる
- 注意すべき機能：小胸筋の状態、第3-5肋骨の機能障害

■ 肋鎖間隙テスト（軍隊姿勢）（図4.52）

- 患者：療法士の前方に立つまたは座る
- 他動的に上肢を下げ、後方へ引っ張る。同時に、橈骨動脈の脈拍を測定する
- 陽性：橈骨動脈の脈拍の減弱や、他の徴候（上述）が速やかに表れる
- 注意すべき機能：鎖骨骨折の治癒痕、鎖骨や第1肋骨の機能障害

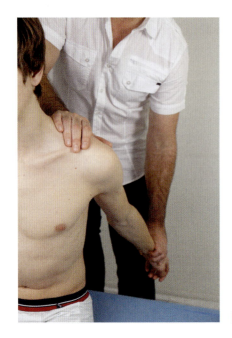

図4.52

■ デクラインテスト（椎骨動脈のテスト）

　このテストの妥当性については、様々な意見がある。また、椎骨動脈については、頸椎の徒手治療で生じる合併症が問題になっている。ここでは、椎骨脳底動脈循環不全の可能性を示唆する検査として挙げておく。

- 患者：背臥位で、頸部および上位胸椎を治療台の頭側から出す
- 療法士は、他動的に患者の頭部を伸展位にし、側屈および回旋する（同側の側屈と回旋）
- 患者に、20まで数えるよう指示する（これにより患者の意識状態の変化が分かる）
- 悪心、めまい、耳鳴、眼振、言語障害などの徴候が表れると陽性であり、テストを中止する。この場合、ドプラー超音波検査で椎骨動脈を調べる必要がある

4.8.3 上肢帯

■ 肩鎖関節／胸鎖関節のテスト
- 特に外傷後に重要である
- 鎖骨を触診し、圧痛・叩打痛・振動痛の有無を調べる
- ピアノの鍵盤サインがあれば、肩鎖関節の損傷が示唆される。肩鎖関節の損傷はTossyによる分類[78]により3つに分けられる
  ― TossyⅠ：肩鎖靱帯と烏口鎖骨靱帯が過剰に伸びている
  ― TossyⅡ：肩鎖靱帯が断裂し、肩鎖関節は外れかけている
  ― TossyⅢ：肩鎖靱帯全体が完全に断裂し、肩鎖関節は完全に外れている

■ 肩関節のテスト
- 肩関節の不安定性には、先天的なもの（習慣性肩関節脱臼）と、後天的なもの（1回または複数回の外傷後に生じる）がある
- 安定性を調べるため、**前方／後方引き出しテスト**を行う
  ― 患者：座位または背臥位
  ― 療法士：一方の手で肩甲棘と烏口突起をつかみ、他方の手で上腕骨頭を関節窩へ中心化し、上腕骨頭をまず前方へ、次に後方へ動かす
  ― 上腕骨頭が過剰に移動すれば陽性

4.8.4 股関節

■ ファベレテスト（パトリック徴候、4の字徴候）(p.209を参照)
- 患者：背臥位
- 検側の下肢の足を、他側の大腿に載せて安定させる
- 療法士は他動的に検側の下肢を動かす。すなわち
  ― まず屈曲（**F**lexion）
  ― 外転（**Ab**duction）
  ― 外旋（**E**xternal **r**otation）
  ― 伸展（**E**xtension）
- 鼡径部で痛み、股関節で運動制限（他側よりも可動性が小さく、硬いエンドフィールがある）があれば、股関節の問題（変性疾患）が示唆される
- 腰仙移行部で（疼痛評価スケールの）最も重度の痛みが発生すれば、仙腸関節の問題が示唆される

■ 叩打テスト
- 患者：背臥位
- 療法士：検側と反対側に立つ
- 一方の手：手の内側面を、外側から大転子に置く
- 他方の手：固く握った拳を、大転子上に置き、関節窩に向かって叩打する

> **要注意** 鼡径部で痛みがあれば、病態（感染症、腫瘍、骨折など）の有無を調べるため、医師による股関節の検査を受けさせる。

4.8.5 膝関節

　膝関節の鑑別検査は、特に外傷後には必須であり、運動検査の前に行う。鑑別検査で陽性になれば、必ず患者を医師に紹介する。重度の膝内障の指標は、膝関節の滲出液であり、関節内出血を示唆する。重度の腫脹は、直接的には視認でき、間接的には緩和肢位（膝をやや屈曲する）によって分かる。また、膝関節の上方の陥凹を伸ばし広げると、膝蓋跳動が生じることがある。膝蓋跳動は、滲出液により膝蓋骨がかなり下方まで（大腿骨滑車部まで）押される現象である。
　以下、膝関節の鑑別検査について述べるが、これらはいずれも靭帯を調べる検査である。

■ 内側側副靭帯の検査
- 患者：背臥位で、可能な範囲で膝を伸ばす
- 療法士は、一方の手を外側から膝に、他方の手を内側から下腿遠位に置く
- 外側から内側へ押す
- 陽性：膝の内側面で、脛骨の外転の可動性が増大する、あるいは痛みが生じる。これらは、内側側副靭帯や関節包の後内側部分の損傷を示唆する

■ 外側側副靭帯の検査
- 患者：背臥位で、可能な範囲で膝を伸ばす
- 療法士は、一方の手を内側から膝に、他方の手を外側から下腿遠位に置く
- 内側から外側へ押す
- 陽性：膝の外側面で、脛骨の内転の可動性が増大する、あるいは痛みが生じる。これらは、外側側副靭帯や関節包の後外側部分の損傷を示唆する

■ 前十字靭帯／後十字靭帯の検査

■ ラックマンテスト（より確実な検査）
- 患者：背臥位で、膝を約20-30度屈曲する
- 療法士は、自分の大腿の上に、患者の大腿の遠位部を置き、一方の手でこれを固定する
- 前十字靭帯の検査では、他方の手を脛骨の背側近位に置き、下腿を前方へ引っ張る。また、後十字靭帯の検査では、他方の手を脛骨の腹側近位に置き、下腿を後方へ押す
- 脛骨が前方へ大きく動けば（0.5cm以上）、前十字靭帯の損傷が示唆される。同様に、脛骨が後方へ大きく動けば（0.5cm以上）、後十字靭帯の損傷が示唆される

■ ピボットシフト徴候
- 患者：背臥位
- 可能な範囲で伸ばした膝を、外反および内旋位にする
- 健常な膝関節であれば、十字靭帯により内反がある程度で制限される
- 前十字靭帯の損傷があれば、膝を伸ばすと、脛骨の外側部が腹側へ亜脱臼する。また、膝をゆっくり曲げると（約20-30度）、目と耳にはっきり感知される「弾発現象」が生じる

4.8.6 関節半月

　関節半月の損傷の最初の徴候は、過伸展および過屈曲に伴う痛みである。これに加えて、一連の検査（ステインマンテスト（Ⅰ，Ⅱ）、マクマレーテスト、アプレーテスト、パイルテストなど）により、関節半月の損傷の可能性が示唆される。これらの検査は、回旋をストレスモーメントとして利用し（＝どれだけ回旋すれば痛みが生じるか）、内側半月や外側半月の損傷を判定する。

　以下に述べる検査では、力学的圧力を、まず内側半月に加え（他動的な膝の内転）、その次に外側半月に加える（他動的な膝の外転）。その上で、内側半月および外側半月のそれぞれの後角と前角の間の角度（屈曲度）により損傷を判定する。

表 4.2	下腿の位置			
	内側半月、後角	外側半月、後角	内側半月、前角	外側半月、前角
屈曲の角度	約140度	約140度	約40度	約40度
圧力に加えて	内転	外転	内転	外転

■ 関節半月の検査
- 患者：腹臥位
- 足を膝に向かって軸方向に圧迫する
- 下腿の位置を様々に変更する（**表4.2**）
- 痛みが誘発されれば陽性

4.8.7 足

　足首捻挫は、足で最も多い外傷の1つである（スポーツによるものが多い）。足首捻挫には、特に距腿関節と距骨下関節が関与し、多くは前距腓靱帯が損傷され（症例の65-70％）、加えて踵腓靱帯も損傷される（同20-25％）。
　応急処置を行った上で、次の安定性検査を行う。

■ 前方引き出しテスト
- 靱帯断裂と挫傷を判別するために行う
- 患者は背臥位。療法士は、一方の手で踵をつかみ、他方の手で前方から脛骨を押す
- 陽性：距骨が足関節を脱し前方へ移動するのが感知される（これは前外側の靱帯の断裂を示唆する）
- このテストは、負傷から48時間以内にのみ行う

■ 外側靱帯の検査
- 足関節を内反および内転した際、腓骨の内転の可動性が増大すれば、踵腓靱帯の完全な断裂が示唆される

5 テクニック

5.1 入門と基礎

5.1.1 筋エネルギー法

　筋エネルギー法（MET）には、幾つかの種類がある。これらは、生じさせる筋緊張の方向・持続時間・強度が異なる。最もよく使われるのは、等尺性収縮後筋弛緩（PIR）と相反抑制（RI）である。METは、筋収縮で生じる力を、運動制限を有する関節の矯正に用いるテクニックであり、本書では、例えば腸骨や恥骨の機能障害の治療で言及する。PIRについては、特に脊柱の機能障害の治療法で言及する。さらに、仙骨のMETは特殊であり、より詳しく解説している（p.317以下）。

■ METの適応と禁忌

　一般に、METの適応となるのは、筋の障害（筋緊張亢進、筋短縮、トリガーポイントなど）や、関節の障害（低可動性または過可動性）を有する場合である。METを行う目的は、筋や関節の機能の改善であり、具体的には、筋の伸張性や関節の可動性を改善する。

　METの禁忌は、筋の新鮮創を有する場合であり、自動的な筋伸張を行ってはならない。

■ METの基本的手順

■ 筋の障害

　まず、関節（1つまたは複数）を走行する筋を、それが軽く伸ばされる位置に置く。その後の手順は次の通りである。

1. 緊張期：
 ― 等尺性収縮後筋弛緩（PIR）で、治療する筋を、予め定めた方向（筋の作用と一致する方向）に数秒間緊張させる。その際、筋が走行する関節で運動が生じないようにする。

2. 弛緩期：
- 筋弛緩が生じるまで患者にしばらく待ってもらう。筋弛緩は直ぐには感知されず、やや遅れて生じる
- 関節（1つまたは複数）をさらに他動的に動かし、筋をさらに伸ばされた状態にする
3. 緊張期と弛緩期の反復：
- 筋がさらに伸ばされるよう、緊張期と弛緩期を繰り返す

■ 関節の障害

まず、関節を、機能障害の位置から脱し矯正位置に移す。

> **実践のアドバイス**　矯正位置は、きわめて重要である。すなわち、関節で矯正の運動が触知された瞬間、関節はMETを行うべき「開始位置」（Startposition）に達する。

1. 緊張期：
- 等尺性収縮後筋弛緩（PIR）で、筋（1つまたは複数）を、予め定めた方向（機能障害と同じ方向）へ数秒間緊張させる。その際、治療すべき関節で運動を生じさせてはならない
- 相反抑制（RI）も同様に行うが、RIでは、治療すべき関節で運動（矯正方向への運動）を生じさせてもよい
2. 弛緩期：
- 関節（1つまたは複数）を矯正方向へさらに他動的に動かし、「新たな運動障壁」を探す
3. 緊張期と弛緩期の反復：
- 関節がさらに矯正されるよう、緊張期と弛緩期を繰り返す

■ METの作用

様々な研究により、METは、筋の伸張性や椎骨の可動域を改善することが分かっている［19］。METの効果は、よく言われるように反射的な筋弛緩に起因するというより、むしろ以下に述べるメカニズムを基礎として生じると考えられる。

■ 痛覚鈍麻

METによる痛覚低下の厳密な機序は、明らかになっていない。とはいえ、中枢神経系の下行路および脊髄の痛覚抑制作用がその出発点となる。

中枢神経系の下行路の疼痛抑制メカニズムには、まず中脳中心灰白質（中脳水道周囲灰白質）が関与する。そして、直接的な疼痛抑制が、オピオイド性の下行伝導路を通じて生じ、間接的な疼痛抑制が、縫線核（網様体）からの遠心性神経（セロトニンが作用）を通じて生じる。

脊髄レベルでの疼痛抑制は、太い求心性神経線維（＝情報伝達が速い）の活性化を通じて生じる。すなわち、この活性化により、抑制性神経が刺激され、抑制性神経は、脊髄において、細い求心性神経線維（＝情報伝達が遅い）を通じて伝達される侵害刺激の信号を弱める。

インフォメーション METは、（他の徒手療法と同様に）疼痛抑制メカニズムに好影響を与えるとされる。METにより痛覚が低下すると、筋のストレッチ・トレランス（伸張の許容度）が増す。すなわち、METを行うと、筋長は実際には変化しないが、METの疼痛抑制作用により、筋はより大きな伸張刺激を許容できるようになる。

■ 固有感覚と運動制御

痛みは、正常な固有感覚（あらゆる神経筋制御の基礎となる）を阻害する。例えば、痛みを有する患者では、脊柱（の運動や位置）の知覚や皮膚の知覚が低下する［19］。脊柱の痛みは、特に傍脊柱筋に影響を与える。すなわち、深部の短い筋（脊柱安定化筋）は作用が抑制され、浅部の筋は過剰に反応しやすくなる。

METは、固有感覚を改善するとともに、運動制御を改善する。すなわち、METにより痛覚が低下すると、促通された脊髄分節が正常化し、その結果、遠心性神経である運動神経が制御される。

■ 排液

METは、排液（ドレナージ）を改善するとされる。筋の律動的（リズミカル）な収縮（等尺性収縮や動的収縮）により、リンパの排出率は3-6倍向上する［29］。筋収縮は、明らかに、間質液の貯留やリンパの流れに影響を与える。METは、リンパの流れを促進し、増えた組織液の排出を促す。

また、METを行うと、結合組織中の線維芽細胞に力学的に作用する力が正常化し、これにより間質の圧力が制御され、さらに毛細血管の血流も改善すると考えられる。

インフォメーション MET（および他のドレナージ・テクニック）は、機械的刺激を受けて放出される炎症性物質の血中濃度を低下させ、これにより侵害受容器の過敏性が低下し、さらには全身的に痛覚が低下すると考えられる。

5.1.2 スラスト法—マニピュレーション

スラスト法は、高速低振幅（HVLA:"high velocity, low amplitude"）で行うマニピュレーションである。過大な運動振幅や力を用いると、標的とする組織に過剰な負荷を与え、最悪の場合、損傷が生じることもある。このような事態を避け、運動振幅を最小に保つため、例えば、脊柱では、複合コンポーネント・テクニック（Multiple Komponenten Techiniken）（後述）を用いる。このテクニックでは、新たな運動障壁（組織の構造的障壁より手前にある）を構築するが、主要な矯正範囲の運動振幅はきわめて小さい。したがって、組織に優しく、患者にとって不快感の少ない手技である。

■ スラスト法の適応と禁忌

スラスト法の主な目的は、運動制限を有する関節の機能回復である。禁忌（後述）に該当せず、（関節を矯正方向に動かして到達する）運動障壁で硬い（firm）抵抗（重度の場合は固い（hard）抵抗）を感知すれば、スラスト法の適応となる。このような抵抗を感知しない場合、スラスト法を行う意味は小さく、MET（p.241以下）の適応となる。その理由は次の通りである。

- 問題の現実化：運動器系疾患の急性症状では、疼痛や炎症過程（局所性の組織のうっ血など）の結果、可動性制限が生じることがある。これに好影響を与えうるのは、スラスト法よりもMETである
- 患者のタイプ：「組織が軟らかく関節の可動性が高い」患者では、スラスト法に必要な抵抗を感知できないことがある

スラスト法の禁忌には以下のものがある。ただし、これらは全てを網羅したものではなく、絶対禁忌と相対禁忌を厳密に区別していない。
- スラスト法を嫌がる患者
- 治療部位の(重度の)退行性病変。例：関節症、脊椎症、画像診断で確認される骨棘や脊椎骨棘
- 薬物やアルコールの乱用
- 炎症や感染症(発熱)：
  - 炎症性疾患やリウマチ性疾患。例：多発性関節炎、乾癬、ライター病、痛風、関節炎、椎間板炎、脊椎炎、滑液包炎
  - 耳鼻咽喉領域の慢性感染症(小児に多い。上位頸椎で靭帯性不安定性が生じる恐れがある)
- ステロイド系抗炎症薬の使用(全身投与では骨粗鬆症、局所投与では軟部組織損傷の恐れがある)
- 治療部位の(先天的または後天的な)形成異常
- 血管病変。例：動脈瘤などの異常、重度の動脈硬化
- (未診断の)椎骨脳底動脈の循環不全
- 血液凝固障害(血友病、抗凝固薬の使用)
- 妊娠やホルモン療法による関節の不安定性
- 神経病変。例：脊髄症、神経根症(進行した神経障害を伴う)、サドル麻酔の合併症としての排尿障害や排便障害
- 骨軟化症、骨減少症、骨粗鬆症
- 外傷後。例：頸椎捻挫(手技の選択にあたっては回復期のどの期にあるかが重要。p.463以下)
- 精神疾患。例：不安障害、パニック障害、強迫性障害、摂食障害、うつ病
- 特殊な痛み：
  - 持続する痛み(力学的負荷の有無に関係なく変化しない)
  - 患者にとって強い痛みと感じられる痛み
- 治療部位の安定性の低下。例：骨折、靭帯損傷
- 治療部位の原発性または続発性腫瘍(外傷なしに自覚症状が突然表れる、腫瘍の既往歴を有するなどの場合は要注意)
- 機能障害による病的な抵抗が感知される

> **実践のアドバイス**　手技の選択には、オステオパスの経験（手技、各種の症状の診療）も重要である。経験が乏しい場合、スラスト法よりもMETが適応となる。

■ スラスト法の基本的手順

ここでは、脊柱で行う複合コンポーネント・テクニックを例として、スラスト法の手順を要約して述べる。

スラスト法による矯正は、**主要ベクトル**（主要な運動）を介して生じさせる。腰椎と頸椎では、主要ベクトルはしばしば回旋である。代わりに側屈を用いることもある（p.248以下）。デュゲイリー（Dugailly）によると、スラスト法の手順は次の3期に分けられる。

1. 定位期：
   ― 主要ベクトルを用いて、関節および組織の緊張（＝抵抗）を探す
2. マニピュレーションの前：
   ― 抵抗を硬い（firm）または固い（hard）と感じれば、スラスト法の適応である
   ― 抵抗を軟らかい（soft）または弾みがある（springy）と感じる、あるいは最初に抵抗といえるほどの抵抗を感知しなければ、スラスト法の禁忌であり、MET（または他の有効なテクニック）の適応となる
   ― 患者が運動に身をまかせず、自分で制御しようとする場合も禁忌である
   ― 主要ベクトルの抵抗を判定した後、**付随的ベクトル**を併用して抵抗を調べる。すなわち、以下の付随的ベクトルを順番に加える（厳密な順番は決まっていない）。加えるベクトルは（脊柱の）部位により異なる。
     ○ 屈曲／伸展
     ○ 右側屈／左側屈
     ○ 牽引／圧迫
     ○ （必要に応じて）吸息／呼息
     ○ 重力
     ○ 体重
     ○ （必要に応じて、頸椎および頸胸椎移行部で）並進
3. 加速期：
   ― 陽性の（＝抵抗が強まる）付随的ベクトルを選別する。抵抗に影響を与えない付随的ベクトルは、その後の手順で重視しなくてよい。このように付随的ベクトルをいわば積み重ねていくと、主要ベクトルの運動振幅はごくわずかで十分となる
   ― 以上のようにする目的は、回旋の中立域（ニュートラルゾーン）で適切にスラスト法を行うためである

加速期の後、他動的に患者を開始肢位に戻す（ただし、本書の以下の記述では、この手順（加速期の後に他動的に患者を開始肢位に戻す）を省略しているので注意されたい）。

　最後に、スラスト法の重要な注意点を付記しておく。
● **療法士**は自分の肢位（位置）に注意する
　— 自分の体重の作用を調整する
　— 安定した開始肢位を選択する（不安定な肢位は、脳の皮質に入力され、治療に必要な微細な運動を行えなくなる）
　— 上体からの動きを多くする
　— 両手をわずかに動かす。また両手を緊張させない
　— 矯正する関節の解剖学をイメージする（視覚化）
　— 治療する分節（椎骨）に合わせて、上述の3期（定位期、マニピュレーション前、加速期）を調整する
　— 腰椎では、（体幹全体を動かす）大きな運動を用いない（過剰な緊張が生じ、関節のロッキングが生じるおそれがある）
● **患者**の肢位と状態に注意する
　— 不快さや疼痛があってはならない
　— 施術中に、患者がリラックスし、他動運動にまかせ、安全に感じられるようにする。このため、治療中は、一定の間隔で患者の所見（体調）を聴取する

■ スラスト法の作用

　脊柱のマニピュレーションの力学的・神経生理学的作用については、様々なことが述べられている［14,65］。それらによれば、脊柱のマニピュレーションにより生じる生体力学的変化は、感覚情報の中枢神経系への入力に影響を与える。これは、（脊柱のマニピュレーションにより）筋紡錘・ゴルジ腱器官・間質の機械受容器が活性化されるためとされる。また、脊柱のマニピュレーションは、中枢神経系の促通にも影響を与えるとされる。脊柱のマニピュレーションを行った後に疼痛耐性や痛覚閾値が上昇するのはこのためであるといわれ、また脊髄促通（の悪循環）の作用機序（p.437）により脊柱のマニピュレーションの長期的治療効果は説明が可能であるとされる［54］。以上を要約すると、脊柱のマニピュレーションは、傍脊柱筋組織の求心性神経線維や、運動制御システムや、疼痛過程などに作用するといえる。

　脊柱のマニピュレーションについての以上の知見が、末梢のマニピュレーションにどこまであてはまるのかは、現在の研究では明らかになっていない。また、マニピュ

レーション中に関節で発生する現象についても、分からないことが多い（クラック音は生じなければならないのか、音の原因は厳密には何かなど）。キャビテーション現象（音の原因とされる）は、マニピュレーションの力学的作用に伴って必ず発生するものではないが、「関節の離解」（joint gapping）の奏効の指標として信頼性が高いとされる［14］。

5.2 脊柱

ここでは、脊柱の部位別および機能障害別に、スラスト法とMETを記述する。スラスト法は、運動振幅と回数を調整すれば、モビリゼーションにもなる。

5.2.1 スラスト法

■ 腰椎のスラスト法

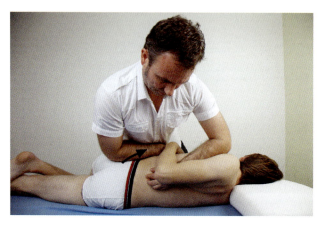

図5.1

- L4の右回旋病変の機能障害を例とする
- 椎骨の屈曲／伸展の機能障害でも行える

■ 開始肢位
- 患者：右側臥位になり、まず骨盤を治療台に対して垂直にし、上側の下肢を軽く曲げ、下側の下肢を伸ばし、腰椎を屈曲／伸展の中間位に置き、上体をやや後方

に回転する(これにより安定性が増し、側臥位が容易になる)
- 療法士：患者の前方に立ち、患者の右上肢を引っ張る(牽引と回旋を通じて体幹から上肢にかけての筋筋膜の緊張を取り去る)。その後、患椎(L4)の高さに移動する

手順
- 右前腕：患者の骨盤に斜めに(背側尾側から腹側頭側へ)置く
- 左前腕：患者の左上肢と胸部の間に置く
- 左手：L4/L5を触診する
- 両上肢：
  - 定位期：
    - 脊柱を左へ回旋する
    - その際、2つのテコで動かす(すなわち上体を後方へ、骨盤を前方へねじる)。L4/L5で運動が生じるように
    - 主要ベクトル(回旋)の抵抗を調べる
  - マニピュレーションの前：付随的ベクトルを1つずつ加え、抵抗を調べる
    - 左側屈：骨盤を頭側へ傾斜させる。右側屈：骨盤を尾側へ傾斜させる(これらは療法士の骨盤を患者の骨盤にあてて行う)
    - 屈曲／伸展：上側の下肢または骨盤を介して生じさせる
    - 吸息／呼息
    - それぞれのベクトルにつき、抵抗を判定する
  - 加速期：
    - 陽性の付随的ベクトルを進める。必要に応じて患者の身体をやや前方へねじる(ただし2つのテコの間に緊張が生じないようにする)
    - その後、2つのテコを調整し、スラスト(L4の左回旋)を加える

> **実践のアドバイス** このスラスト法は、全ての腰椎と胸腰椎移行部で行うことができる。また屈曲や伸展の機能障害でも行うことができる。上位腰椎ではしばしば、伸展よりも屈曲(これらは下方のテコ(骨盤)を介して生じさせる)で、より大きな抵抗が感知される。側屈については、側屈の検査(p.176以下)で左右いずれの側屈でより「硬い」抵抗を有するかが示唆される場合もある。原則として、右回旋・左側屈の機能障害では、主要ベクトルは左回旋、付随的ベクトル(回旋の抵抗を増大させる)は右側屈である。

■ 胸腰椎移行部のスラスト法

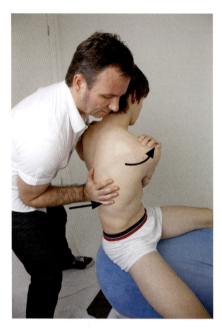

図5.2

- L1の右回旋病変の機能障害を例とする
- 椎骨の屈曲／伸展の機能障害でも行える

■ 開始肢位
- 患者：治療台にまたがって座り、両上肢を上体の前で交差させ、両手をそれぞれ対側の肩に置く
- 療法士：最初は患者の左側、その後、患者の後方に立つ

■ 手順
- 左上肢：患者の両上腕と胸部の間に置く
- 左手：患者の右肩に置く
- 右手：小指球を患椎（L1）の右横突起に置き、右肘を自分の骨盤または右大腿にあてる
- 両上肢：
  ― 定位期：
    ○ 左手で脊柱を左へ回旋する

- ○ その際、右手で患椎を押し回旋位にする
- ○ 患者(の上体)を回転させる。療法士は患者の周囲を移動し、最後に患者の右側に来る
- ○ 主要ベクトルの抵抗を調べる
— マニピュレーションの前：付随的ベクトルを1つずつ加え、抵抗を調べる
  - ○ 右並進(後述の「実践のアドバイス」を参照)
  - ○ 屈曲／伸展：上体を動かして生じさせる
  - ○ 吸息／呼息
  - ○ それぞれのベクトルにつき、抵抗を判定する
— 加速期：
  - ○ 陽性の付随的ベクトルを進める
  - ○ バリスティック・ストレッチで弾みをつけるような感じで「助走」をつける
  - ○ 上体および小指球(の押し)で同等に加速する
  - ○ ここからスラスト(L1の左回旋)を導出する

実践のアドバイス　全く実践上の理由から、このスラスト法(左回旋を生じさせる)では、左側屈も追加する。左側屈は、(療法士が左前腕を使って)右並進させることで生じさせることができる。

■ 胸椎のスラスト法—ドッグ・テクニック

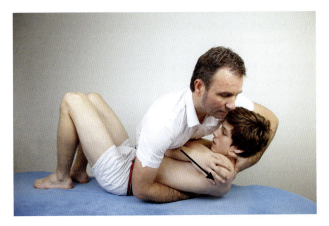

図5.3

- Th8の右回旋病変の機能障害を例とする
- このスラスト法では、(スラストの)主要ベクトルとして、一種の牽引を加える。胸椎の椎間関節の構造上(p.14)、牽引が有効である

- 椎骨の屈曲／伸展の機能障害でも行える

■ 開始肢位
- 患者：治療台の右半分で背臥位になり、両上肢を上体の前で交差させ（対側の上肢を上側にし、両肘を重ねる）、両手をそれぞれ対側の肩に置く。両下肢を曲げ、両足を治療台の上に置く
- 療法士：患者の右側方に立ち（左下肢を前へ踏み出す）、自分の胸骨を頭側から患者の上側の肘に置く

■ 手順
- 左手：指（複数）を尾側に向け、患者の頚胸椎移行部に置く
- 左前腕：患者の後頭部に置く
- 右手：「楔の手」（指を棘間に楔を打ちこむように置く）にし、Th8/Th9 の棘間を触診する。その際、中指を棘間に置き、手を拳状に握る（または広げる）。患椎の下の椎骨を「固定」するため、親指を脊柱の左側に、他の指を脊柱の右側に置く
- 両上肢：
  ― 定位期：
    ○ 患者の上体（場合によっては左大腿まで）を持ち上げ、自分の方へ回転させる（患椎が下位にあるほど患者を大きく持ち上げる）
    ○ 「楔の手」（右手）を（Th8/Th9 の棘間に）置き、患者の上体を元の方向へ回転させる。患者の上体を（屈曲したまま）ゆっくり右手の上に置く
    ○ 左回旋を生じさせる。すなわち、自分の胸骨を使って、患者の左肩に向かって軽く押す（牽引と回旋）。Th8 で運動が生じるように
    ○ 主要ベクトルの抵抗を調べる
  ― マニピュレーションの前：上体を介して付随的ベクトルを1つずつ追加し、抵抗を調べる
    ○ 左側屈と右側屈
    ○ 屈曲／伸展
    ○ 必要に応じて圧迫（過大な圧迫を加えない。患者にとって不快であり、関節の「閉まり」が生じる恐れがある）
    ○ それぞれのベクトルにつき、抵抗を判定する。屈曲で抵抗が増大する場合、伸展の機能障害がある。その逆も同様
  ― 加速期：
    ○ 陽性の付随的ベクトルを進める

- スラスト（Th8を背側頭側へ牽引）を加える（自分の胸骨（上体）を患者の肘上から肩に向かって動かす）
- （頸胸椎移行部に置いた）左手で、この牽引（脊柱を縦方向へ牽引）を後押しする
- これらは呼息で行う（胸部のスラスト法は、呼息で行う方が、患者にとって心地よいものとなる）

> **実践のアドバイス**　原則として、このスラスト法は、ほぼ全ての胸椎（Th3-Th10）で行うことができる。患者によっては、調整すれば、より上位の胸椎でも行える。その際、加速期に、患者に頭部を持ち上げるよう指示する。あるいは代替法として殿部を持ち上げるよう指示する（「楔の手」に脊柱の運動が感知されるまで）。こうすることで、「楔の手」のコンタクトが良好になり、患椎に有効なスラストを加えることができる。また、下位胸椎で行う場合は、両下肢を治療台に置くと施術しやすい。中位胸椎で行う場合、必ずしも患者は両下肢を曲げなくてもよい。
>
> 屈曲の機能障害では、しばしば（常にではないが）、逆方向の回旋と側屈（ここで取り上げた例では**右**側屈と**左**回旋）で、抵抗が大きくなる。伸展の機能障害では、同方向の回旋と側屈（**左**側屈と**左**回旋）で、抵抗が大きくなる。

■ 代替法

上述したスラスト法（ドッグ・テクニック）には、次の代替法がある。

- 患者は、両上肢を上体の前で交差する代わりに、両手を項部に置き、両肘を互いに出来るだけ近づける。療法士は、自分の前腕を横向きにし、患者の両肘の上に置く
- この代替法（前腕を患者の両肘に置く）は、特に女性の療法士に推奨する。この代替法では、女性が自分の胸郭（胸骨を含む）を患者の肘の上に置くことを避けることができる
- 一方、上述したスラスト法は、訓練を積めば、患者の上体を持ち上げなくても行えるようになる。この変更は、療法士の身長が低い場合や、体格の大きい患者への施術で身長が足りない場合に有効である
- 療法士が（身長不足などで）自分の上体と手を（患者の上体を囲むように）配置できない場合、治療台の対側に移動し、そこで「楔の手」を患者の上体の下に置き、患椎を押してもよい

■ 胸椎のスラスト法—交差手テクニック

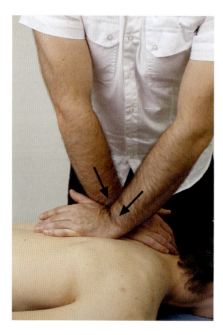

図5.4

- （スラストの）主要ベクトルは回旋である
- Th5の左回旋病変の機能障害を例とする
- 椎骨の屈曲／伸展の機能障害でも行える

■ 開始肢位
- 患者：腹臥位で、頭部を右へ回旋する
- 療法士：患者の右側方または左側方に立つ（身体を治療台に対し垂直にする）

■ 手順
- 尾側の手：母指球を患椎（Th5）の左横突起に置く
- 頭側の手：母指球を患椎のすぐ下の椎骨（Th6）の右横突起に置く

- 両上肢：
  ― 定位期：
    ○ 回旋を生じさせる（Th5を右回旋、Th6を左回旋）
    ○ 両手でそれぞれの横突起を腹側へ押す
  ― マニピュレーションの前：
  ― 付随的ベクトルとして、右側屈と左側屈が特に重要である
    ○ 側屈は両手を介して生じさせる（その際、療法士は自分の体幹全体を回転させる）
    ○ 抵抗を調べる
    ○ 上位胸椎で行う場合、さらに付随的ベクトルとして屈曲／伸展を加え、抵抗を調べる。屈曲／伸展は、治療台のヘッド部分の高さを変更（高くまたは低く）することで生じさせる
  ― 加速期：
    ○ 陽性の付随的ベクトル（1つまたは複数）を進める
    ○ スラスト（両手による回旋）を加える
    ○ これらは呼息で行う

■ 頸胸椎移行部のスラスト法―顎回旋テクニック

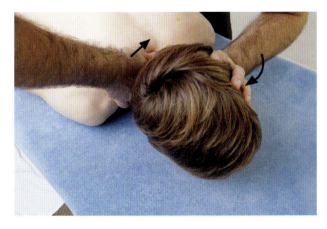

図5.5

- このスラスト法でも、主要ベクトルは回旋である。付随的ベクトルは側屈（並進の形をとる）である
- Th1の右回旋病変の機能障害を例とする
- 椎骨の屈曲／伸展の機能障害でも行える

■ 開始肢位
- 患者：腹臥位で、額を治療台に置く
- 療法士：患者の左側方に立つ（左下肢を前へ踏み出す）

■ 手順
- 左手：最初は患者の頭部に置き、左前腕を患者の頸部の側方、左肘を肩項部に置く
- 右手：右の僧帽筋にあて、母指を右側から Th2 の棘突起に置く
- 両上肢：
  — 定位期およびマニピュレーションの前：
    ○ 患者と共同して頭部を少し持ち上げる
    ○ 付随的ベクトルを加える。すなわち頭部と頸部をまとめて（en bloc）右へ押す。右母指に運動が及ぶまで
    ○ 顎を立てる
    ○ 回旋を生じさせる。すなわち、左手を患者の左耳に置き（指を頭蓋冠へ向ける）、両前腕の間の空間を広げる。これにより上体が屈曲して下がる
    ○ 重要：「上方」のテコ（頭部）から回旋を生じさせると直ぐに、母指で「下方」のテコ（体幹。特にTh2）を左へ押す
    ○ 2つのテコを逆方向に回す。Th1/Th2に運動が及ぶまで
    ○ 2つのテコで「動かす」
    ○ 回旋につき最大の抵抗を探す
  — 加速期：
    ○ 陽性の付随的ベクトルを進める
    ○ （2つのテコの回旋を通じて）スラストを加える
    ○ 推奨：下位の椎骨（Th2）を母指で押す際、強く押すこと。（マニピュレーションの前および加速期に）Th2が大きく動くほど、上方のテコ（頭部）による（Th1の）回旋は小さくてすむ。それだけ患者にとってやさしいマニピュレーションとなる

> **実践のアドバイス**　原則として、このスラスト法は、頸胸椎移行部の全域（C7-Th3）で行うことができる。患者や部位（分節）に合わせて、適宜、調整を行う。

■ 代替法

（患椎のすぐ下の椎骨への）母指コンタクトが困難または不可能であれば、次の別法（ドッグ・テクニック）で行うとよい。

- この場合も、（スラストの）主要ベクトルは回旋である
- Th3の右回旋病変の機能障害を例とする
- 椎骨の屈曲／伸展の機能障害でも行える
- 両上肢：
  - 定位期およびマニピュレーションの前：
    - 定位期は、先述したのと同じ
    - 重要：別法では、「上方」のテコ（頭部）から回旋が生じた直後の右手のコンタクト（患椎の下の椎骨。ここではTh4）が異なる。すなわち、右母指球を背側からTh4の左横突起に置く（**図5.6**）。左上肢は先述したのと同じであり、右上肢は伸ばす。また上体は（屈曲せず）直立にする
    - 2つのテコを逆方向に回す。Th3/Th4に運動が及ぶまで
    - その他の手順や加速期の手順は、先述したのと同じ

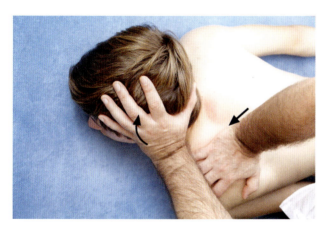

図5.6

■ 頸胸椎移行部のスラスト法

- このスラスト法でも、主要ベクトルは回旋である。付随的ベクトルは、側屈（並進の形をとる）、屈曲／伸展、前方／後方の並進、（必要に応じて）圧迫である
- Th1の右回旋病変の機能障害を例とする
- 椎骨の屈曲／伸展の機能障害でも行える

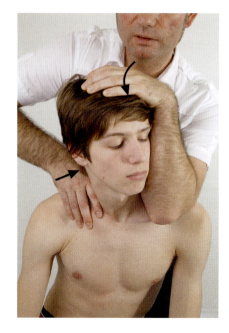

図5.7

- **開始肢位**
- 患者：座位（治療台に座る）
- 療法士：患者の後方に立ち、左下肢（左足か左膝）を、患者の座面の左端にあわせて置く

- **手順**
- 左手：患者の頭部に置き、左前腕を患者の頸部の側方、左肘を肩項部に置く
- 右手：右の僧帽筋にあて、母指を右側からTh2の棘突起に置く
- 両上肢：
  ― 定位期およびマニピュレーションの前：
    ○ 付随的ベクトルを加える。このスラスト法では、より簡単にこれを行う。すなわち、頭部と頸部をまとめて（en bloc）右へ押す代わりに、体幹全体（特にTh2）を左へ（療法士の左下肢を置いた位置まで）押す
    ○ 回旋を生じさせる。すなわち、左手を患者の頭部に置いたまま頭部を左へ回旋し、同時に右母指でTh2の椎骨を右へ回旋する
    ○ 2つのテコ（頭部、体幹）を逆方向に回旋する。Th1/Th2に運動が及ぶまで

- ○ 2つのテコで「動かす」
- ○ 付随的ベクトルを追加する。すなわち屈曲／伸展、圧迫
- ○ 回旋につき最大の抵抗を探す
— 加速期：
- ○ 陽性の付随的ベクトル（1つまたは複数）を進める
- ○ （2つのテコの回旋を通じて）スラストを加える
- ○ 一般に、多くの療法士にとって、患者の頭部に手を置いてスラストを加えることは非常に難しい。このため、右母指でTh2の椎骨にスラストを加えながら、上方のテコ（頭部）を（これに抵抗しながら）緊張させるだけでもよい
- ○ これらは呼息で行う

■ 頸椎（C2-C6）のスラスト法—回旋を主要ベクトルとする

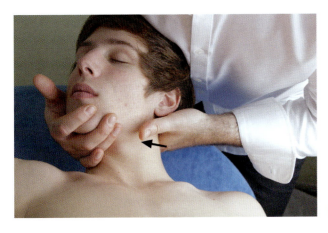

図5.8

> **実践のアドバイス**　左回旋病変を矯正するには右回旋を生じさせる必要があるが、これに先立ち、左側屈（右並進の形をとる）を生じさせる。同方向の回旋と側屈は組み合わせ運動として生じるがゆえに（p.35参照）、**左**側屈に合わせて**左**回旋が生じる。このため、その後右回旋を生じさせても、椎骨はほぼ中立域（ニュートラルゾーン）にある。したがって、患者にとってやさしいスラスト法となる。

- C4の左回旋病変の機能障害を例とする
- 椎骨の屈曲／伸展の機能障害でも行える

- 患者：背臥位
- 療法士：治療台の頭側に立つ。最初は（頭側の）中央、その後（定位期以降）は、患者の左側方で、患椎の高さに立つ

■ 手順
- 左手：まずC4の左関節突起を探して触知する
- 右手：患者の顎を示指と中指の間に置く
- 両上肢：
  — 定位期：
    ○ 右手で患者の顎を少し持ち上げ、右へ回旋する（頭部（の側頭面）を右前腕に載せる）。右上腕と胸郭を患者の頭部にコンタクトし、その後生じさせる運動を良好に制御できるようにする
    ○ 左示指の中手指節関節を、C4の左関節突起の後方に置く
    ○ 頭部および頸椎の回旋（右回旋）を少し戻す
  — マニピュレーションの前：
    ○ 第1の付随的ベクトルとして、C4の左側屈（右並進の形をとる）を生じさせる
    ○ 再度、右回旋を生じさせる。その他の付随的ベクトル（屈曲／伸展、前方／後方の押し、圧迫／牽引）を加え、抵抗を判定する
    ○ その都度、回旋につき抵抗を新たに判定する
  — 加速期：
    ○ 陽性の付随的ベクトルを進める
    ○ 左示指の中手指節関節でスラストを加える。ビリヤードで球を突くように、後方から前方へ

■ 代替法
- 主要ベクトルは側屈
- C4の右側屈病変の機能障害を例とする

開始肢位は先述したのと同じ。手順は次の点が異なる。すなわち
- 左示指の中手指節関節を、C4の左関節突起の外側（先述したよりも外側）に置く
- 第1の付随的ベクトルとして、C4の右回旋を生じさせる（これと組み合わせて右側屈が生じる）
- 右並進を介して左側屈を生じさせる。その他の付随的ベクトル（先述したのと同じ。すなわち屈曲／伸展、前方／後方の押し、圧迫／牽引）を加え、抵抗を調べる

- その都度、側屈につき抵抗を新たに判定する
- 陽性の付随的ベクトルを進める
- 左示指の中手指節関節で、横方向にスラストを加える。すなわち、椎体を通じて、対側の関節突起に向かって

■ 上位頸椎（環椎／後頭）のスラスト法

- **環椎**の右回旋病変の機能障害を例とする（図5.9）

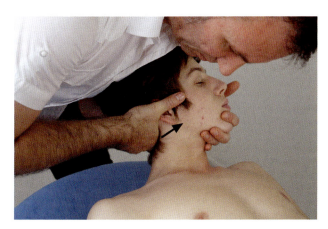

図5.9

- 左手：患者の顎を示指と中指の間に置く（先述の「頸椎（C2-C6）のスラスト法」と同様）
- 患者の頭部（の側頭面）を左前腕に載せる。左上腕と胸郭を患者の頭部にコンタクトし、その後生じさせる運動を良好に制御できるようにする
- 先述の「頸椎（C2-C6）のスラスト法」との相違点
  — 強い屈曲により下位・中位頸椎を緊張させ、弱い伸展により上位頸椎を弛緩させる
  — 右示指の中手指節関節を、右環椎後弓の後方に置く
  — マニピュレーションの前：
    ○ 第1の付随的ベクトルとして、右側屈（左並進）を生じさせる
    ○ 左回旋を生じさせる。その他の付随的ベクトル（屈曲／伸展、前方／後方の押し、圧迫／牽引）を加え、抵抗を調べる
    ○ その都度、回旋につき抵抗を新たに判定する

― 加速期：
  ○ 陽性の付随的ベクトルを進める
  ○ 右示指の中手指節関節でスラストを加える。ビリヤードで球を突くように、後方から前方へ、患者の対側の眼に向かって
  ○ 重要：同時に、これに対抗して（ブレーキのように）、左手と左前腕で、頭部の側面を押す。これにより、環椎と後頭の間で運動が生じる

> **実践のアドバイス**　このスラスト法で特に難しいのは、抵抗の感知、対抗して押すこと、加速である。また、環椎の機能障害を治療する前に、必ずまず頭蓋を検査し、（治療の適応に該当すれば）治療も行う。

■ 別法
- 同様の手順で、**後頭の機能障害**（後頭の右後方変位）の矯正も可能である
  ― その際、右示指の中手指節関節を、右後方から後頭に置く
  ― 手順は、環椎の機能障害の場合と同じ。ただし、加速期で「ブレーキ」のように押すことをしない
  ― 推奨：付随的ベクトルとして、環椎の機能障害の場合よりも大きい並進を生じさせる
- 後頭が右並進位になると、右示指の中手指節関節で後頭（のかなり外側）にコンタクトする。スラストを加える方向は、後方から前方へというより、横方向へ

5.2.2　MET

■ 腰椎の屈曲病変の機能障害のMET
- L4の屈曲・右回旋・右側屈病変の機能障害を例とする

■ 開始肢位
- 患者：右側臥位になり、骨盤を治療台に対して垂直にし、両下肢を上下に重ね、上体をやや後方に回転する（これにより安定性が増し、側臥位が容易になる）

5.2 脊柱　263

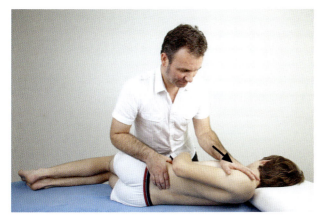

図5.10

- 療法士：患者の前方に立ち、患者の右上肢を引っ張る（牽引と回旋を通じて体幹から上肢にかけての筋筋膜の緊張を取り去る）。その後、患椎(L4)の高さに移動する

手順
- 左手：腹側から患者の左肩に置く。または左前腕を患者の上腕と胸部の間に置く
- 右手：L4/L5（2棘突起と棘間）を触診する

伸展
- 両下肢を介して生じさせる。L4/L5の棘間で伸展を触知するまで

回旋
- 左回旋を生じさせる。その際、患者の上体を後方へ回転する。L4/L5に運動が及ぶまで（その際、L4は連動して回旋するが、L5は動かない）
- 矯正：
  — 緊張期：
    ○ 患者の左肩を軽く後方へ押し、患者にこれに抵抗して前方へ押すよう指示する
    ○ （右回旋位で）等尺性筋収縮を制御し、これを患椎に配分し、患椎で緊張として感知される。その際、患椎で運動を生じさせてはならない
    ○ 3-5秒間この状態を維持する

― 弛緩期：
  ○ 患者に緊張を解くよう指示する
  ○ 少なくとも1-2秒間待つ
  ○ 他動的に肩／上体をゆっくり後方へ動かし、L4の左回旋の新たな運動障壁を探す(その際、L4は連動して回旋するが、L5は動かない)
― 緊張期と弛緩期を繰り返す

側屈
- 右手：側屈矯正のため、患者の両足をつかみ、上方へ(天井に向かって)持ち上げる。L4で運動が生じるまで(その際、L4は連動するが、L3は動かない)。その間、左手でこれらの動きを触診する
- 矯正：
  ― 緊張期：
    ○ 患者の両足を軽く上方へ引っ張り、患者にこれに抵抗して下方へ（床に向かって）押すよう指示する
    ○ （右側屈位で）等尺性筋収縮を制御し、これを患椎に配分し、患椎で緊張として感知される。その際、患椎で運動を生じさせてはならない
    ○ 3-5秒間この状態を維持する
  ― 弛緩期：
    ○ 患者に緊張を解くよう指示する
    ○ 少なくとも1-2秒間待つ
    ○ 他動的に両下肢をゆっくり上方へ動かし、L4の左側屈の新たな運動障壁を探す(その際、L4は連動するが、L3は動かない)
  ― 緊張期と弛緩期を繰り返す
- 屈曲・右回旋・**左**側屈病変の機能障害では、屈曲と回旋の矯正の手順は上述したのと同じ。側屈を正常化するため、両足を下方へ（床に向かって）動かす。患椎で運動が生じるまで(側屈の矯正の緊張期：患者の両足を軽く下方へ押し、患者はこれに抵抗して上方へ緊張を生じさせる)

■ 腰椎の伸展病変の機能障害のMET
- L4の伸展・右回旋・右側屈病変の機能障害を例とする

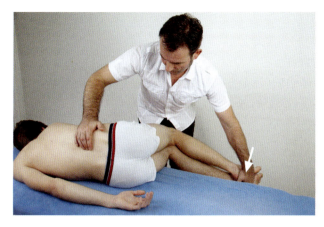

図5.11

■ 開始肢位
- 患者：（座位または腹臥位から）腹臥位と側臥位の混合臥位になる。これにより、腰椎を屈曲・左回旋位にする。両下肢を上下に重ねる
- 療法士：患者の右側方に立つ

■ 手順
- 右手：L4/L5（2棘突起と棘間）を触診する。その後の手順の一部で、左手と交替する

屈曲
- 両下肢を介して生じさせる。L4/L5の棘間で屈曲を触知するまで

回旋
- 左回旋は（開始肢位により）既に生じている
- 矯正：
  — 緊張期：
    ○ 患者の右肩を軽く前方へ押し、患者にこれに抵抗して後方へ押すよう指示する
    ○ （右回旋位で）等尺性筋収縮を制御し、これを椎椎に配分し、椎椎で緊張として感知される。その際、椎椎で運動を生じさせてはならない
    ○ 3-5秒間この状態を維持する

— 弛緩期：
  ○ 患者に緊張を解くよう指示する
  ○ 少なくとも1-2秒間待つ
  ○ 他動的に肩／上体をゆっくり前方へ動かし、L4の左回旋の新たな運動障壁を探す（その際、L4は連動して回旋するが、L5は動かない）
— 緊張期と弛緩期を繰り返す

側屈
- 左手：患者の両足をつかむ（側屈矯正のため）
- 左側屈を生じさせるため、患者の両足を下方へ（床に向かって）下げる。L4に運動が及ぶまで（その際、L4は連動するが、L3は動かない）
- 矯正：
  — 緊張期：
    ○ 患者の両足を軽く下方へ押し、患者にこれに抵抗して上方へ押すよう指示する
    ○ 等尺性筋収縮を制御し、これを患椎に配分し、患椎で緊張として感知される。その際、患椎で運動を生じさせてはならない
    ○ 3-5秒間この状態を維持する
  — 弛緩期：
    ○ 患者に緊張を解くよう指示する
    ○ 少なくとも1-2秒間待つ
    ○ 他動的に両下肢をゆっくり下方へ動かし、L4の左側屈の新たな運動障壁を探す（その際、L4は連動するが、L3は動かない）
  — 緊張期と弛緩期を繰り返す
- 伸展・右回旋・**左**側屈病変の機能障害では、伸展と回旋の矯正の手順は上述したのと同じ。側屈を正常化するため、両足を上方へ（天井に向かって）動かす。患椎に運動が及ぶまで（側屈の矯正の緊張期：患者の両足を軽く上方へ引っ張り、患者はこれに抵抗して下方へ緊張を生じさせる）

> **実践のアドバイス** 以上の2つのMET（腰椎の屈曲／伸展の機能障害のMET）はいずれも、下位腰椎（L3-L5）に適している（その理由は、生じさせる矯正パラメーター（側屈）にある）。ただし、腰椎の可動性が高い患者では、より上位の腰椎でもこれらを行える場合もある。

■ 腰椎／胸椎(L2-Th4)の伸展病変の機能障害のMET

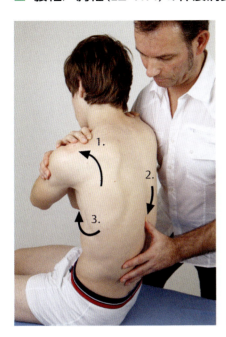

図5.12

- Th11の伸展・左回旋・左側屈病変の機能障害を例とする

■ 開始肢位
- 患者：座位で、両上肢を上体の前で交差させ、両手をそれぞれ対側の肩に置く

> **実践のアドバイス**　療法士は、右側（回旋病変の機能障害の反対側）に立つことが望ましい。

■ 手順
- 右手：患者の左肩に置き、右上肢を患者の上腕と胸部の間に置く
- 左手：母指でTh11/Th12（2棘突起および棘間）を触診する

屈曲
- 患者の上体を介して生じさせる。Th11/Th12の棘間で屈曲を触知するまで
- その際、患者の上体を前屈させるのではなく、いわば前方へ「ロールする」

側屈
- 右側屈を生じさせる
- 重要：患椎が下位に位置するほど、側屈を生じさせるには、より大きく(対側へ)並進する必要がある。これにより、患者(の上体)が「まっすぐ」になり、緊張が弛緩する

回旋
- 右回旋を生じさせる(その際、Th11は連動して回旋するが、Th12は動かない)
- 矯正：
  — 緊張期：
    ○ 患者の左肩を軽く上方へ引っ張り、患者にこれに抵抗して下方へ押すよう指示する
    ○ (左回旋位で)等尺性筋収縮を制御し、これを患椎に配分し、患椎で緊張として感知される。その際、患椎で運動を生じさせてはならない
    ○ 3-5秒間この状態を維持する
    ○ 代替法：患者に伸展または左側屈の方向へ緊張を生じさせるよう指示してもよい
  — 弛緩期：
    ○ 患者に緊張を解くよう指示する
    ○ 少なくとも1-2秒間待つ
    ○ 他動的に肩／上体をゆっくり右回旋・右側屈し、Th11の右回旋・右側屈の新たな運動障壁を探す(その際、Th11は連動するが、Th12は動かない)
  — 緊張期と弛緩期を繰り返す
- Th11の伸展・左回旋・**右**側屈病変の機能障害では、伸展と回旋の矯正の手順は上述したのと同じ。側屈を正常化するため、左側屈(右並進)を生じさせる(緊張期：左回旋・伸展・右側屈病変のいずれかの方向に緊張を生じさせる。弛緩期：空間の面で新たな運動障壁を探す)

■ 腰椎／胸椎（L2-Th4）の屈曲病変の機能障害の MET

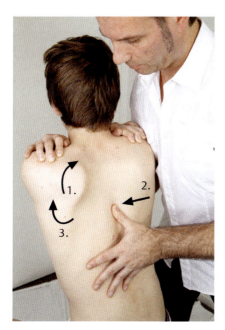

図 5.13

- Th7 の屈曲・左回旋・左側屈病変の機能障害を例とする
- 開始肢位と手順は、先述の「腰椎／胸椎（L2-Th4）の伸展病変の機能障害の MET」と同じ

伸展
- 患者の上体を介して生じさせる。Th7/Th8 の棘間で伸展を触知するまで
- その際、患者の上体を軽く後方へ伸ばす。あるいは、むしろ、坐骨結節を支点として、これを介して上体をやや前方へ引き寄せる

回旋と側屈
- 回旋と側屈の手順は、先述の「腰椎／胸椎（L2-Th4）の伸展病変の機能障害の MET」と同じ。緊張期と弛緩期の手順も先述と同じ
- 屈曲・**左**回旋・**右**側屈（＝逆方向の回旋と側屈の組み合わせ）病変の機能障害では、回旋と側屈の矯正は、先述の「腰椎／胸椎（L2-Th4）の伸展病変の機能障害の MET」の最後で記述したのと同じ

■ 頸椎の伸展病変の機能障害のMET

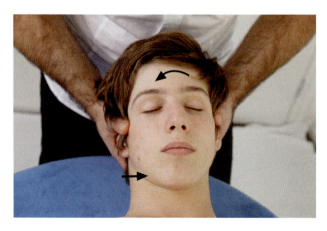

図 5.14

- C3の伸展・左回旋・左側屈病変の機能障害を例とする

■ 開始肢位
- 患者：背臥位
- 療法士：治療台の頭側に座るまたは立つ

■ 手順
- 両手：後頭部を包み、示指と中指を並べてC3/C4の棘間に置き、母指をこめかみ（またはその下方）に置く

屈曲
- 患者の頭部を介して生じさせる。患椎（C3）またはC3/C4の棘間で屈曲を触知するまで

側屈
- 患者の頭部を介して右側屈を生じさせる。C3/C4の棘間で右側屈を触知するまで
- 同時に、左並進を追加する

回旋
- 患者の頭部を介して右回旋を生じさせる。C3/C4の棘間で右回旋を触知するま

で
- 矯正：
  - 緊張期：
    - 左母指で患者の頭部を右へ押し、患者にこれに抵抗して左へ押すよう指示する
    - （左回旋位で）等尺性筋収縮を制御し、これを患椎に配分し、患椎で緊張として感知される。その際、患椎で運動を生じさせてはならない
    - 3-5秒間この状態を維持する
    - 代替法：患者に伸展または左側屈の方向へ緊張を生じさせるよう指示してもよい
  - 弛緩期：
    - 患者に緊張を解くよう指示する
    - 少なくとも1-2秒間待つ
    - 他動的に頭部をゆっくり右回旋・右側屈し、C4の右回旋・右側屈の新たな運動障壁を探す。その際、屈曲位を維持または（可能であれば）やや強める（その際、C3は連動するが、C4は動かない）
  - 緊張期と弛緩期を繰り返す

> **実践のアドバイス** 矯正パラメーターを生じさせる際、棘間の代わりに、後方から患椎の左右の関節突起に指を置いてもよい。この位置で矯正運動を感知した瞬間、次の手順（矯正）を行うべき「開始位置」（Startposition）に達する。

代替法
- C5の伸展・左回旋・左側屈病変の機能障害を例とする
- 患者の開始肢位：上述したのと同じ
- 相違点：
  - 左手：C5/C6の棘間を探して触知する
  - 右手：（スラスト法の手順と同様に）患者の顎を示指と中指の間に置き、以下の手順で、矯正パラメーター（ここでは屈曲と回旋）を生じさせる
  - 緊張期：
    - 患者の頭部（顎）を右へ引っ張り、患者にこれに抵抗して左へ押すよう指示する
  - 等尺性筋収縮を制御し、これを患椎に配分する。その後、3-5秒間この状態を維持する（上述したの同じ）

— 弛緩期：上述したのと同じ

■ 頸椎の屈曲病変の機能障害のMET
- C4の屈曲・左回旋・右側屈病変の機能障害を例とする

■ 手順
- 両手：後頭部を包み、示指と中指を並べて患椎の下の棘間（または患椎の関節突起の後方）に置き、母指をこめかみ（またはその下方）に置く

伸展
- 両手：後頭部を包み、頭部を治療台から少し持ち上げる。その後、頭部を介して伸展を生じさせる。患椎で伸展を触知するまで。その際、療法士は両肘を治療台につけてもよい（図5.15）

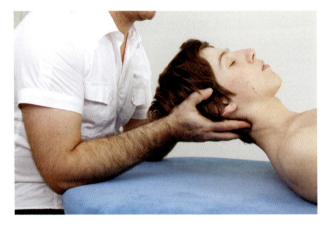

図5.15

側屈と回旋
- 手順（緊張期、弛緩期）は「頸椎の伸展病変の機能障害のMET」と同じ

頸椎・下位頸椎・頸胸椎移行部の伸展病変の機能障害のMET

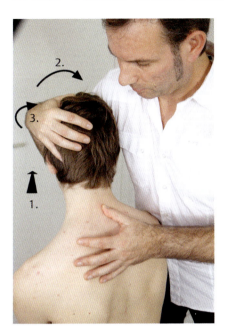

図5.16

- C6の伸展・左回旋・左側屈病変の機能障害を例とする

開始肢位
- 患者：座位
- 療法士：患者の右側方に立つ

手順
- 右手：上腕を前方から患者の額にあて、（ターバンのように）患者の頭部を包囲してつかむ
- 左手：母指と示指でC6/C7（2棘突起と棘間）を触診する

屈曲
- 患者の頭部を介して生じさせる。C6/C7の棘間で屈曲を触知するまで

側屈
- 右側屈を生じさせる。C6/C7の棘間でこれを触知するまで

回旋
- 右回旋を生じさせる(その際、C6は連動して回旋するが、C7は動かない)
- 矯正：
  — 緊張期：
    ○ 患者の頭部を軽く右へ引っ張り、患者にこれに抵抗して左へ押すよう指示する
    ○ (左回旋位で)等尺性筋収縮を制御し、これを患椎に配分し、患椎で緊張として感知される。その際、患椎で運動を生じさせてはならない
    ○ 3-5秒間この状態を維持する
    ○ 代替法：患者に伸展または左側屈の方向へ緊張を生じさせるよう指示してもよい
  — 弛緩期：
    ○ 患者に緊張を解くよう指示する
    ○ 少なくとも 1-2 秒間待つ
    ○ 他動的に頭部／頸椎を右回旋・右側屈し、C6/C7の右回旋・右側屈の新たな運動障壁を探す。その際、屈曲位を維持または(可能であれば)やや強める(その際、C6は連動するが、C7は動かない)
  — 緊張期と弛緩期を繰り返す

■ 頸椎・下位頸椎・頸胸椎移行部の屈曲病変の機能障害のMET
- C6の屈曲・左回旋・左側屈病変の機能障害を例とする
- 開始肢位および手順は、先述の「頸椎・下位頸椎・頸胸椎移行部の伸展病変の機能障害のMET」と同じ

伸展
- 伸展の検査(p.180-1)と同様に、後方下方へ押して生じさせる

側屈
- 右側屈を生じさせる。C6/C7の棘間でこれを触知するまで
- 必要に応じて、左並進を追加する

回旋
- 右回旋を生じさせる（その際、C6は連動して回旋するが、C7は動かない）
- 緊張期と弛緩期は、先述の「頸椎・下位頸椎・頸胸椎移行部の伸展病変の機能障害のMET」と同じ

■ 後頭の後方変位（Occiput posterior）のMET
- 後頭の左の後方変位（屈曲位）の機能障害を例とする

■ 開始肢位
- 患者：背臥位
- 療法士：治療台の頭側に座る

■ 手順
- 両手：後頭部を包み、頭部を治療台から持ち上げる（中位・下位頸椎を「緊張」させるため）

伸展
- 伸展を生じさせるため、療法士は、両肘を治療台につき、患者の後頭／頭部を前方へ押す（顎が他動的に前方へ突き出る）。後頭の左側で伸展を触知するまで

側屈
- 頭部の右並進を介して、左側屈を生じさせる。後頭の左側で左側屈を触知するまで
- これと組み合わせて、OAA（後頭・環椎・軸椎）領域で、後頭の右回旋が自動的に生じる。その際、左の後頭顆が前方へ動く

回旋
- 側屈を通じて、既に右回旋は生じている（組み合わせ運動）。これにより、左の後頭顆が前方へ動く
- 矯正：
  ― 緊張期：
    ○ 患者に、抵抗して（頭部を）下方へ（自分の足に向かって）押すよう指示する
    ○ （屈曲位で）等尺性筋収縮を生じさせる。これは後頭で緊張として感知される。その際、頭部関節（環椎後頭関節）で運動を生じさせてはならない

- ○ 3-5秒間この状態を維持する
— 弛緩期：
  - ○ 患者に緊張を解くよう指示する
  - ○ 少なくとも1-2秒間待つ
  - ○ 特に頭部の右並進（右回旋に続いて生じる）を強める。その際、頭部を伸展位で維持する。または（可能であれば）伸展位で矯正を行い、新たな運動障壁を探す（その際、後頭は連動するが、環椎は動かない）
— 緊張期と弛緩期を繰り返す

■ 後頭の前方変位（Occiput anterior）のMET
- 後頭の右の前方変位（伸展位）の機能障害を例とする
- 手順は、基本的に先述の「後頭の後方変位のMET」と同じであるが、以下の点が異なる。
  — 屈曲を生じさせる際、後頭／頭部を後方へ引っ張る（顎が他動的に動き二重あごになる）。後頭の右側で屈曲を触知するまで
  — 左側屈は、頭部の右並進を介して生じさせる。これと組み合わせて、OAA（後頭・環椎・軸椎）領域で、後頭の右回旋が自動的に生じる。その際、右の後頭顆が後方へ動く
  — 緊張期に、患者に上方（療法士の方）を見るよう指示する
  — 弛緩期に、特に頭部の右並進（右回旋に続いて生じる）を強める。その際、頭部を屈曲位で維持する。または（可能であれば）屈曲位で矯正を行い、新たな運動障壁を探す（その際、後頭は連動するが、環椎は動かない）

■ 環椎のMET
- 環椎の右回旋病変の機能障害を例とする

■ 開始肢位
- 患者：背臥位
- 療法士：治療台の頭側に座る

■ 手順
- 両手：指（複数）で左右の環椎後弓を包み、頭部を治療台から持ち上げる（中位・下位頸椎を「緊張」させるため）。母指をこめかみ（またはその下方）に置く

回旋
- 左回旋を生じさせる。環椎でこれを触知するまで
- 矯正：
  — 緊張期：
    ○ 右母指で患者の頭部を左へ押し、患者にこれに抵抗して右へ押すよう指示する
    ○ （右回旋位で）等尺性筋収縮を制御し、これを環椎に配分し、環椎で緊張として感知される。その際、環椎で運動を生じさせてはならない
    ○ 3-5秒間この状態を維持する
  — 弛緩期：
    ○ 患者に緊張を解くよう指示する
    ○ 少なくとも1-2秒間待つ
    ○ 他動的に左回旋をゆっくり強め、新たな運動障壁を探す
  — 緊張期と弛緩期を繰り返す

5.3 肋骨

5.3.1 スラスト法

■ 肋骨のスラスト法
- このスラスト法は、肋骨（第2肋骨以下）の吸息／呼息の機能障害を有する場合に行う
- スラスト法の目的は、牽引力を用いた肋椎関節の矯正である
- 左の第4肋骨の機能障害を例とする

■ 開始肢位
- 患者：治療台の右半分で背臥位になり、両上肢を上体の前で交差させ（対側の上肢を上側にし、両肘を重ねる）、両手をそれぞれ対側の肩に置く。両下肢は曲げても伸ばしてもよい
- 療法士：患者の右側方に立ち（左下肢を前へ踏み出す）、頭側から自分の胸骨を患者の上側の肘に置く

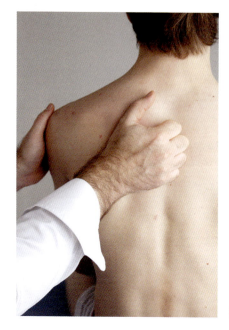

図 5.17

■ 手順
- 左手：指（複数）を尾側に向け、患者の頸胸椎移行部に置く
- 左前腕：患者の後頭部に置く
- 右手：「楔の手」にし、指（複数）で触診し、左の第4肋骨の肋椎関節を探す。その後、この部分に母指球を置き、手を拳状に握る（または広げる）
- 両上肢：
  — 定位期：
    ○ 患者の上体（場合によっては左大腿まで）を持ち上げ、自分の方へ回転し、「楔の手」（右手）を置く
    ○ 患者の上体を元の方向に回転する。患者の上体をゆっくり「楔の手」の上に置く
    ○ 肋骨の抵抗を調べる
  — マニピュレーションの前：
    ○ 付随的ベクトルを生じさせる

> **実践のアドバイス**　胸部は高い弾力性を有する。胸部を「安定」させるため、圧迫力を用いることが望ましい。圧迫力は（胸部を介して）背側へ生じさせる。これは、「楔の手」の並進、すなわち自分（療法士）の方へ向かって並進（同時に自分から離れる方向へ側屈）させることで生じさせる。
> 　さらに、同側の回旋も、しばしば胸部の安定に役立つ。これには、呼吸の期が影響すると考えられる（吸息期に胸部の硬直性は増す）。

― 加速期：
　○ 陽性の付随的ベクトルを進める
　○ 軽い圧迫（牽引）
　○ 背頭側（dorsocranial）へスラスト
　○ 重要：同時に、肋骨に置いた手を回内する（スラストの意味を持った回内）

> **実践のアドバイス**　「胸椎のスラスト法―ドッグ・テクニック」の代替法（p.253）と同様、この肋骨のスラスト法も、患者の上体を持ち上げずに行うことができる。その際、左前腕を患者の両肘に置き、両肘を介してそれぞれの運動コンポーネントを生じさせる。また、上位肋骨（第2-4肋骨）では、両肘を介する代わりに、左胸部を介してスラストを加えてもよい。その際、左手を「楔の手」（右手）の対側に置く。また、抵抗を増やすため、患者の上体をやや伸展位にする、あるいは加速期に患者に頭部を持ち上げるよう指示してもよい。

■ 第1肋骨のスラスト法
- 第1肋骨の吸息／呼息の機能障害では、上述の肋骨のスラスト法に少し調整を加える
- 第1肋骨の呼息病変の機能障害では、位置が「高く」なった肋骨結節を、下方へ矯正する。また、第1肋骨の吸息病変の機能障害では、肋骨体の外側部にコンタクトし、これにスラストを加える
- 右の第1肋骨の機能障害を例とする

■ 開始肢位
- 患者：座位
- 療法士：患者の左後方に立つ（左下肢（左足か左膝）を、患者の座面の左端にあわせて置く）

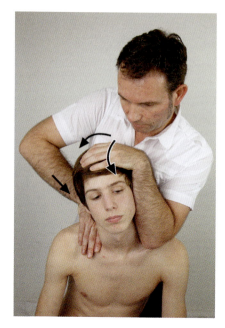

図5.18

■ 手順
- 左手：患者の頭部に置き、左前腕を患者の頸部の側方に、左肘を肩項部に置く
- 右手：
  — 呼息の機能障害では、示指のMCP（中手指節関節）を、右の第1肋骨の肋骨結節に置く
  — 吸息の機能障害では、示指のMCP（中手指節関節）を、右の第1肋骨の肋骨体の外側部に置く
- 両上肢：
  — 定位期：
    ○ 「胸腰椎移行部のスラスト法」（p.251以下）と同様に、体幹全体を左へ（療法士の左下肢を置いた位置まで）押し、頭部と頸部をまとめて（en bloc）右へ押す
    ○ 示指で第1肋骨を押し、抵抗を調べる

インフォメーション 以下の手順では、2つのテコ（体幹、頸部）の強めの並進、側屈（頸椎を肋骨に近づける）、回旋（頸椎を肋骨から遠ざける）を生じさせる。

— マニピュレーションの前：
  ○ 付随的ベクトルを加える。すなわち、屈曲／伸展、圧迫、吸息／呼息
  ○ 最大の抵抗を探す
— 加速期：
  ○ 陽性の付随的ベクトル（1つまたは複数）を進める
  ○ 第1肋骨にスラストを加える
  ○ スラストの方向：尾側内側へ

5.3.2 MET

　肋骨のMETのうち、吸息病変の機能障害で行うMETと、呼息病変の機能障害で行うMETは異なる。前者では、筋活動の亢進による自動的矯正を行う。後者では、筋を等尺性収縮後に弛緩させ、その後、他動的な徒手矯正を行う。METを行う筋は、等尺性収縮を生じさせる前に、軽く「伸張」しておく。METを行う筋およびこれを伸張する方法は次のとおりである（筋の解剖学はp.52、p.80以下を参照）。

- 前斜角筋と中斜角筋：頸椎を対側へ側屈する
- 後斜角筋：頸椎を対側へ側屈する
- 小胸筋：肩の引き込み。すなわち肩を後方へ押す
- 大胸筋：肩の外旋／外転。すなわち、患者は片手を頭部の後面に置き、療法士は患者の肘を介して患者の上肢を後方へ動かす
- 前鋸筋：胸郭から肩甲骨を押す。すなわち、患者は片手を対側の肩に置き、療法士は患者の肘を介して後方へ押しを加える

> **実践のアドバイス**　通常、第1および第2肋骨のMETは、斜角筋群（前斜角筋、中斜角筋、後斜角筋）に対して行う。その他の上位・中位肋骨のMETは、胸筋群（小胸筋、大胸筋）に対して行う。

　以下に述べる全ての肋骨のMETの開始肢位（患者、療法士）は共通である。

■ 開始肢位
- 患者：1.背臥位、または2.座位
- 療法士：1.治療台の頭側に座るまたは立つ、または2.患者の後方に立つ

■ 第4肋骨の呼息病変の機能障害のMET

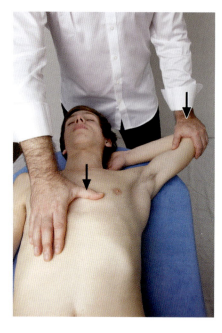

図5.19

- 左の第4肋骨の呼息病変の機能障害を例とする

■ 手順
- 右手：定位のため、左の第4肋骨の肋骨体の前部を探し、母指（の広い面）を第5肋骨に置く
- 左手：第4肋骨の停止筋のいずれか（ここでは大胸筋）を、先述（p.281）の伸張の方法で、予め伸張しておく
- 両上肢：
  — 緊張期：
    ○ 呼息病変の機能障害の矯正は、緊張期に行う
    ○ すなわち、患者の上肢を筋（大胸筋）が伸張される方向へ押し、患者にこれに抵抗して緊張を生じさせながらゆっくり息を吸うよう指示する
    ○ 等尺性筋収縮と吸息を制御し、これらを配分し、第5肋骨で感知される。その際、母指で第5肋骨を固定し、第4肋骨が吸息および筋緊張により最大限に矯正されるようにする
    ○ 吸息と等尺性筋収縮を3-5秒間維持する

― 弛緩期：
  ○ 患者に緊張を解き、息を深く吐くよう指示する。その際、母指を背側に動く第5肋骨に従わせる
  ○ その後、筋（大胸筋）がさらに伸張される位置に（上肢を）動かす
― 緊張期と弛緩期を繰り返す

■ 第3肋骨の吸息病変の機能障害のMET
- 左の第3肋骨の吸息病変の機能障害を例とする

■ 手順
- 右手：定位のため、左の第3肋骨の肋骨体の前部を探し、母指（の広い面）を第3肋骨に置く
- 左手：第3肋骨の停止筋または起始筋を、先述（p.281）の伸張の方法で、予め伸張しておく
- 両上肢：
  ― 緊張期：
    ○ 筋のミオテンシブな（筋緊張状態の）矯正を行う
    ○ すなわち、患者の上肢を筋が伸張される方向へ押し、患者にこれに抵抗して緊張を生じさせゆっくり息を吸うよう指示する
    ○ 等尺性筋収縮と吸息を制御し、これらを第3肋骨に配分し、第3肋骨で感知される
    ○ 重要：吸息病変の機能障害では、過剰に患者に息を深く吸うことや強く緊張を生じさせるよう指示しない。第3肋骨で等尺性筋収縮と吸息を感知すれば、直ちにこれらを停止する
    ○ 吸息と等尺性筋収縮を3-5秒間維持する
  ― 弛緩期：
    ○ 吸息病変の機能障害の矯正は、弛緩期に行う
    ○ すなわち、患者に緊張を解き、ゆっくり深く息を吐くよう指示する。その際、母指を背側に動く第3肋骨に従わせる。さらに、母指でやさしく押し、他動的に第3肋骨を矯正する。次の吸息で、この状態を維持する
    ○ 筋がさらに伸張される位置に（上肢を）動かす
  ― 緊張期と弛緩期を繰り返す

■ 第1肋骨の吸息病変の機能障害のMET

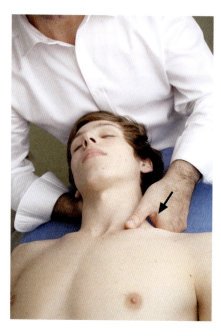

図 5.20

- 左の第1肋骨の吸息病変の機能障害を例とする

■ 手順
- 左手：示指のMCP（の広い面）を、左の第1肋骨の肋骨体の外側部に置く
- 右手：患者の後頭部に置く
- 両上肢：
  - 緊張期：
    - 頸椎を側屈し、筋を予め伸張する（p.281）。患者にこれに抵抗して緊張を生じさせゆっくり息を吸うよう指示する
    - 等尺性筋収縮と吸息を制御し、これらを第1肋骨に配分し、第1肋骨で感知する
    - 重要：吸息病変の機能障害では、過剰に息を深く吸うことや強い緊張を生じさせることを患者に指示しない。第1肋骨で等尺性筋収縮と吸息を感知すれば、直ちにこれらを停止する
    - 吸息と等尺性筋収縮を3-5秒間維持する

― 弛緩期：
  ○ 吸息病変の機能障害の矯正は、弛緩期に行う
  ○ すなわち、患者に緊張を解き、ゆっくり深く息を吐くよう指示する。その際、左手を尾側に動く第1肋骨に従わせる。さらに、示指でやさしく押し、他動的に第1肋骨を矯正する。次の吸息で、この状態を維持する
  ○ 筋がさらに伸張される位置に（頸椎を）動かす
― 緊張期と弛緩期を繰り返す

> **実践のアドバイス**　第1肋骨の呼息病変の機能障害では、母指（の広い面）を第2肋骨に置き、上述と同じ手順でMETを行う。METを行う筋は、前斜角筋と中斜角筋である。これらの筋の緊張と吸息を通じて、第1肋骨を矯正する。

5.4 上肢

5.4.1 上肢帯

　原則として、肩関節自体の治療を行う前に、まず上肢帯全体（関節およびその他の構造）の検査（必要であれば治療）を行うべきである。（急性の）肩峰下腔構造の刺激は、さまざまな障害の連鎖の結果として生じることが多い。このため、まず原因となる連鎖を治療（矯正）し、刺激された組織を再生させる。そうすれば、患部（肩峰下腔組織など）への施術はわずかですむ。すなわち、その後の治療において、初回のセッションだけでよい場合もあるし、患部の治療が不要な場合さえある（これが理想である）。

> **実践のアドバイス**　四肢（上下肢）の治療を行う前に、まず体幹の検査を行う。体幹に機能障害が存在すれば、原則として、まずこれを矯正する。ただし、四肢（＝末梢）から体幹（＝中心）への「上行連鎖」（p.441）により生じる機能障害は例外である。

■ 胸鎖関節の胸骨端前方変位のモビリゼーション
● 右の鎖骨の胸骨端前方変位を例とする

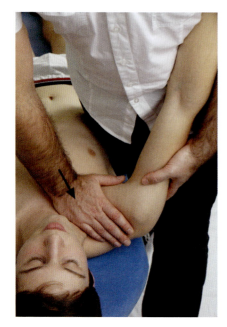

図5.21

■ 開始肢位
- 患者：治療台の右端で背臥位になる
- 療法士：患者の右側方で、患者の胸部と上肢の間に立ち、患者の前腕を自分の上腕と胸部の間に挟み固定する

■ 手順
- 左手：外側から肩をつかむ
- 右手：母指球から小指球までの部分を、鎖骨の胸骨端（内側端）に置く
- 離開：左手で軽く外側へ牽引する。牽引が胸鎖関節に及ぶまで
- 矯正：
  ― モビリゼーション期：
    ○ 患者に、まず息を吸い、次に息を深く吐くよう指示する。呼息の間、鎖骨が背側に動くのに従い、この方向へ他動的にやさしくモビリゼーションする
    ○ 患者に、再び息を吸うよう指示する。吸息の間、鎖骨を背側の位置でやさしく固定する

○ 次の呼息で、再び鎖骨が背側へ動くのに従い、やさしくモビリゼーションする
— これら2期（呼息と吸息）を繰り返す。鎖骨の背側への可動性が改善されるまで
— 終了：患者に息を深く吸うよう指示する。吸息の間、鎖骨を（最大限に）背側の位置で維持し、その後、ゆっくり固定をゆるめる

■ 胸鎖関節の胸骨端上方変位のモビリゼーション

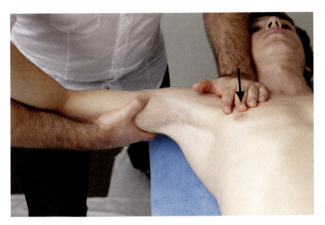

図5.22

● 右の鎖骨の胸骨端上方変位を例とする

■ 開始肢位
● 患者：治療台の右端で背臥位になる
● 療法士：治療台の頭側に立つ（右下肢を前へ踏み出す）

■ 手順
● 左手：母指球を、頭側から鎖骨の胸骨端（内側端）に置く
● 右手：患者の上腕をつかみ、患者の前腕を右上肢に載せる。その際、肩関節を90度以上外転しないこと（重要）
● 離開：右手で軽く外側へ牽引する。牽引が胸鎖関節に及ぶまで
● 矯正：モビリゼーション期の手順は、上述したのと同じ。ただし、呼息の間、鎖骨が尾側に動くのに従い、この方向へ鎖骨をモビリゼーションする

実践のアドバイス　原則として、以上の2つは、あくまでもモビリゼーションとして（呼吸に合わせて）行う。ただし、モビリゼーション中にきわめて硬い抵抗が感知される場合、スラストを追加してもよい。すなわち、まず関節の抵抗を探し、呼息の間にこの抵抗を強め、予め（関節周囲の）組織を緊張させ、それからモビリゼーションと同じ方向にスラストを加える。

■ 胸鎖関節の胸骨端後方変位のモビリゼーション

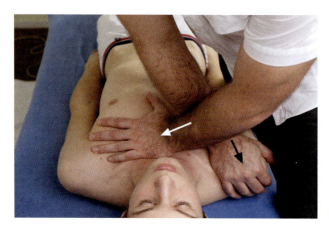

図5.23

- 右の鎖骨の胸骨端後方変位を例とする

■ 開始肢位
- 患者：治療台の右端で背臥位になる
- 療法士：患者の右側方で、上肢帯の高さに立つ

■ 手順
- 左手：手を広げて胸骨に置く
- 右手：手を広げて右肩に置く
- 両前腕：空中で交差させる
- 離開：モビリゼーション中に右手で行う
- 矯正：
  ― モビリゼーション期：
    ○ 患者に、まず息を吸い、次に息を深く吐くよう指示する。呼息の間、胸骨端が

    - 背側に動くのに従い、この方向へ他動的にやさしくモビリゼーションする
    ○ 肩とともに鎖骨の肩峰端（外側端）を背側へモビリゼーションする（これにより鎖骨の内側端が腹側（＝矯正方向）に持ち上げられる）
    ○ 患者に、再び息を吸うよう指示する。吸息の間、胸骨と肩（と鎖骨の肩峰端）を背側の位置でやさしく固定する
    ○ 次の呼息で、再び胸骨端が背側に動くのに従い、やさしくモビリゼーションする。また、肩（と鎖骨の肩峰端）を再び背側へモビリゼーションする
  ― これら2期（呼息と吸息）を繰り返す
  ― 終了：患者に息を深く吸うよう指示する。吸息の間、胸骨と肩（と鎖骨の肩峰端）を（最大限に）背側の位置で維持し、その後、ゆっくり固定をゆるめる

■ 代替法
- 組織の抵抗がきわめて硬い場合や、上述のモビリゼーションで鎖骨の可動性が十分に改善されない場合、以下の代替法を行う
- 患者：治療台の右端で背臥位になる
- 療法士：患者の右側方で、患者の胸部と上肢の間に立ち、患者の前腕を自分の上腕と胸部の間に挟み固定する
- 左手：外側から肩をつかむ
- 右手：指（複数）を、胸骨（鎖骨より上方の部分）に置く
- 離開：左手で軽く外側へ牽引する
- 矯正：
  ― モビリゼーション期：
    ○ 左手で、上肢帯を、大きく弧を描いて上方および前方へ（胸部から離すように）動かす。これにより鎖骨下腔が広がる。そこへ右手の指（複数）を（楔を打ち込むように）入れる（鎖骨の後方まで。図5.24）
    ○ その後、鎖骨をゆっくり背側に動かす。鎖骨が楔（右手の指）にあたるまで
    ○ これにより、鎖骨の胸骨端（内側端）が腹側へモビリゼーションされる。モビリゼーションを強化するには、患者の上肢を軽く水平外転する
  ― これらの手順（モビリゼーションとして行う）を数回繰り返す

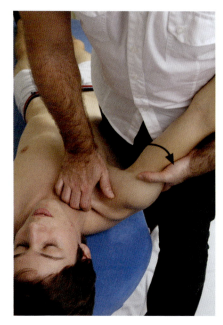

図5.24

■ 鎖骨の前方回旋病変のモビリゼーション（図5.25）
- 鎖骨の回旋は、胸鎖関節および肩鎖関節で生じる運動であり、複合体としての肩の中で比較的大きく重要な運動である。
- 右の鎖骨の前方回旋病変の機能障害を例とする

■ 開始肢位
- 患者：座位
- 療法士：患者の右後方に立つ

■ 手順
- 左手：4指を腹側尾側から鎖骨の外側部に置き、母指を背側尾側から肩甲棘に置く
- 右手：患者の右前腕をつかむ

5.4 上肢　291

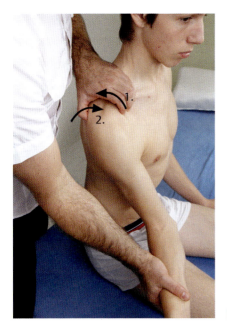

図5.25

- 矯正：
  - モビリゼーション期：
    - 右手で患者の肩を外旋する。鎖骨の後方回旋が左手の4指に触知されるまで
    - 左手の4指を鎖骨の運動に従わせ、得られた可動性を維持しながら固定する一方、右手で患者の肩を内旋する（肩甲骨が頭側・前方へ動くのが左手の母指に触知されるまで）
    - 左手の母指を肩甲骨の運動に従わせる。右手で再び肩を外旋し、その間、肩甲骨をこの位置で固定する
    - 肩の外旋／内旋を繰り返す。鎖骨の可動性が改善されるまで
    - 肩の外旋／内旋により得られた位置で、その都度、鎖骨を数秒間維持する

■ 鎖骨の後方回旋病変のモビリゼーション

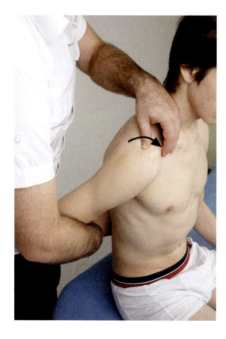

図5.26

- 右の鎖骨の後方回旋病変の機能障害を例とする

■ 開始肢位
- 患者：座位
- 療法士：患者の右後方に立つ

■ 手順
- 左手：母指を背側頭側から鎖骨の外側部に置く
- 右手：患者の右前腕をつかむ
- 矯正：
  ― モビリゼーション期：
    ○ 右手で患者の肩を内旋する。鎖骨の前方回旋が左手の母指に触知されるまで
    ○ 左手の母指を鎖骨の運動に従わせ、得られた可動性を維持しながら固定する一方、右手で患者の肩を外旋する（これに伴い肩甲骨が尾側・後方へ動く）
    ○ 肩の外旋／内旋を繰り返す。鎖骨の可動性が改善されるまで

○ 肩の外旋／内旋により得られた位置で、その都度、鎖骨を数秒間維持する

■ 肩鎖関節病変のスラスト法

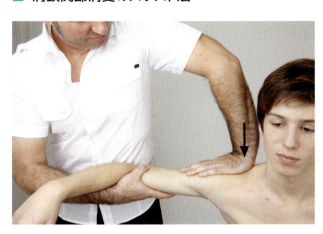

図 5.27

- 肩鎖関節は、転倒（上肢や肩をぶつける）により、大きな力の作用を受けることがある。また、肩鎖関節は、半関節であり、関節包や強く張った靱帯により可動性を大きく制限されている（p.77）
- こういったことの結果として、肩鎖関節の機能障害や構造的損傷が生じることがある。構造的損傷が疑われる場合、画像検査でその有無を明らかにし、可能性を排除する（鎖骨骨折、肩鎖関節損傷（Tossyの分類。p.237）など）。損傷がなければ、あるいは軽度（Tossyの分類で）であれば、以下のスラスト法を行う
- 右の鎖骨の頭側変位を例とする

■ 開始肢位
- 患者：座位
- 療法士：患者の右後方に立つ

■ 手順
- 左手：母指球から小指球までの部分を鎖骨の外側端に置き、指を外側に向ける
- 右手：患者の右上肢をつかみ、約90度外転する
- 離開：右手で外側へ牽引する

- 矯正：
  - 定位期：
    - 鎖骨を肩鎖関節内部で尾側へモビリゼーションする
  - マニピュレーションの前：
    - 最大の抵抗を探す
  - 加速期：
    - 抵抗を強める
    - これにより予め組織を緊張させる
    - スラストを尾側へ加える

■ 肩甲胸郭関節のモビリゼーション

- 肩甲骨の運動は、肩甲上腕リズムにとって重要であり、さらに上肢帯の機能の統一性にとっても重要である。
- 肩甲骨の変位や可動性低下は、上肢帯の構成部分の間の微妙な相互作用に変化をもたらす

■ 開始肢位
- 開始肢位（患者、療法士）、手の位置：「肩甲胸郭関節の検査」（p.192）を参照

■ 手順
- 直接法：可動性制限のある方向に肩甲骨をモビリゼーションする
- 関節全体のモビリゼーション：肩甲骨を胸郭から離すように持ち上げる

　肩甲胸郭関節の検査および治療では、**図5.28**に示す通り、後腋窩ヒダ（腋窩陥凹）を触診する。

> **実践のアドバイス**　肩や上肢に問題を有する患者の治療では、筋筋膜の非対称性および刺激が重要である（p.91）。このため、上肢帯および上肢の筋・筋膜の状態を検査し、適応に該当すれば治療する。特に回旋筋腱板の筋は重要であり、肩腕症候群ではこれらの筋に異常が認められる（トリガーポイントなど。p.448以下）。
> 　さらに、腋窩の治療も重要である。腋窩には腋窩筋膜（腋窩裂の底部を形成している）がある。腋窩筋膜は、上肢の神経や血管の出入口がある一方、他の筋膜（胸膜筋膜（前腋窩ヒダ）、背筋筋膜、上腕筋膜）と直接連続している。

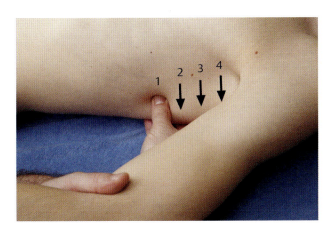

図 5.28 前鋸筋(1)、広背筋(2)、大円筋(3)、肩峰下筋(4)

■ 肩関節(上腕骨)のモビリゼーション
- 右上腕骨の前方変位を例とする

■ 開始肢位
- 患者：治療台の右端で背臥位になる
- 療法士：患者の右側方で、患者の胸部と上肢の間に立つ（右下肢を前方へ踏み出し、（楔のように）患者の腋窩にあてる）

■ 手順
- 左手：上腕の遠位部をつかむ
- 右手：腹側から上腕骨頭に置く
- 離開：上肢を牽引し、楔（右下肢）を置いた状態で内転する
- 矯正：
  - モビリゼーション期：
    - 右手で上腕骨頭を後方へモビリゼーションする。関節の抵抗が感知されるまで
    - このモビリゼーションを繰り返す
  - 任意で**マニピュレーション期**に移行する：
    - 抵抗を強める
    - これにより予め組織を緊張させる
    - スラストを後方へ加える

■ 肩関節の全体的なモビリゼーション

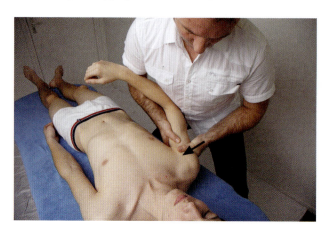

図5.29

- このモビリゼーションは、**圧迫下モビリゼーション**ともいえる。運動振幅および回数を調整すれば、肩関節症や強直性腱障害（凍結肩 "frozen shoulder"）を有する場合でも行うことができる
- また、外傷後（ただし医師による原因解明が必要）に、線維軟骨性の**関節唇**を伸張し再形成する目的で行うこともできる
- 右肩関節の機能障害を例とする

■ 開始肢位
- 患者：治療台の右端で背臥位になる
- 療法士：患者の右側方に立つ（左下肢を前へ踏み出す）

■ 手順
- 左手：外側から上腕の近位部をつかむ
- 右手：内側から上腕の近位部をつかむ
- 矯正：
  ― モビリゼーション期：
    ○ 両手で（身体も使って）、上腕骨頭を関節窩に向かって押す
    ○ この圧迫を維持したまま、上腕骨を全方向にモビリゼーションする

5.4.2 肘関節

■ 肘関節の回内病変の機能障害のMET

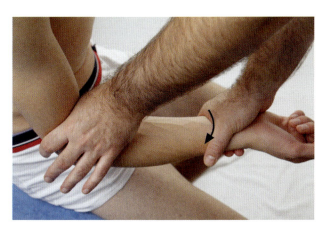

図5.30

- 右肘関節の回内病変の機能障害を例とする

■ 開始肢位
- 患者：治療台の端に座り、右肘関節を90度に屈曲する
- 療法士：患者の前方に立つ

■ 手順
- 左手：腹側から肘関節に置く
- 右手：前腕の遠位部に置く

回外
- 右手で、前腕の遠位部を最終可動域に置く
- 両上肢：
  — 緊張期：
    ○ 前腕を回外の方向へ回し、患者にこれに抵抗して内側へ回すよう指示する
    ○ （回内位で）等尺性筋収縮を制御し、これを肘関節に配分し、肘関節で緊張として感知する。その際、肘関節で運動を生じさせてはならない
    ○ 3-5秒間この状態を維持する

― 弛緩期：
　○ 患者に緊張を解くよう指示する
　○ 少なくとも 1-2 秒間待つ
　○ 患者の前腕をゆっくり回外の方向へ動かし、回外の新たな運動障壁を探す
― 緊張期と弛緩期を繰り返す

■ 肘関節の回外病変の機能障害のMET

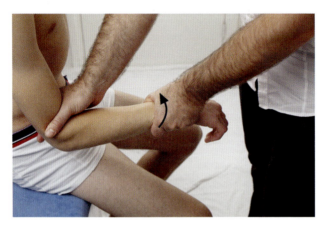

図 5.31

- 右肘関節の回外病変の機能障害を例とする
- 開始肢位および手順は、先述の「肘関節の回内病変の機能障害のMET」と同じである。相違点は、矯正のための回内を生じさせる際、前腕を回内の方向へ回し、回外位で等尺性筋収縮を制御することである

■ 肘関節の外転病変の機能障害のスラスト法

- 右肘関節の外転病変の機能障害を例とする（p.194 の **図 4.18** を参照）

■ 開始肢位
- 患者：座位
- 療法士：患者の前方に立ち、患者の右前腕を自分の左上肢と胸部の間に挟む

■ 手順
- 右手：手を広げ、母指球を内側から上腕の遠位部に、小指球を前腕の近位部に置き、他の指を背側から肘関節に置く
- 左手：外側から肘関節のやや下方に置く
- 離開：肘関節をやや屈曲し、外側靱帯を弛緩させる
- 矯正：
  - ― 定位期：
    - 肘関節を内側から外側へ（＝内転の方向へ）モビリゼーションする
  - ― マニピュレーションの前：
    - 最大の抵抗を探す
  - ― 加速期：
    - 抵抗を強める
    - これにより予め組織を緊張させる
    - スラストを外側へ加える

■ 代替法
- 患者：治療台の右端で背臥位になる
- 療法士：患者の右側方で、治療台の頭側に向かって立ち（右下肢を前へ踏み出す）、右肘を自分の大腿に置き（または骨盤にあて）、右前腕を水平にする
- 右手：手を広げ、母指球を内側から上腕の遠位部に、小指球を前腕の近位部に、他の指を背側から肘関節に置く（**図5.32**）
- 左手：腹側から前腕の遠位部をつかむ（指を橈側に向ける）
- 手順：上述の手順（患者が座位の場合）と同じ

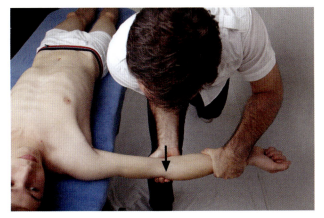

図5.32

■ 肘関節の内転病変の機能障害のスラスト法

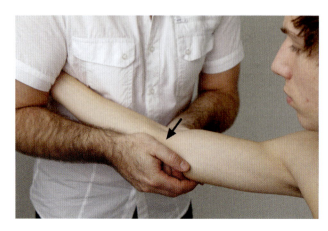

図5.33

- 右肘関節の内転病変の機能障害を例とする

■ 開始肢位
- 患者：座位
- 療法士：患者の前方に立ち、患者の右前腕を自分の右上肢と胸部の間に挟む

■ 手順
- 左手：手を広げ、母指球を外側から上腕の遠位部に、小指球を前腕の近位部に、他の指を背側から肘関節に置く
- 右手：内側から肘関節の少し下方に置く
- 離開：肘関節をやや屈曲し、外側靭帯を弛緩させる
- 矯正：
  — 定位期：
    ○ 肘関節を外側から内側へ（＝外転の方向へ）モビリゼーションする
  — マニピュレーションの前：
    ○ 最大の抵抗を探す
  — 加速期：
    ○ 抵抗を強める
    ○ これにより予め組織を緊張させる
    ○ スラストを内側へ加える

代替法
- 患者：治療台の右端で背臥位になる
- 療法士：患者の右側方で、治療台の頭側に向かって立ち（右下肢を前へ踏み出す）、右肘を自分の大腿に置き（または骨盤にあて）、右前腕を水平にする
- 右手：手を広げ、母指球を外側から上腕の遠位部に、小指球を前腕の近位部に、他の指を背側から肘関節に置く
- 左手：腹側から前腕の遠位部をつかむ（指を尺側に向ける）
- 手順：上述の手順（患者が座位の場合）と同じ

橈骨頭の後方変位のスラスト法

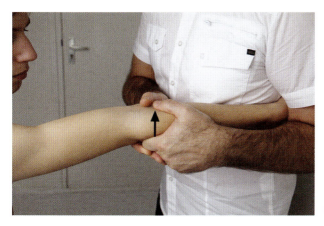

図5.34

- 右橈骨頭の後方変位を例とする

開始肢位
- 患者：座位
- 療法士：患者の前方に立ち、患者の右前腕を自分の左上肢と胸部の間に挟む

手順
- 左手：示指を曲げ、後方から橈骨頭に置く
- 右手：内側から肘関節に置く

- 矯正：
  - 定位期：
    - 肘関節を伸展の方向へモビリゼーションする。これにより橈骨頭を前方へモビリゼーションする
  - マニピュレーションの前：
    - 橈骨頭の前方運動につき最大の抵抗を探す
  - 加速期：
    - 抵抗を強める
    - これにより予め組織を緊張させる
    - 示指でスラストを前方へ加える

代替法

- 患者：治療台の右端で背臥位になる
- 療法士：最初は患者に対して垂直に立つ。施術中は、身体を治療台の足側に向かってねじる
- 左手：母指を背側から橈骨頭に置き、内側から他の指で上肢を制御する
- 右手：前腕の遠位部をつかむ

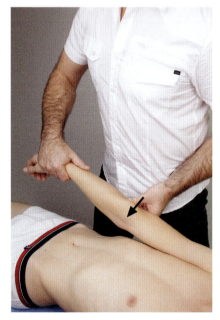

図5.35

- 矯正：
  - ― 定位期：
    - ○ 肘関節を伸展の方向へモビリゼーションし（療法士は治療台の足側に向かって身体をねじる）、橈骨頭を前方へモビリゼーションする
  - ― マニピュレーションの前：
    - ○ 橈骨頭の前方運動につき最大の抵抗を探す
  - ― 加速期：
    - ○ 抵抗を強める
    - ○ これにより予め組織を緊張させる
    - ○ 母指でスラストを腹側へ加える

■ 橈骨頭の前方変位のスラスト法

- 右橈骨頭の前方変位を例とする

■ 開始肢位
- 患者：治療台の右端で背臥位になる
- 療法士：患者の右側方に立つ
- 左手：母指球を楔のように肘窩に置く
- 右手：前腕の遠位部をつかむ
- 矯正：
  - ― 定位期：
    - ○ 肘関節を屈曲の方向へモビリゼーションする。その際、楔（母指球）で橈骨頭を探し、これにコンタクトし、橈骨頭を後方へモビリゼーションする
  - ― マニピュレーションの前：
    - ○ 橈骨頭の後方運動につき最大の抵抗を探す
  - ― 加速期：
    - ○ 抵抗を強める
    - ○ これにより予め組織を緊張させる
    - ○ 前腕の屈曲を通じてスラストを加える

■ 前腕の外転病変の機能障害／橈骨頭の後方変位のスラスト法
- 右前腕の外転病変の機能障害および右橈骨頭の後方変位を例とする。上腕骨外側／内側上顆炎などで見られる（p.301の図5.34を参照）

■ 開始肢位
- 患者：座位
- 療法士：患者の前方に立ち、患者の右前腕を自分の左上肢と胸部の間に挟む

■ 手順
- 左手：示指を曲げ、後方から橈骨頭に置く
- 右手：手を広げ、母指球を内側から上腕の遠位部に、小指球を前腕の近位部に、他の指を背側から肘関節に置く
- 矯正：
  - 定位期：
    - 肘関節を伸展の方向へモビリゼーションする。その際、橈骨頭を前方へ、同時に前腕を内側から外側へモビリゼーションする
  - マニピュレーションの前：
    - これらの運動につき最大の抵抗を探す
  - 加速期：
    - 抵抗を強める
    - これにより予め組織を緊張させる
    - 内転の方向へスラストを加える。このスラストは、肘関節が最大伸展に達する直前、また示指で橈骨頭に前方へスラストを加える直前に加える

■ 有痛性回内病変（肘内障）の治療法
- 急性の**有痛性回内病変**（肘内障）で行う

インフォメーション 有痛性回内病変は、典型的には、大人が小児の腕をつかんで持ち上げようとしたり、転びそうな小児を支えようとする時に生じる。小児の橈骨頭は十分に発達しておらず、まだ横長の楕円形（典型的な橈骨頭の形状）になっていない。また、橈骨輪状靱帯の緊張が弱く、橈骨頭と関節面の接触圧が低い。このため、上肢を急に牽引し、橈骨頭が遠位へ引っ張られると、関節面（尺骨）や橈骨輪状靱帯との位置関係が変化し、脱臼が生じる。また、橈骨輪状靱帯は、前腕を引き寄せて腕を曲げた際、橈骨頭の上を滑り動き、挟まれ動かなくなることがある。

- 右肘の機能障害を例とする

■ 開始肢位
- 患者：座位
- 療法士：患者の側方（患側）に立つ

■ 手順
- 左手：前腕の近位部をつかむ
- 右手：前腕の遠位部に置く
- 矯正：前腕をゆっくり動かし、回内・屈曲位から、強い回外・伸展位にする

■ 前腕骨間膜の治療法

■ 開始肢位
- 患者：背臥位または座位（低めのイスに座り前腕を治療台に置く）
- 療法士：患者の側方に立つまたは座る

■ 手順
- 矯正：
  - 拳状に握った手の母指（これにより母指による押圧が強まる）を背側から前腕の遠位部（橈骨と尺骨の間）に置く
  - 母指でやや強めに押しながら、低速で（骨間膜組織の緊張が強いほど速度を下げる）、遠位から近位へ（肘関節まで）移動していく
  - これを数回繰り返す

5.4.3 手

　筋骨格系オステオパシーの治療テクニックを手の領域で行う機会は少ない。ただし、障害の根本的原因が手関節などにある場合は例外である（多くは外傷によるものであり、画像検査による原因解明が必要である）。また、手（特に指）の関節の可動性は高いため、小さな運動障害であれば、日常の手の動きや特殊な手の握り方（ハンドグリップ）により、患者が自分で矯正できる。

手の領域で行う治療テクニックは、モビリゼーションであり、手の検査(p.197以下)と同じ手順で行う(運動振幅および回数を調整する)。また、適応に該当すれば、スラスト法として行う場合もある。

■ 手根管症候群の治療法

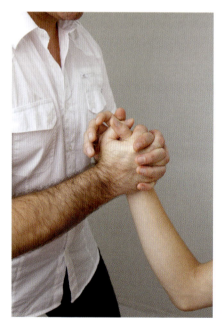

図5.36

- 手根骨の近位列と遠位列の全体的なモビリゼーション(モビリゼーションとドレナージを目的とする)
- 右手根骨の機能障害を例とする

■ 開始肢位
- 患者：座位
- 療法士：患者の前方に立つ

手順
- 左手：小指側の側面を、背側から前腕の遠位部に置く
- 右手：小指側の側面を、腹側から手根骨の近位列に置く
- 両前腕：互いに直角をなす
- 両手で少しの圧迫を加え、これにより手根骨の近位列を背側へモビリゼーションする
  - 緊張期：
    - 患者に手を閉じるよう指示する
    - 3-5秒間この状態を維持する
  - 弛緩期：
    - 患者に緊張を解くよう指示する
    - 少なくとも1-2秒間待つ
    - 牽引した状態で、手を全方向へモビリゼーションする
  - 緊張期と弛緩期を繰り返す
- その後、右手の小指側の側面を、腹側から手根骨の近位列に置いたままにする一方、左手の小指側の側面を、背側から手根骨の遠位列に置く。この位置で、改めてモビリゼーション（上述と同じ手順）を行う

5.5 骨盤

5.5.1 腸骨

ここでは腸骨の治療法として、まずスラスト法、次にMETについて述べる。

■ 腸骨前方変位のスラスト法―ジャクソン法
- 左腸骨前方変位を例とする

開始肢位
- 患者：治療台の右半分で背臥位になる。両手の指を組み、項部の後ろに置く。両下肢を左へ寄せる
- 療法士：患者の右側方に立つ。加速期に、骨盤の高さに移動する

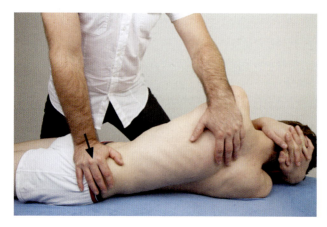

図5.37

■ 手順
- 右上肢：右手を左腸骨稜に置く
- 左上肢：左手を左肩・肩甲に置く
- 両上肢：患者の上体を自分の方へ側屈し、患者の脊柱を右へ（自分の方へ）回旋し（重要：その際、患者の骨盤を治療台につけたままにする）、さらに脊柱をやや伸展する
  - 定位期：
    - 患者の肢位を調整し、脊柱の回旋が直接骨盤に及ぶようにする
  - マニピュレーションの前：
    - 左上肢：左手を背側から左肩に置き、肩甲骨をつかむ。その際、前腕を患者の左上腕に置いてもよい
    - 右手：左の上前腸骨棘（SIAS）に置き、右前腕を背側頭側に向ける
    - 患者の上体を自分の方へ回旋すると同時に、（SIASに置いた右手で）左の腸骨を後方へ回旋する
    - 生じさせた運動につき、その都度、抵抗を新たに判定する
  - 加速期：
    - 最大の抵抗を探す
    - 上体を回旋位で維持する
    - 右手でスラストを加える。SIASから背側頭側へ

> **実践のアドバイス** 上体の側屈により、脊柱の下位腰椎で緊張／圧迫が生じる。この緊張／圧迫は、下位腰椎を「保護」するものとなる。ただし、脊柱の運動は骨盤に迅速に伝わるため、脊柱の運動はわずかでよい。

■ 腸骨前方変位のスラスト法（側臥位）

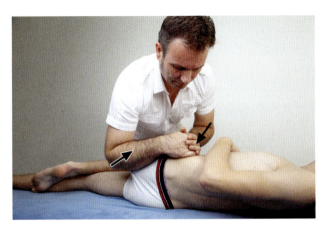

図5.38

- 左腸骨前方変位を例とする

■ 開始肢位
- 患者：治療台の右端で、右側臥位になる。骨盤を治療台に対して垂直にし、上側の下肢を曲げ、下側の下肢を伸ばし、腰椎を屈曲／伸展の中間位に置き、上体をやや後方に回旋する（これにより安定性が増し、側臥位が容易になる）
- 療法士：患者の前方に立ち、患者の右上肢を牽引する（これにより側屈と脊柱の左回旋が生じる。いずれの運動もL5/S1まで及ぶようにする）。その後、機能障害（左腸骨）の高さに移動し、患者の上側の下肢を自分の両大腿の間に置く

■ 手順
- 右上肢：右手の指を左の上前腸骨棘（SIAS）に置き、右前腕を背側から左寛骨に置き、右肘を坐骨結節の位置に置く
- 左手：左手の付け根を、右手の指の上に置く

- 両上肢：
  - 定位期：
    - 患者の上側の股関節を屈曲する。これに連動して左腸骨が後方に回旋するまで
  - マニピュレーションの前：
    - 両手で左腸骨を後方へ回旋し、抵抗を探す
  - 加速期：
    - 両上肢で同時にスラストを加える。すなわち、SIASを背側（頭側）へ、坐骨結節を腹側（頭側）へ

■ 腸骨後方変位のスラスト法（側臥位）

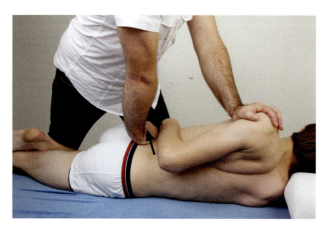

図5.39

- 左腸骨後方変位を例とする

■ 開始肢位
- 上述の「腸骨前方変位のスラスト法（側臥位）」を参照。ただし、ここでは、患者の身体を大きく後方へ動かすため、治療台の高さを低くする

■ 手順
- 右上肢：母指球を上後腸骨棘（SIPS）に置き、前腕を腹側尾側に向ける
- 左手：患者の上側の肩（左肩）をつかみ、脊柱を回旋位で維持する

- 両上肢：
  - 定位期：
    - 患者の身体をまるごと(en bloc)前方へ回旋する
    - 患者の左大腿を自分の大腿の間に置き、安定化のため自分の骨盤を患者の骨盤にあてる。その際、脊柱と骨盤の間の回旋がなくならないようにする
  - マニピュレーションの前：
    - 右手で腸骨を前方へ回旋し、抵抗を探す
  - 加速期：
    - 右手でスラストを加える。SIPSから前方・尾側へ

■ 腸骨後方変位のスラスト法（腹臥位）

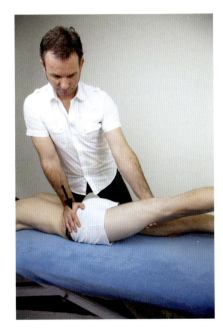

図5.40

- このスラスト法（腹臥位）は、特に小児や小柄の患者（体重が軽い、身幅が狭い）で行う。運動振幅および回数を変更することで、スラスト法にも、筋の治療法にも、モビリゼーションにもなる。
- 左腸骨後方変位を例とする

■ 開始肢位
- 患者：治療台の右半分で腹臥位になる
- 療法士：患者の右側方で、骨盤の高さに立つ

■ 手順
- 左手：患者の左下肢の大腿の遠位部をつかむ（その際、下肢を伸ばして行う場合は内側からつかみ、下肢を曲げて行う場合は外側からつかむ）
- 右手：母指球を上後腸骨棘（SIPS）に置き、前腕を腹側尾側に向ける
- 両上肢：
  - 定位期：
    - 患者の左下肢を治療台から持ち上げる。股関節が伸展し、これに連動して腸骨が前方へ回旋するまで
  - マニピュレーションの前：
    - 右手で腸骨を前方へ回旋し、抵抗を探す
  - 加速期：
    - 右手でスラストを加える。SIPS から前方・尾側へ。

■ 腸骨の前方変位の MET（背臥位）
- 右腸骨前方変位を例とする

■ 開始肢位
- 患者：背臥位
- 療法士：治療台に座り、患者の右下肢を曲げ、自分の右肩に置く

■ 手順
- 右手：上前腸骨棘（SIAS）に置く
- 左手：患者の右殿部に置き、母指球と小指球の間に坐骨結節を置く
- 両上肢：下肢の屈曲を介して、腸骨の後方回旋を生じさせる。骨盤で運動が触知されるまで。その際、療法士は上体を少し前屈する
  - 緊張期：
    - 患者に右下腿で療法士の肩を押すよう指示する

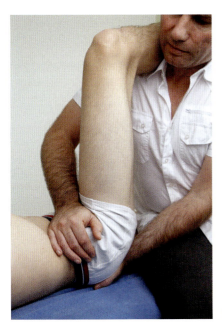

図 5.41

- ○ （ハムストリングの）等尺性筋収縮を制御し、これを骨盤に配分し、骨盤で後方回旋の運動として感知する。その際、骨盤に置いた両手を運動に従わせる
- ○ 3-5秒間この状態を維持する
— 弛緩期：
- ○ 患者に緊張を解くよう指示する
- ○ 少なくとも1-2秒間待つ
- ○ 骨盤に置いた両手で、得られた運動振幅を固定する。場合により後方回旋の新たな運動障壁を探す
— 緊張期と弛緩期を繰り返す

■ 代替法
- 療法士：患者の右側方に立ち（左下肢を前へ踏み出す）、患者の曲げた右下肢を外転位にし、自分の骨盤または左大腿にあてる
- 左手：上前腸骨棘（SIAS）に置き、左肘を内側から患者の大腿にあてる
- 右手：上述したのと同じ

- 患者の右下肢を外転する（連動して骨盤が動くまで）。これは、内転筋を「予め伸張する」ために行う
- 両上肢：（外転を維持したまま）下肢の屈曲を介して、腸骨の後方回旋を生じさせる。骨盤で運動が触知されるまで。その際、療法士は前に踏み出した左下肢に体重をかける
  ― 緊張期：
    ○ 患者に大腿を内側へ動かし療法士の肘を押すよう指示する
    ○ その後の手順は、上述したのと同じ

> **実践のアドバイス**　この代替法は、モビリゼーションとしても有用である。前に踏み出した下肢への体重移動により、腸骨を有効かつ（療法士にとって）効率的にモビリゼーションすることができる。

■ 腸骨前方変位のMET（側臥位）

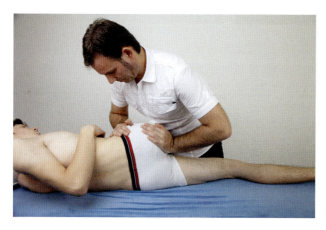

図5.42

- 右腸骨前方変位を例とする

■ 開始肢位
- 患者：治療台の左端で、左側臥位になる。骨盤を治療台に対して垂直にし、上側の下肢を曲げ、下側の下肢を伸ばし、腰椎を屈曲／伸展の中間位に置き、上体をやや後方に回旋する（これにより安定性が増し、側臥位が容易になる）

- 療法士：患者の前方に立ち（右下肢を前へ踏み出す）、患者の上側の下肢の大腿を自分の右大腿にあてる

■ 手順
- 右手：上前腸骨棘（SIAS）に置く
- 左手：坐骨結節に置き、指を前方・頭側へ向ける
- 下肢の屈曲を介して、腸骨の後方回旋を生じさせる。骨盤で運動が触知されるまで
- 両上肢：
  — 緊張期：
    ○ 患者に右大腿で療法士の骨盤または大腿を押すよう指示する
    ○ （ハムストリングの）等尺性筋収縮を制御し、これを骨盤に配分し、骨盤で後方回旋の運動として感知する。その際、骨盤に置いた両手を運動に従わせる
    ○ 3-5秒間この状態を維持する
  — 弛緩期：
    ○ 患者に緊張を解くよう指示する
    ○ 少なくとも1-2秒間待つ
    ○ 骨盤に置いた両手で、得られた運動振幅を固定する。場合により後方回旋の新たな運動障壁を探す
  — 緊張期と弛緩期を繰り返す

■ 腸骨後方変位のMET（側臥位）
- 右腸骨後方変位を例とする

■ 開始肢位
- 患者：治療台の右端で背臥位になり、左下肢を曲げ、右下肢を治療台の右端から出す
- 療法士：患者の右側方に立つ（左下肢を前へ踏み出す）

■ 手順
- 左手：後方から腸骨に置き、指を内側から上後腸骨棘（SIPS）に引っかけ、手の付け根を腸骨翼に置く
- 右手：大腿の遠位部に置く

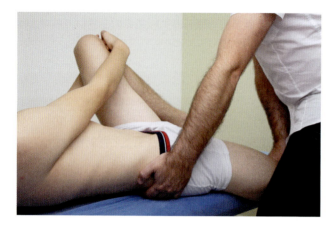

図5.43

- 両上肢：右下肢の伸展を介して、腸骨の前方回旋を生じさせる。骨盤で運動が触知されるまで（その際、療法士は後方の下肢（右下肢）に体重をかける）
  ― 緊張期：
    ○ 患者の大腿を後方へ押し、患者にこれに抵抗して上方へ押すよう指示する
    ○ （股関節の屈筋の）等尺性筋収縮を制御し、これを骨盤に配分し、骨盤で前方回旋の運動として感知する（注意：筋が過剰に緊張すると、腸骨が後方へ回旋する恐れがある！）。骨盤に置いた両手を運動に従わせる
    ○ 3-5秒間この状態を維持する
  ― 弛緩期：
    ○ 患者に緊張を解くよう指示する
    ○ 少なくとも1-2秒間待つ
    ○ 骨盤に置いた両手で、得られた運動振幅を固定する。場合により前方回旋の新たな運動障壁を探す
  ― 緊張期と弛緩期を繰り返す

■ 腸骨の上方変位（Up-Slip）のスラスト法―ジャクソン法

■ 開始肢位
- 患者：治療台の中央で背臥位になる。両手の指を組んで項部の後ろに置き、両下肢を左へ寄せる
- 療法士：患者の右側方に立つ。加速期に、頭部の高さに移動する

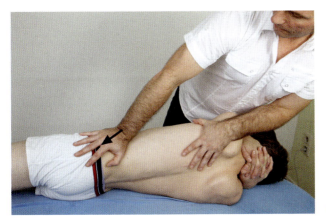

図 5.44

- **手順**
- 腸骨前方変位のジャクソン法（p.307以下）と同じ
  ─ 定位期：
    ○ 患者の脊柱を右へ（自分の方へ）回旋する。これに連動して骨盤が回旋し、治療台に対してほぼ垂直になる
  ─ マニピュレーションの前：
    ○ 左上肢：p.308を参照
    ○ 右手：手を広げ、頭側から腸骨稜に置く
  ─ 加速期：
    ○ 最大の抵抗を探す
    ○ 上体を回旋位で維持する
    ○ 右手で腸骨稜にスラストを尾側へ加える

5.5.2 仙骨

ここでは仙骨の治療法として、まずスラスト法、次にMETについて述べる。

仙骨のMETについては少し解説が必要である。仙骨は自動運動の可動性を有さず、そうである限り、基本的に筋で牽引する自動的矯正は不可能だからである。ここでは、仙骨のMETを、以下のモデル（2つのテコを用いる）で説明する。

すなわち、仙骨のMETでは、側臥位になり、**両下肢の筋**（上側の下肢の外転筋の連鎖、下側の下肢の内転筋の連鎖）の緊張（等尺性筋収縮）を通じて、短いテコ（曲げた上側の下肢）による上側の仙腸関節の離開と、長いテコ（伸ばした下側の下肢）による

下側の仙腸関節の離開を促す。仙腸関節の離開と仙骨のポジショニングを併用して筋収縮が生じる瞬間に、仙骨がいわば他動的に矯正される。

同様に、回旋により等尺性収縮が生じ緊張する**脊柱**も、仙骨に影響を与える。すなわち、脊柱を他動的に最大回旋すると、脊柱の関節・筋筋膜・靱帯が緊張し、ある瞬間から（脊柱を連なる）仙骨も回旋位になる（仙骨のスラスト法はこの現象を利用する）。したがって、上述の仙骨のMETを行う際は、脊柱を最大回旋しないことが重要である。脊柱が回旋し等尺性筋収縮が生じ緊張が強まると、仙骨は脊柱と反対側に回旋する。そして、脊柱が緊張し回旋する方向に、仙骨の機能障害は存在する。

したがって、仙骨のMETによる矯正は、脊柱のMETのように緊張期の後（弛緩期）にではなく、緊張期の最中に行う。

■ 仙骨のL/Rのスラスト法―ジャクソン法

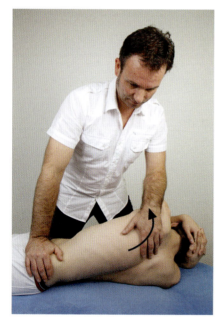

図5.45

- 仙骨のL/R（右斜方軸の左へのねじれ）の機能障害を例とする

開始肢位
- 患者：治療台の右半分で背臥位になる。両手の指を組んで項部の後ろに置き、両下肢を左へ寄せる
- 療法士：患者の右側方に立つ。加速期に、より頭側に移動する

手順
- 腸骨前方変位のジャクソン法（p.307以下）と同じ
  — 定位期：
    ○ 患者の肢位を調整し、脊柱の回旋が直接骨盤に及ぶようにする
  — マニピュレーションの前：
    ○ 左上肢：左手を背側から左肩に置き、肩甲骨をつかむ。その際、前腕を患者の左上腕に置いてもよい
    ○ 右手：左の上前腸骨棘（SIAS）に置く
    ○ 患者の上体を自分の方へ回旋すると同時に、（SIASに置いた右手で）左の腸骨を固定する
    ○ 生じさせた運動につき、その都度、抵抗を新たに判定する
  — 加速期：
    ○ 最大の抵抗を探す
    ○ 腸骨を治療台の上に置いたまま維持する
    ○ 脊柱の回旋を介してスラストを加える

仙骨のR/Rのスラスト法
- 仙骨のR/R（右斜方軸の右へのねじれ）の機能障害を例とする

開始肢位
- 患者：右側臥位になり、骨盤を治療台に対して垂直にし、上側の下肢を軽く曲げ、下側の下肢を軽く伸ばし、腰椎を屈曲／伸展の中間位に置き、上体をやや後方に回旋する（これにより安定性が増し、側臥位が容易になる）
- 療法士：患者の前方に立ち、患者の右上肢を牽引する（これにより脊柱の側屈および左回旋が生じる。いずれの運動もL5/S1まで及ぶようにする）。その後、機能障害（仙骨）の高さに移動し、患者の上側の下肢を自分の両大腿の間に置く

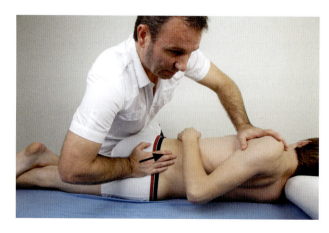

図5.46

- 手順
- 右上肢：母指球を右のAIL（外側下角）に置き、前腕を仙骨底対側（仙骨底左側）へ向ける
- 左手：患者の上側の肩（左肩）をつかみ、脊柱を回旋位で維持する
- 両上肢：
  ― 定位期：
    ○ 患者の身体をまるごと（en bloc）前方へ回旋する
    ○ 患者の左大腿を自分の大腿の間に置き、安定化のため自分の骨盤を患者の骨盤にあてる
    ○ その際、脊柱と骨盤の間の回旋がなくならないようにする
  ― マニピュレーションの前：
    ○ AILに置いた右手で、仙骨を右斜方軸まわりで回旋し、抵抗を探す
  ― 加速期：
    ○ 右手でスラストを加える
    ○ 右AILから仙骨底左側に向かって

■ 仙骨のMET（仙骨底後方変位）

- 仙骨のMETでは、患者は、斜方軸を下側に、仙骨底の患側を上側にした側臥位になる
- 仙骨のL/R（右斜方軸の左へのねじれ）の機能障害を例とする

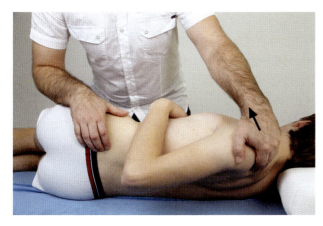

図 5.47

■ 開始肢位
- 患者：右側臥位になり、屈曲した両下肢を上下に重ね（最初は治療台の上に置く）、上体を少し後方に回旋し左回旋位になる（重要：最大回旋してはならない）
- 療法士：治療台を正面にして立つ

■ 手順
- 左手：腰仙椎移行部を触診する
- 右手：患者の両下肢をつかみ、両下肢を押してゆっくり屈曲位（約90度）から伸展位にする。この運動が腰仙椎移行部に及ぶまで（その際、腰仙椎移行部はやや伸展位、仙骨底は前方寄りになる）
- その後、手の位置を変更し、以下の手順で矯正を行う

ステップ1
- 右手：1本の指で仙骨底左側を触診する
- 左手：後方から左肩に置く
- 矯正：
  — 緊張期（上方のテコ（脊柱）を介した矯正）：
    ○ 患者の左肩を軽く前方へ引っ張り、患者にこれに抵抗して後方へ押すよう指示する
    ○ （左回旋位で）等尺性筋収縮を制御し、これを仙骨底に配分し、仙骨底左側が前方へ動くようにする

- ○ 仙骨底左側が前方へ動かない場合(むしろ後方へ動く場合)、腰仙椎移行部が過剰回旋または過少伸展されているので、適宜これらを修正する
- ○ 3-5秒間この状態を維持する
— 弛緩期：
- ○ 患者に緊張を解くよう指示する
- ○ 少なくとも1-2秒間待つ
- ○ 肩と上体を他動的にゆっくり後方へ動かす。その際、過剰に回旋してはならない(回旋を強めなくても十分な矯正の効果が得られる)
— 緊張期と弛緩期を繰り返す
● その後、手の位置を変更し、さらに以下の手順で矯正を行う

ステップ2
● 左手：仙骨底左側を触診する
● 右手：患者の両足をつかみ、両下腿を治療台の側方から出し、これらをゆっくり床に向かって下降させる。骨盤でこの運動が(側方傾斜として)触知されるまで
● 矯正：
— 緊張期(下方のテコ(両下肢)を介した矯正)：
- ○ 患者の両足を軽く下方へ押し、患者にこれに抵抗して上方へ押すよう指示する
- ○ (上側の下肢の外転筋の連鎖、下側の下肢の内転筋の連鎖の)等尺性筋収縮を制御し、これを仙骨底に配分し、仙骨底左側が前方へ動くようにする
- ○ 仙骨底左側が前方へ動かない場合(むしろ後方へ動く場合)、腰仙椎移行部が過剰回旋または過少伸展されているので、適宜これらを修正する
- ○ 3-5秒間この状態を維持する
— 弛緩期：
- ○ 患者に緊張を解くよう指示する
- ○ 少なくとも1-2秒間待つ
- ○ 他動的に患者の両足をゆっくり下方へ(床に向かって)動かす
— 緊張期と弛緩期を繰り返す

■ 仙骨のMET（仙骨底前方変位）

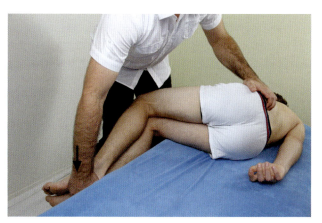

図5.48

- 仙骨のR/R（右斜方軸の右へのねじれ）の機能障害を例とする

■ 開始肢位
- 患者：（座位または腹臥位から）腹臥位と側臥位の混合臥位になり、骨盤右側と両下肢（曲げて上下に重ねる）を治療台に置き、上体を前方に回旋し右回旋位にする
- 療法士：治療台を正面にして立つ

■ 手順
- 左手：腰仙椎移行部に置く
- 右手：患者の両下肢をつかみ、両下肢をゆっくり押し屈曲位にする。この運動が腰仙椎移行部に及ぶまで（これにより腰仙椎移行部は屈曲位、仙骨底は後方寄りになる）
- その後、手の位置を変更し、以下の手順で矯正を行う

ステップ1
- 右手：1本の指で仙骨底左側を触診する
- 左手：前方から左肩に置く
- 矯正：
  ― 緊張期（上方のテコ（脊柱）を介した矯正）：
    ○ 患者の左肩を軽く後方へ引っ張り、患者にこれに抵抗して前方へ押すよう指示する

- ○ （右回旋位で）等尺性筋収縮を制御し、これを仙骨底に配分し、仙骨底左側が後方へ動くようにする
- ○ 仙骨底左側が後方へ動かない場合（むしろ前方へ動く場合）、腰仙椎移行部が過少屈曲されているので、適宜これを修正する
- ○ 3-5秒間この状態を維持する
— 弛緩期：
  - ○ 患者に緊張を解くよう指示する
  - ○ 少なくとも1-2秒間待つ
  - ○ 肩と上体を他動的にゆっくり後方へ動かす
— 緊張期と弛緩期を繰り返す
● その後、手の位置を変更し、さらに以下の手順で矯正を行う

ステップ2
● 左手：左仙骨溝と仙骨底左側を触診する
● 右手：患者の両足をつかみ、両下腿を治療台の側方から出し、これらをゆっくり床に向かって下降させる。骨盤でこの運動が（側方傾斜として）触知されるまで
● 矯正：
— 緊張期（下方のテコ（両下肢）を介した矯正）：
  - ○ 患者の両足を軽く下方へ押し、患者にこれに抵抗して上方へ押すよう指示する
  - ○ （上側の下肢の外転筋の連鎖、下側の下肢の内転筋の連鎖の）等尺性筋収縮を制御し、これを仙骨底に配分し、仙骨底左側が後方へ動くようにする
  - ○ 仙骨底左側が後方へ動かない場合（むしろ前方へ動く場合）、腰仙椎移行部が過少屈曲されているので、適宜これを修正する
  - ○ 3-5秒間この状態を維持する
— 弛緩期：
  - ○ 患者に緊張を解くよう指示する
  - ○ 少なくとも1-2秒間待つ
  - ○ 他動的に患者の両足をゆっくり下方へ（床に向かって）動かす
— 緊張期と弛緩期を繰り返す

5.5.3 恥骨結合

■ 恥骨結合のMET
● 恥骨結合の検査（p.207）を参照

- このMETは、恥骨結合(左右の恥骨の関節面が接合する)を治療する
- 右恥骨上方変位/左恥骨下方変位を例とする

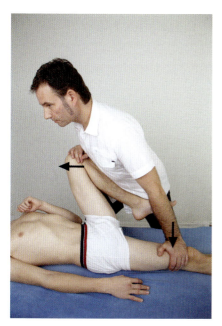

図5.49

開始肢位
- 患者：背臥位で、左下肢(股関節と膝関節)を曲げ、右下肢を伸ばし治療台上に置く
- 療法士：治療台の右側方に立つ

手順
- 左手：右大腿の遠位部に置く
- 右手：左下腿の近位部に置き、股関節を屈曲する(この運動が骨盤に及ぶまで)
- 両上肢：
  — 緊張期：
    ○ 右下肢を治療台に向かって押し、左下肢を患者の上体に向かって押し、患者にこれらに抵抗して両下肢を押すよう指示する
    ○ 等尺性筋収縮を骨盤に配分する。骨盤の運動は生じず、骨盤で緊張のみが生じるようにする
    ○ 3-5秒間この状態を維持する

— 弛緩期：
  ○ 患者に緊張を解くよう指示する
  ○ 少なくとも1-2秒間待つ
  ○ 左下肢をさらに屈曲し、右下肢を治療台上に置いたまま維持する
— 緊張期と弛緩期を繰り返す

■ 恥骨結合（接合不良）のMET

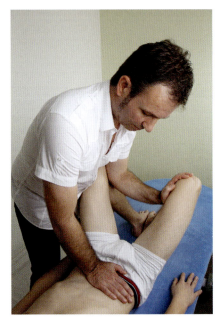

図5.50

- 恥骨結合の機能障害の全体的な治療法
- このMETによる矯正は、弛緩期に行う。すなわち、左右恥骨の関節面を（急な牽引を通じて）引き離す力を生じさせる

■ 開始肢位
- 患者：背臥位で、両下肢（股関節と膝関節）を曲げ、両足および両膝をそろえる
- 療法士：治療台の側方に立つ

■ 手順
- 左手：外側から左膝に置く
- 右手：外側から右膝に置く
- 両上肢：
  — 緊張期（**矯正の準備**）：
    ○ 患者の両膝を互いに押しつけ、患者にこれに抵抗して両膝を押し離そうとするよう指示する
    ○ 等尺性筋収縮が生じる
    ○ 3-5秒間この状態を維持する
    ○ これを1-2回繰り返す
  — 弛緩期（**矯正**）：
    ○ 患者の両足をそろえた状態で維持し、両股関節を互いに離して外転位にし、自分の左前腕を患者の両膝の間に置く
    ○ 患者に両膝を近づようとして押すよう指示する

> **実践のアドバイス** 療法士は、腹壁の緊張を和らげるため、他方の手（右手）を恥骨結合の上方の位置に置き、やさしく尾側・後方へ押す。

5.6 下肢

5.6.1 股関節

　股関節の治療法では、スラスト法は少なく、その代わりにモビリゼーションが多い。モビリゼーションの目的は、股関節の機能障害を生じさせている関節周囲の組織（関節包など）を、靱帯・筋（股関節の筋は多数かつ強靱である）・筋膜を用いて矯正することである。また、股関節の治療では、循環も重要である。さらに、ここでは骨盤底筋および閉鎖孔の治療法についても述べる。

　膝関節と同様、股関節では、異なる運動方向の運動が組み合わされて生じる。多く見られる組み合わせは、外転と外旋、内転と内旋である。これらの組み合わせ運動は、以下に述べる治療法にも含まれている。

■ 股関節の内旋病変の機能障害のモビリゼーション

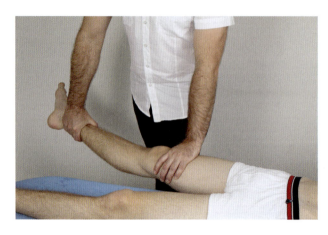

図 5.51

- 右股関節の内旋病変の機能障害を例とする

■ 開始肢位
- 患者：背臥位
- 療法士：患者の右側方で、膝の高さに立つ

■ 手順
- 右手：内側から下腿の遠位部をつかむ
- 左手：大腿の遠位部に置き、膝を伸展位で維持する
- 矯正：
  — モビリゼーション期：
    ○ 股関節を外旋すると同時に外転する
    ○ 数秒間この位置を維持する
    ○ その後、下肢を外旋位で維持したまま内転する。抵抗が感知されるまで
    ○ 数秒間この位置を維持する（原則として抵抗がやや弱まるまで）
    ○ 次に下肢を外転し、これとともに外旋をさらに強める
    ○ このような交互の外転と内転を数回繰り返す

■ 股関節の外旋病変の機能障害のモビリゼーション

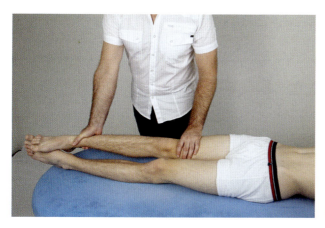

図5.52

- 右股関節の外旋病変の機能障害を例とする

■ 開始肢位
- 患者：背臥位
- 療法士：患者の右側方で、膝の高さに立つ

■ 手順
- 右手：外側から下腿の遠位部をつかむ
- 左手：大腿の遠位部に置き、膝を伸展位で維持する
- 矯正：
  - モビリゼーション期：
    - 股関節を内旋すると同時に内転する
    - 数秒間この位置を維持する
    - その後、下肢を内旋位で維持したまま外転する。抵抗が感知されるまで
    - 数秒間この位置を維持する（原則として抵抗がやや弱まるまで）
    - 次に下肢を内転し、これとともに内旋をさらに強める
    - このような交互の内転と外転を数回繰り返す

■ 股関節の内転／内旋病変の機能障害のMET

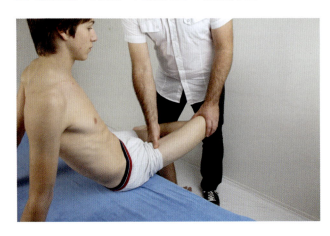

図5.53

- 右股関節の内転／内旋病変の機能障害を例とする

■ 開始肢位
- 患者：治療台の端に座り、右下肢を左下肢の上に重ね、上体をやや左に傾け、治療台に置いた左手で支える
- 療法士：患者のやや左前方に立つ（右下肢を前方へ踏み出し、患者の左足にあてる）

■ 手順
- 右手：大腿の内側に置く（矯正運動を触知するため）
- 左手：大腿の遠位部をつかむ

外転と外旋
- 外転と外旋を生じさせる。これらの運動が右手に感知されるまで
- 矯正：
  — 緊張期：
    ○ 患者の右下肢を軽く外側へ押し、患者にこれに抵抗して内側へ押すよう指示する
    ○ （内転・内旋位で）等尺性筋収縮を制御し、これを大腿に配分し、緊張として感知する。その際、股関節で運動を生じさせてはならない

- ○ 3-5秒間この状態を維持する
- ― 弛緩期：
  - ○ 患者に緊張を解くよう指示する
  - ○ 少なくとも1-2秒間待つ
  - ○ 患者の下肢をゆっくり外側へ動かし、外転・外旋の新たな運動障壁を探す
- ― 緊張期と弛緩期を繰り返す

■ 股関節の外転／外旋病変の機能障害のMET

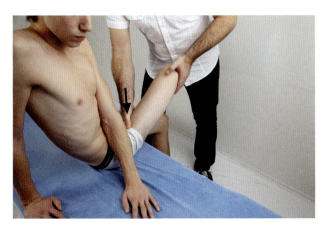

図5.54

- 右股関節の外転／外旋病変の機能障害を例とする

■ 開始肢位
- 患者：治療台の端に座り、右下肢を左下肢の上に重ね、上体をやや右に回旋し、治療台に置いた右手で支える
- 療法士：患者のやや左前方に立つ（右下肢を前方へ踏み出し、患者の左足にあてる）

■ 手順
- 右手：示指のMCP（中手指節関節）を鼡径部に置く
- 左手：外側から大腿の遠位部に置く

内転と内旋
- 内転と内旋を生じさせる。これらの運動が右手に感知されるまで
- 矯正：
  — 緊張期：
    ○ 患者の右下肢を軽く内側へ押し、患者にこれに抵抗して外側へ押すよう指示する
    ○ （外転・外旋位で）等尺性筋収縮を制御し、これを配分し、緊張として感知される。その際、股関節で運動を生じさせてはならない
    ○ 3-5秒間この状態を維持する
  — 弛緩期：
    ○ 患者に緊張を解くよう指示する
    ○ 少なくとも1-2秒間待つ
    ○ 患者の下肢をゆっくり内側へ動かし、内転・内旋の新たな運動障壁を探す
    ○ 同時に、鼠径部に置いた手を、頭側・外側・背側へ押す
  — 緊張期と弛緩期を繰り返す

> **実践のアドバイス**　以上の2つの股関節のMETは、座位で行えない場合、背臥位で行ってもよい。

■ 股関節の外転病変の機能障害のスラスト法

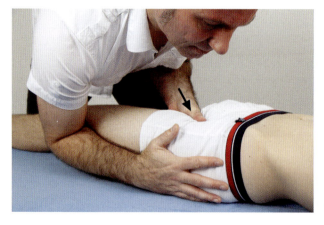

図5.55

- 左股関節の外転病変の機能障害を例とする

開始肢位
- 患者：背臥位になり、健側の下肢（右下肢）を治療台の側方から出し、右足を床に置く
- 療法士：患者の両下肢の間に立つ（左下肢を前へ踏み出す）

手順
- 右手：右手と右前腕を、外側から左大腿に置く
- 左手：左示指のMCP（中手指節関節）を鼠径部に置き、左前腕を外側・頭側へ向ける
- 矯正：
  — 定位期：
    ○ 患者の左下肢を押して内転位にする。この運動が左手に触知されるまで
  — マニピュレーションの前：
    ○ 左下肢を内転位で維持したまま、左手で大腿骨頭を外側・頭側へモビリゼーションする
    ○ 抵抗を探し、これを強める
  — 加速期：
    ○ 予め組織を緊張させる
    ○ スラストを外側・頭側に向かって加える

股関節の内転病変の機能障害のスラスト法

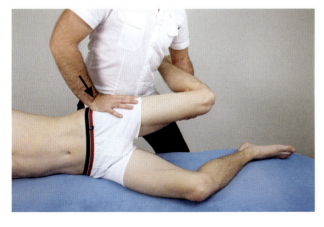

図5.56

- 左股関節の内転病変の機能障害を例とする

■ 開始肢位
- 患者：右側臥位
- 療法士：患者の後方で、股関節の高さに立つ（右下肢を前へ踏み出す）

■ 手順
- 右手：外側から大転子に置き、右前腕を内側・尾側へ向ける
- 左手：左下肢の膝の高さをつかみ、母指を膝窩に、他の指を内側から膝に置く
- 矯正：
  - 定位期：
    - 患者の左下肢を持ち上げ、やや外転位にする。この運動が右手に触知されるまで
  - マニピュレーションの前：
    - 左下肢を外転位で維持する
    - 右手で大腿骨頭を内側・尾側へモビリゼーションする
    - 抵抗を探し、これを強める
  - 加速期：
    - 予め組織を緊張させる
    - スラストを内側・尾側へ加える

■ 大腿骨頭靱帯の治療法
- この治療法は、患者が、股関節の痛みではなく、動きにくい感じや関節の音を訴える場合に行う

■ 開始肢位
- 患者：背臥位で、両足を治療台の足側から出す
- 療法士：治療台の足側に立つ

■ 手順
- 両手：下腿の遠位部をつかむ
- 矯正：
  - モビリゼーション期：
    - 下肢を軽く牽引しながら、治療台から少し持ち上げる
    - その後、描円運動を行う。すなわち、外転・外旋位から開始し、内転・内旋位で終了する

- ○ 最後に下肢を治療台上に置く
- ― 必要に応じて、これを数回繰り返す

■ 閉鎖筋膜／外閉鎖筋の治療法
- この治療法の目的は、股関節とその隣接部の循環の改善である。すなわち
  - ― 全体的には腹部、局所的には小骨盤
  - ― 骨盤転子筋群（股関節の接触圧を強める筋）

> **実践のアドバイス**　前に述べたように、股関節の機能にとって、筋はきわめて重要である。内旋に制限や硬直性があれば、外旋筋（骨盤転子筋、大殿筋、一部の内転筋）を検査し、必要に応じて治療する。また、関節包パターン（屈曲や伸展や外転に比べて内旋がより強く制限される）や退行性病変についても調べる（ファベレテスト。p.237）。一方、外旋に制限や硬直性があれば、内旋筋（中殿筋前部、大腿筋膜張筋）を検査し、必要に応じて治療する。

■ 開始肢位
- 患者：背臥位で、右下肢の股関節と膝関節を屈曲する（足を治療台に置ける程度に屈曲する）。患者は右下肢の力を抜き、療法士がこれを支える
- 療法士：患者の右側方で、股関節の高さに立つ

■ 手順
- 右手：薄筋（内転筋群の中で最も内側に位置する筋）を探し（定位）、母指を後方から薄筋に置き指先を頭側に向け、他の指を背側から大腿を囲むように置く
- 矯正：
  - ― 定位期：
    - ○ 母指をゆっくり頭側・やや外側へ押していくと、外閉鎖筋の下縁にぶつかる。ここで外閉鎖筋の弾力性／硬直性、圧痛を調べる
    - ○ 母指をそこから内側へ動かすと（定位）、閉鎖筋膜に行き当たる。ここで閉鎖筋膜の状態（弾力性／硬直性、圧痛など）を判定する

― 矯正期：
- 呼息で、母指の押圧を維持または強化する。必要に応じて、振動ややさしい強擦を加える。いずれも組織の緊張が弱まるまで
- ここで述べた処置は、次に述べる骨盤底筋と梨状筋の治療でも行うことができる

■ 骨盤底筋の治療法
- 骨盤底筋（主に肛門挙筋）の検査と治療

■ 開始肢位
- 患者：腹臥位
- 療法士：患者の側方（必要に応じて右側または左側）で、骨盤の高さに立つ

■ 手順
- 右手：左の骨盤底筋の判定と治療を行う
- 左手：右の骨盤底筋の判定と治療を行う。その際、指（示指から環指までの3指）を内側から坐骨結節に置き、頭側へ向ける
- 矯正：
  ― 定位期：
    - 指でゆっくり頭側へ押す。骨盤底筋にぶつかるまで（確認のため患者に咳をしてもらう）
    - 筋の弾力性／硬直性、圧痛を調べる（左右の筋を比較する）
  ― 矯正期：
    - 基本的な処置：上述の「閉鎖筋膜／外閉鎖筋の治療法」の矯正期を参照
- 骨盤底筋の検査と治療は、股関の節障害だけでなく、次の障害を有する場合にも適応となる。すなわち
  ― 腹腔内圧（IAP）の上昇（p.165）：骨盤底筋（片側または両側）は、IAPの上昇に適応することにより、その作用を障害される。これにより特に排泄制御機能が低下することがある
  ― 仙腸関節の可動性低下：骨盤底筋が仙骨を頭側に引っ張ると、仙骨は仙腸関節の関節面に深く入り込み、動きにくくなる。すなわち、骨盤底筋の収縮により、仙腸関節の可動性が低下することがある

- 小骨盤内器官などの内臓障害
- 骨盤および下肢の静脈血排出障害：腹部の圧力が上昇すると、骨盤隔膜と横隔膜がこれに適応し、減圧系（特に静脈系）の液体の運動に影響が生じる。減圧系には全血液量の約85％が存在する

■ 梨状筋の治療法
- 梨状筋の検査には、触診と筋長検査があるが、ここでは触診について述べる

■ 開始肢位
- 患者：腹臥位
- 療法士：患者の右側方または左側方で、骨盤の高さに立つ

■ 手順
- 右手：母指を右の梨状筋に置く
- 左手：母指を左の梨状筋に置く（梨状筋に到達するには、仙骨の外側縁を触診し、これと大転子の先端をつなぐ線を思い描き、この線のおよそ半分の位置に母指を置く）
- 矯正：
  - 定位期：
    - 筋を押すあるいは横方向に伸張し、梨状筋の弾力性／硬直性、圧痛の有無を調べる（左右の筋を比較する）
  - 矯正期：
    - 上述の「閉鎖筋膜／外閉鎖筋の治療法」の矯正期を参照

5.6.2 膝関節

脛骨の回旋の機能障害の矯正は、膝関節の屈曲／伸展を通じて行う。脛骨の回旋のメカニズムとして、内旋は膝関節の屈曲と組み合わされて生じ、外旋は膝関節の伸展と組み合わされて生じる。

■ 脛骨の外旋病変の機能障害の治療法

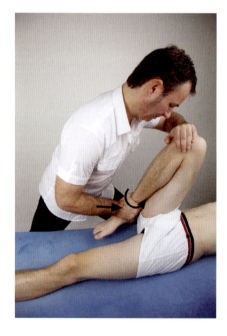

図5.57

- 右脛骨の外旋病変の機能障害を例とする

■ 開始肢位
- 患者：背臥位で、患側の下肢の膝関節と股関節を約90度に屈曲する
- 療法士：患者の側方で、身体を患者の頭部の方向に向けて立つ（左下肢を前へ踏み出す）

■ 手順
- 右手：下腿の遠位部をつかむ
- 左手：膝（大腿の遠位部）に置く
- 矯正：
  — 定位期およびマニピュレーションの前：
    ○ 脛骨を内旋すると同時に膝関節を屈曲する
    ○ 抵抗を探し、これを強める
  — 加速期：
    ○ 予め組織を緊張させる

○ スラストを屈曲・内旋の方向へ加える

■ 脛骨の内旋病変の機能障害の治療法

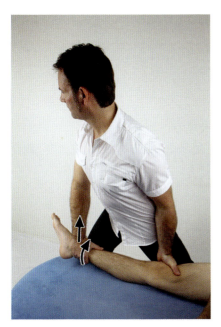

図5.58

- 右脛骨の内旋病変の機能障害を例とする

■ 開始肢位
- 患者：背臥位で、患側の下肢の膝関節と股関節を約90度に屈曲する
- 療法士：患者の側方に立ち、身体を患者の足の方向へ向ける（右下肢を前へ踏み出す）

■ 手順
- 右手：内側から下腿の遠位部をつかむ
- 左手：外側から膝（大腿の遠位部）に置く
- 矯正：
  — 定位期およびマニピュレーションの前：
    ○ 脛骨を外旋すると同時に膝関節を伸展する（重要：下肢を治療台の上に置き、治療台の端から出ないようにする）

      ○ 抵抗を探し、これを強める
    ― 加速期：
      ○ 予め組織を緊張させる
      ○ スラストを（過）伸展・外旋の方向へ加える

■ 脛骨の外転病変の機能障害の治療法
- 右脛骨の外転病変の機能障害を例とする

■ 開始肢位
- 患者：背臥位で、患側の下肢の膝関節を軽く屈曲する
- 療法士：患者の側方に立ち、患者の下肢を治療台の側方から出し、患者の下腿の遠位部を自分の両大腿の間に挟んで固定する（p.217の**図4.37**を参照）

■ 手順
- 右手：手を広げ、大腿骨内側顆と脛骨内側顆に置く
- 左手：手を広げ、大腿骨外側顆と脛骨外側顆に置く
- 矯正：
  ― 定位期およびマニピュレーションの前：
    ○ 右手で膝を内側から外側へモビリゼーションする
    ○ 抵抗を探し、これを強める
  ― 加速期：
    ○ 予め組織を緊張させる
    ○ スラストを外側へ加える

■ 脛骨の内転病変の機能障害の治療法
- 右脛骨の内転病変の機能障害を例とする

■ 開始肢位
- 上述の「脛骨の外転病変の機能障害の治療法」と同じ

■ 手順
- 矯正：
  ― 定位期およびマニピュレーションの前：
    ○ 左手で膝を外側から内側へモビリゼーションする

○ 抵抗を探し、これを強める
— 加速期：
○ 予め組織を緊張させる
○ スラストを内側へ加える

> **実践のアドバイス**　抵抗がきわめて硬い場合、強めのスラストを加える必要がある。その際、まず「助走」をつける。すなわち、患側の膝を外転位あるいは内転位に置く。これにより、その後、弾みをつけて矯正方向に動かすと、運動が加速される。

■ 脛骨の後方変位の治療法

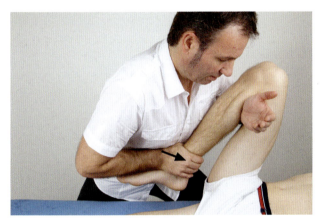

図5.59

● 右脛骨の後方変位を例とする

■ 開始肢位
● 患者：背臥位で、患側の下肢の膝関節と股関節を軽く屈曲する
● 療法士：患者の側方に立ち、身体を患者の頭部の方向へ向ける（左下肢を前へ踏み出す）

■ 手順
● 右手：下腿の遠位部をつかむ
● 左手：楔のように膝窩に置く（母指を上方に向ける）

- 矯正：
  ― 定位期およびマニピュレーションの前：
    ○ 膝の屈曲を強める。楔（左手）に触れるまで
    ○ 抵抗を判定し、再び屈曲を弱める
  ― 加速期：
    ○ スラストを加えるかのように屈曲を強める
    ○ 体重を左下肢にかけ、胸骨で（下腿の遠位部の）右手を押す

■ 脛骨の前方変位の治療法

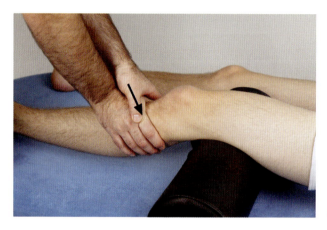

図5.60

- 右脛骨の前方変位を例とする

■ 開始肢位
- 患者：背臥位で、患側の大腿の遠位部の下に枕を置く（または健側の下肢を屈曲して枕の代わりに置く）
- 療法士：膝の高さで、身体を患者の頭部の方向へ向けて立つ（右下肢を前へ踏み出す）

■ 手順
- 両手：左右の手を重ね、脛骨の近位部をつかむ
- 矯正：
  ― 定位期およびマニピュレーションの前：
    ○ 脛骨を後方へモビリゼーションする

○ 抵抗を調べる。これを繰り返すと、脛骨のモビリゼーションになる。さらに加速期に進む
— 加速期：
  ○ スラストを後方へ加える

■ 関節半月の治療法

- 原則として、関節半月（p.126-7）の構造的損傷を有する場合、以下に述べる治療法の適応ではない
- 軽度の構造的損傷や、軽い膝痛や膝関節の違和感などの症状は、適応となりうる
- 治療の目的は、関節半月の4つの角（内側半月の前角・後角、外側半月の前角・後角）を軽く圧迫して平らに伸ばし、これにより正常な可動性および機能を回復することである。治療は、関節半月を**表5.1**に示す位置に置き、次の手順で行う
— 開始肢位：膝関節と股関節を90度に屈曲する
— 減圧する意味で、離開を生じさせる。すなわち、内側半月（前角・後角）の離開は外転により、外側半月（前角・後角）の離開は内転により生じる
— 続いて、回旋を生じさせる。すなわち、関節半月の4つの角をそれぞれ大腿骨顆部（内側顆、外側顆）から離れる方向に回旋する
— 本来の治療にとりかかる。すなわち、次の運動を通じて、関節半月を平らに伸ばす（関節半月の形を整えたい場合にもこれを行う）
  ○ 圧迫（内側半月の圧迫は内転により、外側半月の圧迫は外転により生じる）および回旋（関節半月の4つの角をそれぞれ大腿骨顆部（内側顆、外側顆）に近づく方向に回旋する）
  ○ 屈曲（後角に作用する）または伸展（前角に作用する）

表5.1	関節半月のモビリゼーションの開始肢位と終了肢位			
	内側半月、後角 (図5.61)	外側半月、後角 (図5.62)	内側半月、前角 (図5.63)	外側半月、前角 (図5.64)
開始肢位	90度屈曲 外転 内旋	90度屈曲 内転 外旋	90度屈曲 外転 外旋	90度屈曲 内転 内旋
終了肢位	最大屈曲 内転 外旋	最大屈曲 外転 内旋	最大伸展 内転 内旋	最大伸展 外転 外旋

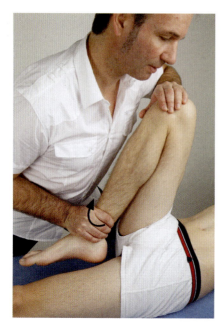

図 5.61　内側半月の後角

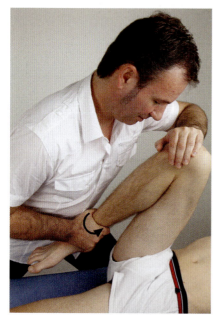

図 5.62　外側半月の後角

5.6 下肢 345

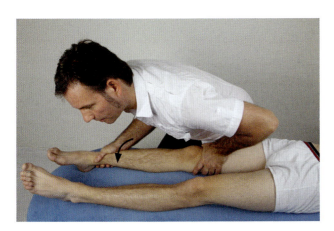

図5.63　内側半月の前角

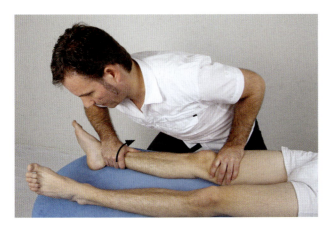

図5.64　外側半月の前角

— 関節半月のモビリゼーションでは、開始肢位から終了肢位に向かって運動を生じさせる。これらの運動を律動的（リズミカル）に数回繰り返す。このようにして、関節半月の全ての角を平らに伸ばす

5.6.3 腓骨

■ 脛腓靱帯結合のモビリゼーション
- 腓骨の前方変位／後方変位で行う
- 手の位置は、「脛腓靱帯結合の検査」(p.219)と同じ。この検査の手順(の運動振幅および回数)を調整し、モビリゼーションとして行う

■ 近位脛腓関節の腓骨の前方変位のスラスト法

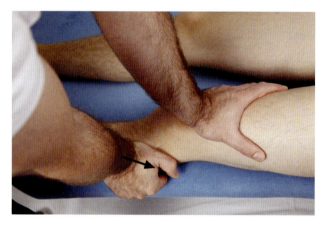

図5.65

- 左の近位脛腓関節の腓骨の前方変位を例とする

■ 開始肢位
- 患者：背臥位で、両足を治療台の足側から出し、左下肢を治療台の端に置く
- 療法士：治療台の足側で、身体を治療台の頭側へ向けて立つ

■ 手順
- 右手：母指球を腹側から腓骨頭に置く
- 左手：左大腿の遠位部にコンタクトし、左下肢をやや内旋位で固定する

- 矯正：
  - モビリゼーション期：
    - 腓骨を後方へモビリゼーションする
  - 加速期：
    - 硬い抵抗が感知される場合、必要に応じてモビリゼーションを強化する
    - 予め組織を緊張させる
    - スラストを背側へ加える

近位脛腓関節の腓骨の後方変位のスラスト法

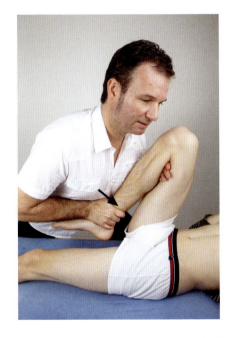

図5.66

- 右の近位脛腓関節の腓骨の後方変位を例とする

開始肢位
- 患者：背臥位で、患側の下肢の膝関節と股関節を90度に屈曲する
- 療法士：患者の側方に立つ（左下肢を前へ踏み出す）

■ 手順
- 左手：楔のように左示指のMCP（中手指節関節）を背側から腓骨頭に置く
- 右手：下腿の遠位部をつかむ
- 矯正：
  ― モビリゼーション期：
    ○ 膝の屈曲を強める
    ○ その際、下腿をやや外旋位で維持する。これにより楔（左示指）のコンタクトを良好に保つ
  ― 加速期：
    ○ 屈曲の最終域で、腓骨頭の抵抗を探す
    ○ 予め組織を緊張させる
    ○ 下腿の遠位部にスラストを後方へ加える

■ 腓骨の頭尾方向のモビリゼーション―「腓骨の揺さぶり」

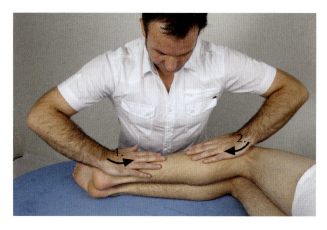

図5.67

■ 開始肢位
- 患者：側臥位で、患側の下肢を治療用ロール（または健側の下肢）の上に置く
- 療法士：患者の前方または後方に立つ（または座る）

■ 手順
- 一方の手：母指球と小指球の間に腓骨頭を置く
- 他方の手：母指球と小指球の間に外果を置く

- 矯正：
  ― モビリゼーション期：3通りの手順が可能である
  1. 腓骨を尾側／頭側へ揺さぶり、モビリゼーションする
  2. 腓骨を可動性低下や強い抵抗を有する方向にモビリゼーションする（直接法）
  3. 腓骨を抵抗が小さい方向に動かし、組織の最大弛緩を探す（間接法、LAS：靭帯性関節ストレイン）
- 腓骨のモビリゼーションの目的は、腓骨の頭尾方向の運動の正常化、さらに下腿骨間膜の循環改善とこれに伴う緊張の正常化(p.137)である

5.6.4 足

ここで述べる足の治療法は、多くがスラスト法であるが、運動振幅と回数を変更すれば、モビリゼーションにもなる。以下、足の治療法を記述するにあたり、まず開始肢位（患者、療法士）、次に手の位置、さらに治療の手順を記述する。治療の手順として、まず（関節を）「離開」し、その後矯正を行う。矯正では、まず抵抗を探し、さらに抵抗を強化し（＝（スラストを加える前に）予め組織を緊張させ）、最後に短く高速で目的に適ったスラストを加える。

■ 第1中足骨の背側変位のスラスト法
- 右足の第1中足骨の背側変位を例とする

■ 開始肢位
- 患者：背臥位で、両足を治療台の足側から出す
- 療法士：治療台の足側に立つ

■ 手順
- 3指のグリップ：第1中足骨底または近位を探す(p.221)
- 右手：足の内側で、中指の中節骨を、背側（足背側）から第1中足骨の底または近位に置き、母指を底側から第1中足骨に縦方向に置く（母指の指先を第1中足骨骨頭に置く）
- 左手：足の外側から、足背をつかみ、左中指を右中指に重ねて置く

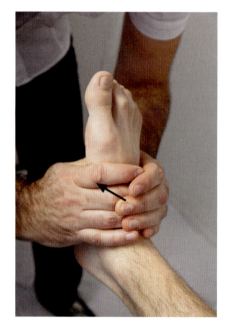

図5.68

- 両上肢：両肘を互いに近づける
- 患関節（第1中足骨の関節）を離開するため、前足部に向かって軽く牽引する
- 矯正：
  - 定位期：
    - 母指で第1中足骨の遠位を背側（足背側）へ動かす。テコ（＝第1中足骨）の近位が底側へ動くまで
  - マニピュレーションの前：
    - 両手の中指で、第1中足骨の近位を底側へ動かし、最大の抵抗を探す
  - 加速期：
    - 抵抗を強める
    - 予め組織を緊張させる
    - スラストを底側へ加える
- 第2中足骨および第3中足骨の背側変位（これらは比較的まれである）の治療では、中指を第2または第3中足骨の上に置き、母指を底側面（中足骨が存在する位置）に置く

■ 内側楔状骨の背側変位のスラスト法

- 右足の内側楔状骨の背側変位を例とする
- 開始肢位：上述の「第1中足骨の背側変位のスラスト法」と同じ
- 相違点：右中指の中節骨を背側（足背側）から内側楔状骨に置き、母指を底側から第1中足骨に縦方向に置く
- その他の手順：「第1中足骨の背側変位のスラスト法」と同じ

■ 第1中足骨の底側変位のスラスト法

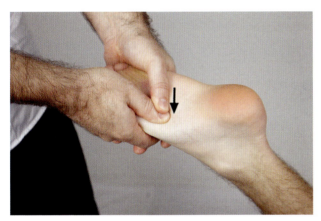

図5.69

- 左足の第1中足骨の底側変位を例とする

■ 開始肢位
- 患者：腹臥位
- 療法士：治療台の足側で、左側方に立つ（左下肢を前へ踏み出す）。必要に応じて治療台の高さを下げる

■ 手順
- 3指のグリップにより、第1中足骨の底を探す
- 右手：足の内側で、母指を底側から第1中足骨の底に置き、他の指を足背に置く
- 左手：足の外側から、母指とその他の指を、右手の上に置く

- 両上肢：両肘を互いに近づけ、患者の足を歳差運動（回転するものの回転軸がゆっくり方向を変えていく運動）で内側へ回転させ、これにより自分の方へ「引っ張る」
- 関節を離開するため、前足部に向かって軽く牽引する。その後、矯正にとりかかる
- 矯正：
  ― 定位期：
    ○ 足を歳差運動で回転させる際、母指で第1中足骨の底を底側へ動かし定位を行う
  ― マニピュレーションの前：
    ○ 歳差運動を1-2回繰り返し、これにより両母指で最大の抵抗を探す
  ― 加速期：
    ○ 抵抗を強める
    ○ 予め組織を緊張させる
    ○ むちで打つように、スラストを背側（足背側）へ加える
- 第2中足骨および第3中足骨の底側変位（これらは比較的まれである）の治療では、母指を底側から第2または第3中足骨の底に置く

■ 内側楔状骨の底側変位のスラスト法

- 左足の内側楔状骨の底側変位を例とする
- 開始肢位：上述の「第1中足骨の底側変位のスラスト法」と同じ
- 相違点：母指を底側から内側楔状骨に置き、他の指を足背に置く
- その他の手順：「第1中足骨の底側変位のスラスト法」と同じ

■ 第5中足骨のスラスト法

- 左足の第5中足骨の機能障害を例とする

■ 開始肢位
- 患者：背臥位で、患足を療法士の大腿の上に置く
- 療法士：治療台の足側に座る

■ 手順
- 立方骨と第5中足骨の間の関節および第5中足骨の底を手で探す

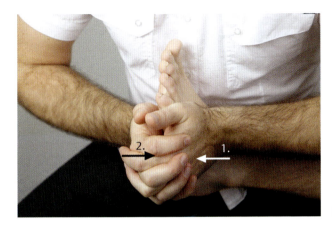

図 5.70

- 右手：小指球を底側から第 5 中足骨の底に置く
- 左手：小指球を背側（足背側）から第 5 中足骨の上に置く
- 両手：両手を閉じる
- 患関節を離開するため、軽く牽引し、前足部を内旋する（＝患者の足を自分の方へ回旋する）
- 矯正：
  ― 定位期：
    ○ **底側変位**では、療法士は上体を右へ傾け、足底に置いた右小指球の圧迫を強める
    ○ **背側変位**では、療法士は上体を左へ傾け、足背に置いた左小指球の圧迫を強める
  ― マニピュレーションの前：
    ○ 小指球で最大の抵抗を探す
  ― 加速期：
    ○ **底側変位**では、スラストを底側から背側へ加える
    ○ **背側変位**では、スラストを背側から底側へ加える
- 第 4 中足骨の機能障害（比較的まれ）の治療では、両手の小指球を第 4 中足骨の底に置く。その他の手順は、上述の「第 5 中足骨の機能障害」と同じ

■ 中間楔状骨の背側変位のスラスト法

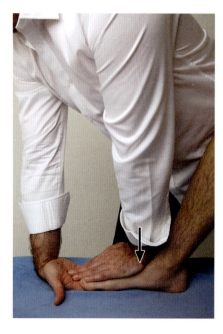

図5.71

- 右足の中間楔状骨の背側変位を例とする

■ 開始肢位
- 患者：背臥位で、股関節と膝関節を屈曲する（力を抜いて足を治療台に置ける程度に屈曲する）
- 療法士：治療台の側方で、足の高さに立ち、身体を治療台の足側へ回旋する

■ 手順
- 中間楔状骨を手で探す。すなわち、第2足放線（第2中足骨）を遠位から近位へ進むことで、中間楔状骨に到達する
- 右手：指（複数）の指先を底側から中足骨（複数）の頭に置く
- 左手：小指球を背側（足背側）から中間楔状骨に置く
- （中間楔状骨の）関節を離開するため、右手で軽く牽引する

- 矯正：
  ― 定位期およびマニピュレーションの前：
    ○ 左小指球で底側へ押す
    ○ 最大の抵抗を探す
  ― 加速期：
    ○ 抵抗を強める
    ○ 予め組織を緊張させる
    ○ スラストを「治療台の中に打ち込む」ような感じで加える
- 中間楔状骨の底側変位（比較的まれである）では、治療の手順は「内側楔状骨の底側変位」のそれと同じ。相違点として、母指を底側から中間楔状骨に置く

■ 舟状骨の内旋病変の機能障害のスラスト法

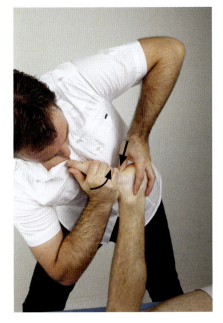

図5.72

- 左足の舟状骨の内旋病変の機能障害を例とする

■ 開始肢位
- 患者：腹臥位で、患側の膝関節を90度に屈曲する

- 療法士：治療台の左側方で、患足の高さに立つ。必要に応じて治療台の高さを下げる

■ 手順
- 舟状骨粗面を手で探す
- 右手：足の内側で、指（複数）で底側から足を囲むようにつかみ、手の内側面を足背に置き、小指で舟状骨をつかむ
- 左手：指（複数）で踵骨をつかみ、底側から（母指を）舟状骨に置く。その際、母指を第5中足骨粗面と舟状骨を結ぶ線の中間点に置き、左肘を持ち上げ、左前腕を足に対して垂直にする
- （舟状骨の）関節を離開するため、右手で軽く牽引する
- 矯正：
  ― 定位期およびマニピュレーションの前：
    ○ 右手で、足を回内する。この運動が外旋として舟状骨に及ぶまで
    ○ これに伴い、右前腕は足に対し垂直になる。療法士は上体を下方・右へ曲げ、左前腕と右前腕が一直線をなすようにする
    ○ さらに、左母指で底側から舟状骨を押す
    ○ 2つの「テコ」を動かし、最大の抵抗を探す
  ― 加速期：
    ○ 抵抗を強める
    ○ 予め組織を緊張させる
    ○ （できれば）両手で同時にスラストを加える

■ 立方骨の外旋病変の機能障害のスラスト法
- 左足の立方骨の外旋病変の機能障害を例とする

■ 開始肢位
- 上述の「舟状骨の内旋病変の機能障害のスラスト法」と同じ

■ 手順
- 第5中足骨粗面と（その近位の）立方骨を手で探す

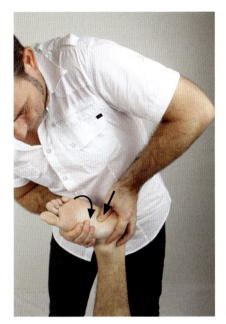

図5.73

- 右手：指（複数）を足の内側縁（やや底側）に置き、母指球と小指球を足背の外側部に置く
- 左手：指（複数）で踵骨をつかみ、母指を底側から立方骨に置く。その際、母指を第5中足骨粗面と舟状骨を結ぶ線の中間点に置き、左肘を持ち上げ、左前腕を足に対して垂直にする
- （立方骨の）関節を離開するため、右手で軽く牽引する
- 矯正：
  ― 定位期およびマニピュレーションの前：
    ○ 右手で、足を回外する。この運動が内旋として立方骨に及ぶまで
    ○ さらに、左母指で底側から立方骨を押す
    ○ 2つの「テコ」を動かし、最大の抵抗を探す
  ― 加速期：
    ○ 抵抗を強める
    ○ 予め組織を緊張させる
    ○ （できれば）両手で同時にスラストを加える

■ 立方骨の外旋病変の機能障害／舟状骨の内旋病変の機能障害のスラスト法の代替法

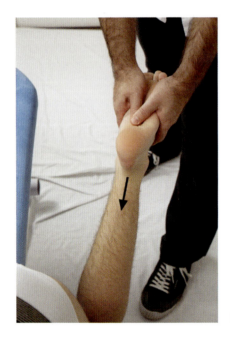

図5.74

- 左足の立方骨の外旋病変の機能障害および（あるいは）左足の舟状骨の内旋病変の機能障害を例とする

■ 開始肢位
- 患者：治療台の左端で腹臥位になり、患側の膝関節を90度に屈曲する
- 療法士：治療台の左側方で、患足の高さに立つ。必要に応じて治療台の高さを下げる

■ 手順
- 第5中足骨粗面と舟状骨を結ぶ線の中間点を手で探す
- 両手の母指：この中間点に重ねて置く
- 関節を離開するため、前足部を軽く牽引する
- 矯正：
    — 定位期およびマニピュレーションの前：
        ○ 患者の左下肢を治療台の側方から出し、床に向かって動かしながら、両母指

        で（中間点を）押す
    - この運動を 1-2 回繰り返す
    - 最大の抵抗を探す
  - 加速期：
    - 抵抗を強める
    - 予め組織を緊張させる
    - むちで打つように、スラストを床に向かって加える

■ 距骨の前方変位のスラスト法

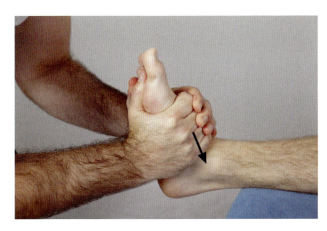

図 5.75

- 右足の距骨の前方変位を例とする

■ 開始肢位
- 患者：背臥位で、両足を治療台の足側から出す
- 療法士：治療台の足側に立つ

■ 手順
- 内側の手で、距骨頸を探す
- 右手：小指側の側面を距骨頸に置く
- 左手：右手の上に置き、両肘を互いに近づける
- 距骨の関節を離開するため、距骨を足関節窩から離すように引っ張る
- 矯正：
  - 定位期およびマニピュレーションの前：

- ○ 距腿関節の運動軸を前額面に近づける。これは、下肢全体をやや内旋することで可能である
- ○ 距腿関節の位置で足を背屈する（重要：これにより距骨の後方滑りを生じさせる）
- ○ 付随的ベクトル（外転／内転、内旋／外旋）を調べる
- ○ 最大の抵抗を探す
— 加速期：
  - ○ 陽性の付随的ベクトル（1つまたは複数）を進める
  - ○ 抵抗を強める
  - ○ 予め組織を緊張させる
  - ○ スラストを後方へ加える

■ 距骨の後方変位のスラスト法

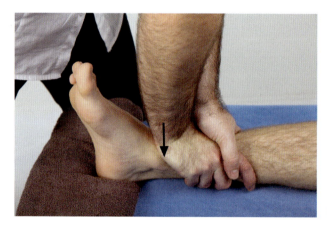

図5.76

- 右足の距骨の後方変位を例とする

■ 開始肢位
- 患者：背臥位で、両足を治療台上に置く。右踵の下に、ロール状のハンドタオルや小さい砂袋を置く
- 療法士：治療台の足側に立つ

■ 手順
- 下腿遠位部と距骨の間の移行部を手で探す

- 右手：手の付け根を下腿の遠位部に置く
- 左手：右手の上に置き、両肘を近づけ、両前腕が下腿に対して垂直になるようにする
- 矯正：
  ― 定位期およびマニピュレーションの前：
    ○ 距腿関節の運動軸を前額面に近づける。これは、下肢全体をやや内旋することで可能である
    ○ 両手で下腿を後方へモビリゼーションする
    ○ 最大の抵抗を探す
  ― 加速期：
    ○ 抵抗を強める
    ○ 予め組織を緊張させる
    ○ スラストを後方へ加える（これにより距骨が前方へ矯正される）

■ 距骨の前方変位の（下腿を介した）モビリゼーション

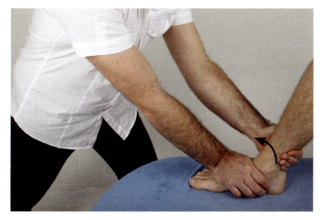

図5.77

- 右足の距骨の前方変位を例とする

■ 開始肢位
- 患者：背臥位で、右膝を屈曲する（力を抜いて足を治療台に置ける程度に屈曲する）
- 療法士：治療台の足側で、距腿関節の運動軸（斜軸）に対する垂線の延長線上に立つ

■ 手順
- 右手:前方から距骨をつかみ、母指を外側、他の指を内側に置く
- 左手:外側から下腿の遠位部を囲むようにつかむ
- 矯正:
  ― モビリゼーション期:
    ○ 左手で下腿を前方・外側へ(距腿関節の運動軸に対して垂直に)モビリゼーションする。その際、距骨滑車の形状(凸状)を考慮すること

■ **距骨の後方変位の(下腿を介した)モビリゼーション**

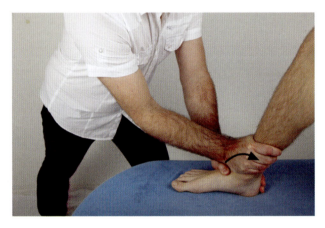

図5.78

- 右足の距骨の後方変位を例とする

■ 開始肢位
- 上述の「距骨の前方変位の(下腿を介した)モビリゼーション」と同じ

■ 手順
- 左手:外側から踵骨をつかみ、できれば母指を距骨頸に置き、踵骨と距骨が接する状態にして固定する
- 右手:腹側から下腿の遠位部に置く
- 矯正:
  ― モビリゼーション期:
    ○ 右手で下腿を後方・内側へ(距腿関節の運動軸に対して垂直に)モビリゼーションする。その際、距骨滑車の形状(凸状)を考慮すること

■ 踵骨の後方変位のスラスト法

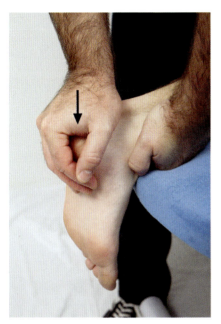

図5.79

- 右足の踵骨の後方変位を例とする

■ 開始肢位
- 患者：腹臥位で、両足を治療台の足側から出す
- 療法士：治療台の右側方で、足の高さに立ち、身体を治療台の足側へねじる

■ 手順
- 一方の手：踵骨をつかむ。すなわち、母指以外の指を底側から、母指を側方から踵骨に置く（代替法：母指と示指の間に踵骨を置く）
- 他方の手：下腿と治療台の間に置き、足関節窩を圧迫して距骨を固定する
- 踵骨の関節を離開する。すなわち踵骨を尾側へ動かし距骨から離す。これは、前腕を垂直から少し傾け、さらに踵骨と直角をなすように向けることで可能である。その後、矯正に移る
- 矯正：
  — 定位期およびマニピュレーションの前：
    ○ 踵骨を遠位へ（前足部に向かって）モビリゼーションする

- ○ 最大の抵抗を探す
— 加速期：
  - ○ 抵抗を強める
  - ○ 予め組織を緊張させる
  - ○ スラストを遠位へ加える
- **踵骨の前方変位**（比較的まれ）の治療は、「距骨下関節（踵骨）の前方／後方の可動性の検査」（p.226）と同じ手の位置で、踵骨をモビリゼーションするとよい

■ 踵骨の内転病変の機能障害のスラスト法

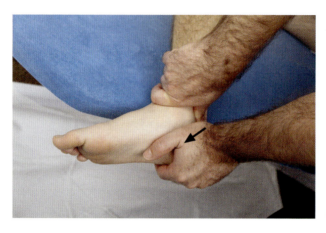

図5.80

- 右足の踵骨の内転病変の機能障害を例とする

■ 開始肢位
- 患者：右側臥位で、両足を治療台の足側から出す。必要に応じて、ロール状のハンドタオルや小さい砂袋を外果の下に置く
- 療法士：足の高さに立ち、身体を前足部の方向へ向ける

■ 手順
- 右手：屈曲した示指を距骨頸に置き、距骨頸を固定する
- 左手：母指球を内側から踵骨に置き、肘と前腕を踵骨に対して垂直にする
- 踵骨の関節を離開するため、踵骨を尾側へ動かし距骨から離す

- 矯正：
  ― 定位期およびマニピュレーションの前：
    ○ 左手で踵骨を外側へ並進してモビリゼーションする
    ○ 最大の抵抗を探す。ここまでの手順を繰り返すと、踵骨のモビリゼーションになる。さらに加速期に移る
  ― 加速期：
    ○ 抵抗を強める
    ○ 予め組織を緊張させる
    ○ スラストを外側へ加える

■ 踵骨の外転病変の機能障害のスラスト法

- 右足の踵骨の外転病変の機能障害を例とする
- この機能障害は比較的まれである

■ 開始肢位
- 患者：左側臥位で、両足を治療台の足側から出す。必要に応じて、ロール状のハンドタオルや治療用ロールを右下腿の下に置く
- 療法士：足の高さに立ち、身体を踵の方向へ向ける（左下肢を前方へ踏み出し前足部を安定させる）

■ 手順
- 右手：外果を押し、足関節窩を介して距骨を固定する
- 左手：母指球を外側から踵骨に置き、肘と前腕を踵骨に対して垂直にする
- 踵骨の関節を離開するため、踵骨を尾側へ動かし距骨から離す
- 矯正：
  ― 定位期およびマニピュレーションの前：
    ○ 左手で踵骨を内側へ並進してモビリゼーションする
    ○ 最大の抵抗を探す。ここまでの手順を繰り返すと、踵骨のモビリゼーションになる。さらに加速期に移る
  ― 加速期：
    ○ 抵抗を強める
    ○ 予め組織を緊張させる
    ○ スラストを内側へ加える

■ 足首捻挫後の治療法
- 適応：距腿関節および距腿下関節の外傷後の機能障害

要注意 急性期(受傷後すぐ)には、構造的損傷(骨折、重度の靱帯損傷)がないことを明らかにする必要がある(鑑別検査。p.240)。

■ 開始肢位
- 患者：背臥位で、両足を治療台の足側から出す
- 療法士：足の高さに立つ

■ 手順
- 距腿関節の外側靱帯は、3つの靱帯から成る。すなわち、前距腓靱帯と後距腓靱帯(いずれも関節包を強化している)、踵腓靱帯(関節包外を走行している)である。これらの靱帯の治療は、次の2段階(ステップ)に分けて行う。
  1. 踵腓靱帯、前距腓靱帯、関節包の前外側部分の治療
  2. 後距腓靱帯、関節包の後外側部分の治療
- いずれの治療も、関節包靱帯が「伸張される位置」で開始する。これは、軽擦を行いながら靱帯組織の内部の線維にまでアプローチするためである

ステップ1：
- 右手：指を足背に置き、距骨を固定する
- 左手：母指を後方から踵腓靱帯に置く
- 治療：左母指で、外果の周囲を深部まで押し(強さを調整する)、関節包靱帯を前方へ押す(脛骨にぶつかるまで)。その際、足は軽度の底屈・内反位から背屈・外反位になる

ステップ2
- 右手：指を足背に置き、距骨を固定する
- 左手：母指を後方から踵腓靱帯に置く
- 治療：左母指で、外果の周囲を深部まで押し(強さを調整する)、関節包靱帯を後方へ押す。水平に走行する後距腓靱帯を触知したら、母指をこれにひっかけ、靱帯を「テコで持ち上げる」ように動かす。その際、足は軽度の背屈・内反位から底屈・外反位になる

第3部
適応症（A-Z）

| 6 | 適応症 | 368 |

6 適応症

　本章では、筋骨格系オステオパシーの治療的アプローチを提案しうる適応症について述べる。ただし、それぞれの適応症（疾患）で行う筋骨格系オステオパシー治療は、単独の治療ではなく、全体的治療（筋骨格系・内臓系[30]・頭蓋仙骨系[50]を包括的に治療する徒手治療法）の一部と見るべきである。また、これと併せて運動や食事（栄養）の改善も推奨すべきである。さらに、心理学的レベルでは、人間どうしの交流とこれを基盤として生じる愛情も重要である。本章で取り上げる適応症は、全てを完全に網羅するものではないが、それとは違った別の視点に立ち、具体的な手順を示す。

　以下、例外的に特定の機能障害（距骨の前方変位など）にも言及するが、全体として、機能障害が存在すると考えられる部位を指摘し、そこで可能な治療法を記す。これらの治療法は、重要度の高いものを順番に記述するのではなく、局所（患部の近く）で生じる機能障害、遠隔で（連鎖を介して）生じる機能障害、全身的に（圧力比率の変化などを反映して）生じる機能障害という視点から、記述する。機能障害およびその連鎖については予断を持つべきではない。それでは実践に沿ったアプローチとはいえない。

6.1　アキレス腱痛 Achillodynia

■ 定義
- アキレス腱に痛みがある状態

■ 考えられる原因
- 腱傍組織炎、腱鞘炎、踵骨骨端炎、踵骨の炎症性疾患、ハグルンド奇形
- 外反扁平足
- 集中的トレーニングによる過剰負荷、足に合わないシューズ

■ 症状
- スターティング・ペイン（動き始めや朝に発生する痛み）、荷重時（後）の痛み（進行すると安静時にも生じる）、圧痛
- 腫脹。慢性的刺激により、しばしば腱の中央部が広がり、棍棒のような形状に変形する）

- 足の触診で、足を上げ下げすると、きしむ音（軋轢音）が聞かれることがある

■ 治療的アプローチ
- 腓腹筋の正常化：
  — トリガーポイントの治療（p.463の図9.23）あるいはMET（主にPIR）
  — 筋伸張（治療に加え、任意でセルフエクササイズ）
- 踵骨（しばしば機能障害を有する）：
  — 踵骨の後方変位（p.363-4）
  — 踵骨の外転／内転（p.364-5）
- 脊柱の分節（交感神経を下肢に出す）：
  — Th12-L2（p.250以下, p.267-8）
- 骨盤の機能障害（筋筋膜の下行連鎖を介して足に影響を与えることがある）：
  — 腸骨前方変位／後方変位（p.307以下）
  — 恥骨（p.324以下）
- 骨盤の機能障害により、直接的または間接的に（仙骨神経叢の仙椎の求心性神経（特に下腿三頭筋を支配する脛骨神経）を通じて骨盤内臓器を介して）、内臓腹壁で障害が生じることがある
- 症状が全身的な問題にまで深まり、腹腔内圧（IAP）が上昇していれば、p.165に挙げた部位を治療することが望ましい

6.2　内転筋刺激　Adductor irritation

■ 定義
- 股関節の内転筋の起始腱の挫傷。急激な無制御の内転により生じる。例：サッカーのスライディングタックル
- 同義語：アスレティック・プバルジア（鼠径部痛症候群）、「軟らかい」鼠径部（＝鼠径ヘルニアの前段階）

■ 考えられる原因
- 過剰な負荷。すなわち、集中的トレーニング、過密な試合（組織の再生期が短い）、不十分または不適切なウォーミングアップやクーリングダウン、足に合わないシューズ
- 過少な負荷。すなわち、重度の整形外科的異常（下肢長差、股関節・膝関節・足

関節の位置異常など）による負荷の回避

> **実践のアドバイス**　治療を始める前に、機能検査を行うことが重要である。静止状態における異常だけを根拠にして、判定を下してはならない。

■ 症状
- スターティング・ペイン（動き始めや朝に発生する痛み）
- 荷重時（後）の痛み（進行すると安静時にも生じる）。典型的には恥骨周囲の痛み。時に大腿内側面への放散痛
- 圧痛

■ 治療的アプローチ
- 骨盤：
  — 閉鎖孔（内転筋に分布する神経や血管が通る。p.335-6）
  — 恥骨（p.324以下）／腸骨（p.307以下）
- 内転筋の正常化：
  — トリガーポイントの治療（p.458）、あるいはMET（主にPIR）
  — 筋伸張（治療に加え、任意でセルフエクササイズ）
- 股関節（特に回旋。p.328以下）
- 膝関節（p.337以下）
- 足関節（特に距骨と踵骨。p.359以下）
- 脊柱の分節：
  — Th12-L2（交感神経を下肢に出す。p.250-1, p.267-8）
  — L2-L4（閉鎖神経が起始する。p.248-9, p.262以下）
- 症状が全身的な問題にまで深まり、腹腔内圧（IAP）が上昇していれば、p.165に挙げた部位を治療することが望ましい

6.3　アレルギー　Allergy

■ 定義
- 免疫系の反応が変化し、基本的に無害でありこれまで耐性を有していた異物をアレルゲンとみなすようになる
- （可変性／可逆性の）気管支収縮や気管支過敏性による発作的な呼吸困難

6.3 アレルギー

■ 考えられる原因
- 先天性または後天性
- 様々な機序により発症する（アレルゲン、感染症、化学的・物理的刺激物の吸入）

■ 症状
- 炎症反応が様々な器官系で個別に発生する。例：皮膚、結膜、鼻粘膜、咽頭粘膜、気管支粘膜、消化管粘膜、全身の血管系の粘膜など

■ 治療的アプローチ
- アレルギーでは、MALT系（MALT：粘膜関連リンパ組織）がきわめて重要である。すなわち、MALT系においてリンパ球が抗原に対し特異的に過敏になり、局所的な免疫反応として分泌性免疫グロブリンA（IgA）が産生される
  - 気道：BALT（気管支随伴リンパ組織）
  - 消化管：GALT（腸管関連リンパ組織）
  - 皮膚：SALT（皮膚関連リンパ組織）
- さらに、この現象は、泌尿生殖器系や、扁桃のリンパ性咽頭輪（ワルダイエル咽頭輪）でも見られる
- MALT系の1つの組織で発生した局所反応が、他の組織にも広がり、そこでも局所反応が生じることがある。このため、次の部位の検査も必要である
  - 結膜、鼻粘膜、咽頭粘膜
    - OAA（後頭・環椎・軸椎）領域（副交感神経を出す。p.261-2, p.275以下）
    - Th1-Th4（交感神経を頭部に出す。p.251以下, p.272）
  - 気管支粘膜
    - Th1-Th6（交感神経を気管支に出す p.255以下, p.272）
  - 消化管（胸椎と腰椎で行うテクニック。p.251以下, p.267以下）
    - 上腹部：Th5-Th9
    - 小腸、右側大腸：Th10-Th11
    - 左側大腸：Th12-L2/L3
  - 自律神経系のバランス
    - 交感神経系の正常化（胸椎のテクニック。p.251以下, p.267以下）
    - 副交感神経系を刺激するテクニック（仙骨／骨盤, p.317。OAA領域, p.261, p.275）。さらに頭蓋系の治療法
- 症状が全身的な問題にまで深まり、腹腔内圧（IAP）が上昇していれば、p.165に挙げた部位を治療することが望ましい

- その他の推奨：プロバイオティクス（消化官内の有用な微生物及び増殖促進物質）の摂取

6.4 気管支ぜんそく Asthma bronchiale

■ 定義
- 炎症性閉塞性気道疾患
- （可変性／可逆性）気管支収縮や気管支過敏性による発作的な呼吸困難

■ 考えられる原因
- 三徴候：気管支痙攣、粘膜腫脹、分泌異常
- 様々な機序により発症する（アレルゲン、感染症、化学的・物理的刺激物の吸入）

■ 症状
- 呼吸困難、咳、痰
- 呼息が長くなる、多呼吸、乾性ラ音（笛声音やいびき音。しばしば離れても聞こえる）、打診で清音
- 重症化すると喘息発作重積状態

■ 治療的アプローチ
- 胸部の筋の正常化：大胸筋・小胸筋、斜角筋群（前斜角筋・中斜角筋・後斜角筋）、胸鎖乳突筋、鎖骨下筋、横隔膜
  — トリガーポイントの治療（p.447以下）あるいはMET（主にPIR）
  — 筋伸張（治療に加え、任意でセルフエクササイズ）
- 胸部の正常化：
  — 胸椎および肋骨の機能障害のモビリゼーション・スラスト法・MET：
    ○ Th1-Th4（交感神経を気管支に出す。p.255以下）
    ○ L1-L3/L4（横隔膜の脚部が停止する。p.248-9, p.262以下）
    ○ 第7-12肋骨（横隔膜の肋骨部の停止部。p.277以下）
- 症状が全身的な問題にまで深まり、腹腔内圧（IAP）が上昇していれば、p.165に挙げた部位を治療することが望ましい

6.5 椎間板ヘルニア Bandscheibenvorfall (Herniated disc)

■ 定義
- 椎間板の線維輪に亀裂が生じ、移動した髄核がこの亀裂から脱出する
  — 突出（髄核が移動し、線維輪が突き出る）
  — 脱出（髄核が移動する空間がなくなり脱出する。しばしば内側から外側へ脱出し、椎間孔に達し、椎間孔から出る脊髄神経の神経根の下に入り込む）
  — 分離脱出（脱出した髄核が、後縦靭帯を貫通し、椎間板と完全に分離する）

■ 考えられる原因
- 多くは退行性病変、まれに外傷
- 原因として議論されているもの：不適切な負荷（片側に負荷をかける姿勢など）、運動不足、（ニコチンなどの）血液経由の影響、腹腔内圧（IAP）の変化、静脈血排出に影響を与える内臓の問題（p.41以下）

■ 症状
- 典型的症状は、放散する根性痛。また、咳・くしゃみ・怒責（いきみ）などにより痛みが強まる
- 時に感覚運動障害（p.228）

■ 治療的アプローチ
- 患分節（脊柱）の正常化：
  — MET（p.262以下）。可動性および局所循環を改善する
  — スラスト法（p.248以下）

> **要注意** スラスト法を行うには経験が必要である。スラスト法の開始肢位や手順が痛み（や放散痛）の悪化の原因となってはならない。

- 症状が全身的な問題にまで深まり、腹腔内圧（IAP）が上昇していれば、p.165に挙げた部位を治療することが望ましい。横隔膜や骨盤底筋を直接治療する筋緊張テクニック（p.164-5, p.336-7）は、特に重要である。これらは、静脈血の排出（内椎骨静脈叢／外椎骨静脈叢）に好影響を与える

- 脊柱を圧迫している筋の正常化：
  — トリガーポイントの治療（p.447以下）あるいはMET（主にPIR）
  — 筋伸張（治療に加え、任意でセルフエクササイズ）：
    ○ 腰椎：腸腰筋、腰方形筋、横隔膜、骨盤底筋、脊柱起立筋
    ○ 頸椎：斜角筋群（頸椎で「腰筋」のような作用を有する筋）
- 隣接部の正常化：
  — 腰椎：
    ○ 骨盤（腸骨、仙骨、恥骨。p.307以下）
  — 頸椎：
    ○ 頸胸椎移行部（p.255以下, p.272）
    ○ OAA（p.261-2, p.275以下）

6.6 夜尿症 Bed-wetting

■ 定義
- 睡眠中の反射的な失禁。日中の失禁はない

■ 考えられる原因
- 膀胱の神経性制御の発達の遅れ、抗利尿ホルモン（ADH）分泌の昼、夜リズムの障害
- 心理社会的な問題

■ 症状
- 5歳以上で発症する。有病率は7歳児の約10％、若年者の1-2％
- 尿意切迫感、尿路感染症の反復感染

■ 治療的アプローチ
- 骨盤の正常化：
  — 腸骨（p.307以下）
  — 仙骨（p.317以下）
  — 恥骨結合（p.324以下）
  — 閉鎖孔（p.335-6）
  — 骨盤底筋（p.336-7）

- 脊柱の分節：
  — Th12-L2/L3（交感神経を膀胱に出す。p.250-1, p.267-8）
- 症状が全身的な問題にまで深まり、腹腔内圧（IAP）が上昇していれば、p.165に挙げた部位を治療することが望ましい

6.7 膀胱炎 Bladder inflammation

■ 定義
- 膀胱粘膜の炎症。重症化すると膀胱壁全体の炎症

■ 考えられる原因
- 上行性感染：尿道からの感染。グラム陰性桿菌（80％は大腸菌）に感染して発症することが多い。例えば性行為での塗抹感染（ハネムーン膀胱炎）。ただし、他の細菌やウイルスによるものや、まれに非細菌性膀胱炎もある（カテーテル治療、細胞静止薬、放射線治療など）
- 下行性感染：腎臓や上部尿路からの感染（腎盂腎炎など）

■ 症状
- 頻尿、排尿障害、夜間頻尿、尿失禁
- 恥骨後方の圧痛
- 男性より女性に多い

■ 治療的アプローチ
- 骨盤の正常化：
  — 腸骨（p.307以下）
  — 仙骨（p.317以下）
  — 恥骨結合（p.324以下）
  — 閉鎖孔（p.335-6）
  — 骨盤底筋（p.336-7）
- 脊柱の分節：
  — Th12-L2/L3（交感神経を膀胱に出す。p.250-1, p.267-8）
- 症状が全身的な問題にまで深まり、腹腔内圧（IAP）が上昇していれば、p.165に挙げた部位を治療することが望ましい

- その他の推奨：十分な水分摂取

6.8 高血圧症 Bluthochdruck (High blood pressure)

■ 定義
- 血圧の測定値が、収縮期血圧が140mmHg以上、拡張期血圧が90mmHg以上である

■ 考えられる原因
- 90％は原因不明。すなわち本態性高血圧(特発性高血圧)
- 内分泌系疾患：クッシング症候群、コン症候群、甲状腺機能亢進症など
- 大動脈縮窄症、腎性高血圧(腎動脈狭窄症)

■ 症状
- 無症状のまま長く経過する

■ 治療的アプローチ
- 高血圧は、特定の原因を確定できないことが多いため、全身的な問題として治療する
- 脊柱と骨盤の正常化：
  — OAA領域(特に迷走神経と延髄。p.261-2, p.275以下)
  — 頸椎(3つの交感神経節から出る心臓枝。p.259以下, p.270以下)
  — 胸部(胸腔内圧に影響を与える)：
    ○ 胸椎全体(p.251以下, p.267以下)、特にTh1-Th4（交感神経を心臓に出す）、Th10/Th11（交感神経を腎臓に出す）
    ○ 肋骨(特に下6つの肋骨対。これらは横隔膜を固定しており、胸腔内圧に影響を与える。p.277以下)
  — 骨盤(副交感神経を刺激する)
- 症状が全身的な問題にまで深まり、腹腔内圧(IAP)が上昇していれば、p.165に挙げた部位を治療することが望ましい

6.9 慢性気管支炎 Bronchitis, chronic

■ 定義
- 慢性（ほぼ毎日）の咳や痰が、少なくとも年に3ヵ月以上あり，それが少なくとも連続2年以上認められる

■ 考えられる原因
- 様々な機序により発症する。内因性の原因、気道感染症の反復感染、化学的・物理的刺激物の吸入（特に喫煙）

■ 症状
- 咳嗽、喀痰
- 労作性呼吸困難、多呼吸
- 気管支肺感染症の反復感染

■ 治療的アプローチ
- 「6.4　気管支ぜんそく」（p.372）を参照

6.10 歯ぎしり Bruxism

■ 定義
- 無意識の顎の運動により、上下の歯が擦り合い、歯に力学的負荷が加わる

■ 考えられる原因
- 頭蓋下顎障害（CMD）
- 精神的な問題（ストレス）

■ 症状
- 咬合面の擦り減り
- 歯と顎の痛み。放散痛（頭部、項部、肩、背中）
- 顎の運動制限。さらに頭部や肩の運動制限

■ 治療的アプローチ
- 顎関節の正常化：咬筋、内側翼筋、側頭筋
  - トリガーポイントの治療(p.445-6)あるいはMET（主にPIR）
- 頭蓋系を介した顎関節の正常化［50］
- 脊柱の分節：
  - OAA領域を含む上位頸椎（三叉神経脊髄路核。p.261-2, p.275以下）
- 症状が全身的な問題にまで深まり、腹腔内圧(IAP)が上昇していれば、p.165に挙げた部位を治療することが望ましい

6.11　骨盤底筋の機能不全 Beckenbodeninsuffizienz (Pelvic floor dysfunction)

■ 定義
- 骨盤底筋の機能低下

■ 考えられる原因
- 加齢、経膣分娩、肥満、重労働、遺伝的因子、（経膣）手術
- 筋や靭帯が弱まり、これにより骨盤底筋の筋力が低下する
- 腹腔内圧(IAP)が上昇すると、骨盤底筋はこれに適応する。すなわち、骨盤底筋は、骨盤内臓器を支えるため、腹腔内圧に「過剰」に対抗する。また、（骨盤下口の）閉鎖機能が損なわれることもある。

■ 症状
- 重度の骨盤底筋の機能不全を有していても自覚症状がない場合もある（女性患者が多い）
- 便失禁、尿失禁（特に腹圧性尿失禁。すなわち、スポーツ・咳・くしゃみ・笑うなどにより失禁する）
- 排尿障害、膣症状、痛み（骨盤痛）、下方への圧迫感、排便障害、性機能障害

■ 治療的アプローチ
- 骨盤底筋の筋緊張（トーヌス）を触診し、緊張亢進があれば矯正する（p.336-7）
- 骨盤の正常化：
  - 腸骨（p.307以下）
  - 恥骨結合（p.324以下）
  - 閉鎖孔（p.335-6）
- 脊柱の分節：
  - Th12-L2/L3（交感神経を出す。p.250-1, p.267-8）
- 症状が全身的な問題にまで深まり、腹腔内圧（IAP）が上昇していれば、p.165に挙げた部位を治療することが望ましい
- その他の推奨：原因やタイプによっては、骨盤底筋のトレーニング（特にバイオフィードバック療法）が有効である

6.12 胆嚢摘出術の術後 Cholecys tectomy, after

■ 定義
- 手術で胆嚢を摘出した後の状態

■ 考えられる原因
- 手術による胆嚢の摘出。例：胆石症、胆嚢炎、胆嚢がんなど

■ 症状
- 術前愁訴と同様の術後愁訴がある。例：上腹部の圧迫や痛み（時に右肩への放散痛）

■ 治療的アプローチ
- 術後愁訴が続く根底には、内臓体性反射弓の活性化があると考えられる
  — 胆嚢の反射区の治療(例：チャプマン反射の反射区[46,30]、結合組織の反射区[76])
  — 脊椎の分節の治療：Th5-Th9（しばしばTh8/Th9。p.251以下, p.267-8）

6.13 膝蓋軟骨軟化症 Chondropathia patellae

■ 定義
- 膝蓋骨の軟骨の退行性病変。病変の種類としては、軟化が多い(膝蓋骨軟化症)
- 刺激性滑膜炎を伴う。重度になると、いわゆる軟骨欠損が生じる

■ 考えられる原因
- 膝蓋骨や大腿骨滑車の外傷あるいは先天性奇形。これにより膝蓋大腿関節における均等な圧力の分配が阻害される
- これにより軟骨が変性し、力学的作用や酵素作用も加わり、関節面が分離する。これが悪化すると、さらに軟骨細胞破壊を促す酵素が放出される

■ 症状
- 痛み(しゃがみ姿勢からの立ち上がり、階段の昇降)、膝蓋骨移動による痛み
- 関節包の腫れ、関節浸出液
- 若い女性や、思春期の急成長期の男女に多い

■ 治療的アプローチ
- 大腿の筋の正常化：特に大腿直筋(膝蓋骨の接触圧を高める筋)
  — トリガーポイントの治療(p.458)あるいはMET (主にPIR)
  — 筋伸張(治療に加え、任意でセルフエクササイズ)
- 膝関節の機能障害の正常化(p.338以下)

- 脊椎の分節：
  — Th12-L2（交感神経を下肢に出す。p.250以下, p.267-8）
  — L2-L4（大腿神経と閉鎖神経。p.248-9, p.262以下）
- 骨盤の機能障害（筋筋膜の下行連鎖を介して膝に影響を与えることがある）：
  — 腸骨前方変位／後方変位(p.307以下)
  — 恥骨結合(p.324以下)
- 症状が全身的な問題にまで深まり、腹腔内圧(IAP)が上昇していれば、p.165に挙げた部位を治療することが望ましい

6.14 潰瘍性大腸炎 Colitis ulcerosa

定義
- 大腸粘膜に慢性的な炎症が生じ、多くは活動期と寛解期を繰り返す
- 直腸から連続的に近位へ広がる（肛門から口腔へ）：炎症が結腸やS状結腸に限局されるのは約40-50％にすぎず、左側大腸炎型が30-40％、全大腸炎型が20％を占める

考えられる原因
- 原因は不明であり、多因子により発症する。すなわち、遺伝的素因、免疫調節異常、環境因子、腸内細菌フローラの働きの阻害
- 家族性が多い

症状
- 排便痛を伴う粘血便の下痢
- （炎症の）活動性や病変の拡がりに応じて、様々な症状が表れる。発熱、体重減少、貧血、全身性の炎症徴候など
- 腸管外症状：
  — 原発性硬化性胆管炎(80％)
  — 壊疽性膿皮症(1-2％)
  — 上強膜炎とぶどう膜炎(5％)
  — アフタ性口内炎(10％)
  — 関節炎(15％)
  — ベヒテレフ病(1％)

治療的アプローチ

- 脊柱の分節：
  - Th10-Th11（交感神経を小腸と右側大腸に出す。p.251以下, p.267-8）
  - Th12-L2/L3（交感神経を左側大腸に出す。p.250-1, p.267-8）
  - OAA領域（副交感神経を出す。p.261-2, p.275以下）
- 腸骨の機能障害（p.307以下）：
  - 右腸骨は盲腸や上行結腸と相互作用する
  - 左腸骨は下行結腸と相互作用する
- 仙骨の機能障害（p.317以下）：
  - 内側に位置する腸管（小腸、S状結腸）と相互作用する
  - 副交感神経をキャノン・ボエーム点以下の大腸に出す
- 症状が全身的な問題にまで深まり、腹腔内圧（IAP）が上昇していれば、p.165に挙げた部位を治療することが望ましい
- 腸腰筋：トリガーポイントの治療（p.452の図9.12）あるいはMET（主にPIR）
- その他の推奨：プロバイオティクス（消化器内の有用な微生物及び増殖促進物質）の摂取

6.15 過敏性腸症候群 Colon irritabile

定義
- 機能性腸障害であり、検査で生化学的あるいは器質的異常が見つからない

考えられる原因
- 明確な原因は不明だが、脳と腸の間の情報伝達（セロトニン）の障害が原因ともいわれる
- 症状を引き起こし悪化させるものとして、食物繊維の不足、食物不耐性、ストレス、心理的葛藤

症状
- 間欠的な腹痛。痛みの強度や部位は変化する
- 便秘と下痢を交互に繰り返す
- 残便感、鼓腸
- しばしば他の症状を合併する。例：片頭痛、月経障害、動悸

6.16 クローン病 Crohn's disease

■ 定義
- 慢性炎症性疾患。多くは活動期と寛解期を繰り返す。消化管のどの部位にも生じうる
  - 回結腸炎(全症例の約50%)
  - 小腸のみ、大腸のみ(いずれも約25%)
  - 胃食道(肉眼的な炎症)(1-4%)

■ 考えられる原因
- 免疫調節異常
- 遺伝的素因(多遺伝子が関与)
- 腸内細菌フローラの働きの阻害、腸バリア機能の低下

■ 症状
- 右腹部や臍周囲の腹痛(90%)、下痢(90%。まれに血便)
- 体重減少(60-75%)、発熱(33-70%)、肛門周囲膿瘍と痔瘻(15%)、サブイレウス(軽度の腸閉塞)(20-35%)
- 腸管外症状。潰瘍性大腸炎(p.381)と同様
- しばしば他の症状を合併する。例:片頭痛、月経障害、動悸

■ 治療的アプローチ
- 「6.14 潰瘍性大腸炎」の治療的アプローチ(p.382)を参照

6.17 憩室症 Diverticulosis

■ 定義
- 多数の憩室が出来る
- 結腸の憩室症では、特に下行結腸やS状結腸に憩室が多発する
- 憩室で発生した急性炎症は、憩室の周囲に及び（憩室周囲炎）、しばしば再発を繰り返す
- S状結腸に出来た憩室は、これに便が詰まることにより、大腸の他の部位の憩室症を合併することがある

■ 考えられる原因
- 便秘や食物繊維の不足により、憩室症を発症しやすくなる

■ 症状
- 憩室症：多くは無症状（合併症もなく経過する）。あるいは左下腹部の潜在性痙攣、鼓腸、下痢と便秘を交互に繰り返す
- 憩室炎：左側虫垂炎

> **要注意** 憩室炎の急性期は、薬物治療が適応となる。

■ 治療的アプローチ
- 脊柱の分節：
  ― Th12-L2/L3（交感神経を左側大腸に出す。p.250以下, p.267-8）
- 骨盤：
  ― 腸骨の機能障害（p.307以下）：
  ― 仙骨の機能障害（副交感神経を左側大腸に出す。p.317以下）：
- 症状が全身的な問題にまで深まり、腹腔内圧（IAP）が上昇していれば、p.165に挙げた部位を治療することが望ましい
- 左側の腸腰筋：トリガーポイントの治療（p.452の**図9.12**）あるいはMET（主にPIR）

6.18 乳児疝痛 Dreimonatskoliken (Three-month colic)

■ 定義
- （特に夜間に）過敏・興奮・号泣などの発作を起こす
- 厳密には、乳児が1日3時間以上泣き続け、これが1週間に3日以上、3週間続く状態
- 全乳児の約10-20％で見られる

■ 考えられる原因
- 原因は不明

■ 症状
- 上述の「定義」を参照
- 鼓腸や腹部痙攣を伴うこともある

■ 治療的アプローチ
- 脊柱の分節：
  ― 胸椎（p.251以下, p.267-8）
  ― OAA領域（p.261-2, p.275以下）
- 骨盤（p.307以下）
- 上記の治療法は、成人で行う方法であるため、乳児では、モビリゼーションやファンクショナル・テクニック（例：靭帯張力バランス（balanced-tension-technique）など）を行うことを推奨する
- 症状が全身的な問題にまで深まり、腹腔内圧（IAP）が上昇していれば、p.165に挙げた部位を治療することが望ましい。乳児の場合、さらに頭蓋内圧とIAPの相互連関が示唆されることもある

6.19 聴覚異常 Dysacusis

■ 定義
- 聴覚が障害される

■ 考えられる原因
- 聴覚障害の病因論はきわめて多面的である。多くは耳の器質的損傷を基礎とする（難聴）

■ 症状
- 聴力低下（難聴、加齢性難聴、聴覚消失）、聴覚過敏、聴知覚異常（複聴、錯聴）などの症状が表れる

■ 治療的アプローチ
- 脊柱の分節：
  — Th1-Th4（交感神経を頭部に出す p.251以下, p.272）
  — OAA領域（副交感神経を出す。p.261-2, p.275以下）
- 胸郭上口：
  — Th1（上述の「脊柱の分節」を参照）
  — 第1肋骨（p.279以下, p.284-5）
  — 鎖骨（p.285以下）
- 症状が全身的な問題にまで深まり、腹腔内圧（IAP）が上昇していれば、p.165に挙げた部位を治療することが望ましい。特に胸郭上口に重点を置く（上述の「胸郭上口」を参照）
- これらの治療法は突発性難聴でも行える

6.20 卵巣炎 Eierstockentzündung (Oophoritis)

■ 定義
- 急性期には、重度の下腹部痛、発熱、強い倦怠感などが表れる
- 慢性期には、一般的な下腹部症状（圧迫感、重い感じ）が表れる。癒着（他の部位との接着や合体）により、卵管が固定され、子宮の可動性が制限されることもある

■ 考えられる原因
- 多くは卵管より下位の生殖器からの上行性感染

■ 症状
- 単独での発症はまれであり、多くは卵管炎により二次的に発症する
- 急性期症状：内診で子宮痛や弾性硬抵抗（圧痛を伴う）、月経困難症、痛み（身体的活動時、排便時）

■ 治療的アプローチ
- 脊柱の分節：
  - Th12-L2/L3（交感神経を出す。p.250-1, p.267）
- 骨盤の正常化：
  - 腸骨（p.307以下）
  - 仙骨（p.317以下）
  - 恥骨結合（p.324-5）
  - 閉鎖孔（p.335-6）
  - 骨盤底筋（p.336-7）
- 内腸骨動脈（壁側枝と臓側枝が子宮動脈に合流する）からの血液供給を改善するため、殿筋群と梨状筋の正常化：
  - トリガーポイントの治療（p.453）あるいはMET（主にPIR）
  - 筋伸張（治療に加え、任意でセルフエクササイズ）
- 症状が全身的な問題にまで深まり、腹腔内圧（IAP）が上昇していれば、p.165に挙げた部位を治療することが望ましい

6.21 上腕骨上顆炎 Epicondylitis

■ 定義
- 上腕骨上顆の筋腱起始部における無菌性炎症反応（腱障害の一種）

■ 考えられる原因
- 肘の酷使。特にスポーツや職業
- 慢性（痙性）筋収縮（筋短縮）

■ 症状
- 痛み（筋の使用時。典型的には把持の動作。進行すると安静時にも生じる）：
  — 上腕骨外側上顆炎（いわゆるテニス肘）では、しばしば手指の伸筋の共通の起始部で強い圧痛がある
  — 上腕骨内側上顆炎（いわゆるゴルフ肘や野球肘）では、しばしば手指の屈筋の共通の起始部で圧痛がある

■ 治療的アプローチ
- 脊柱の分節：
  — Th2-Th8（交感神経を出す。p.251以下, p.267-8）
  — C6-Th1（橈骨神経・正中神経・尺骨神経の起始分節。p.255以下, p.272）
- 胸郭上口：
  — Th1（上述の「脊柱の分節」を参照）
  — 第1肋骨（p.279以下, p.284-5）
  — 鎖骨（p.285以下）
- 肘：
  — 外転の障害（p.298以下）
  — 橈骨頭の後方変位（p.301以下）
  — 内転の障害／橈骨頭の後方変位（p.304以下）
- 前腕の筋の正常化：
  — トリガーポイントの治療（p.455以下）あるいはMET（主にPIR）
  — 筋伸張（治療に加え、任意でセルフエクササイズ）
- 手関節：
  — 月状骨（p.198）
  — 舟状骨（p.197）
- 症状が全身的な問題にまで深まり、腹腔内圧（IAP）が上昇していれば、p.165に挙げた部位を治療することが望ましい。特に胸郭上口に重点を置く（上述の「胸郭上口」を参照）

6.22 会陰切開術の術後 Episiotomy, after

■ 定義
- 最も多いのは軟産道拡張手術
- 腸管裂傷の回避や急速遂娩術(分娩第2期に遷延分娩と判断された場合や、晩出期に子宮内低酸素の恐れがある場合に、児頭が骨盤入口部まで下降した時点で行う)の容易化のために行われる

■ 症状
- 無症状で経過する
- 局所症状として、性交痛、(腹圧性)尿失禁。ただし、遠隔部位(仙腸関節、腰仙椎移行部)で症状が表れることもある

■ 治療的アプローチ
- 骨盤底筋(p.336-7)
- 骨盤:
  ― 腸骨(p.307以下)
  ― 仙骨(p.317以下)
  ― 恥骨結合(p.324-5)
- 内腸骨動脈(壁側枝と臓側枝が内陰部動脈に合流する)からの血液供給を改善するため、殿筋群と梨状筋の正常化:
  ― トリガーポイントの治療(p.453)あるいはMET(主にPIR)
  ― 筋伸張(治療に加え、任意でセルフエクササイズ)
- 症状が全身的な問題にまで深まり、腹腔内圧(IAP)が上昇していれば、p.165に挙げた部位を治療することが望ましい

6.23 勃起障害 Erectile dysfunction

■ 定義
- 性的刺激により陰茎が勃起しない状態

■ 考えられる原因
- 一過性の勃起障害は、精神的原因により生じることが多い
- 長期の勃起障害は、器質的原因により生じることが多い（例：動脈硬化、糖尿病による細小血管障害、テストステロンの減少）
- 危険因子：糖尿病、高血圧、高脂血症、ニコチン摂取

■ 症状
- 一次性と二次性に分類される
- 40歳以上の男性の約50％が少なくとも一過性の勃起障害の既往を有しており、その数は年齢が上がるにつれ増える

■ 治療的アプローチ
- 脊柱の分節：
  — Th12-L2/L3（交感神経を出す。p.250以下, p.267-8）
- 骨盤の正常化：
  — 腸骨（p.307以下）
  — 仙骨（p.317以下）
  — 恥骨結合（p.324-5）
  — 閉鎖孔（p.335-6）
  — 骨盤底筋（p.336-7）
- 内腸骨動脈（壁側枝と臓側枝が内陰部動脈に合流する）からの血液供給を改善するため、殿筋群と梨状筋の正常化：
  — 梨状筋の触診と治療（p.337）
  — トリガーポイントの治療（p.453）あるいはMET（主にPIR）
  — 筋伸張（治療に加え、任意でセルフエクササイズ）
- 症状が全身的な問題にまで深まり、腹腔内圧（IAP）が上昇していれば、p.165に挙げた部位を治療することが望ましい

6.24 関節症症候群 Facet syndrome

■ 定義
- 関節包刺激を伴う椎間関節への(非生理的)負荷を原因とする偽根性疼痛症候群
- 腰椎での発症が多い

■ 考えられる原因
- 椎間関節の軟骨摩耗(脊椎関節症)
- 骨軟骨症(椎骨の高さの縮小)
- 機能性障害を原因とする椎間関節への刺激

■ 症状
- 腰痛。その特徴は、治りにくい過前弯を通じて発症しやすい、びまん性・局所性・慢性の痛み、荷重により軽減/悪化する、臥位により改善する
- 坐骨神経痛と異なり、神経や神経根は圧迫されていない

■ 治療的アプローチ
- 筋の正常化：
  - トリガーポイント（1つの筋全体において点在する。しばしば患分節の高さにある。p.447以下）の治療あるいはMET（主にPIR）：
    - 頸椎：斜角筋群、脊柱起立筋(腰椎までのびる)、僧帽筋
    - 腰椎：腸腰筋、腰方形筋
  - 筋伸張(治療に加え、任意でセルフエクササイズ)
- 患分節の正常化：
  - スラスト法(p.248以下)
  - MET (p.262以下)
- 症状が全身的な問題にまで深まり、腹腔内圧(IAP)が上昇していれば、p.165に挙げた部位を治療することが望ましい

6.25 踵骨棘 Fersensporn (Calcaneal spur)

■ 定義
- 片足または両足の踵骨隆起の下面において、ここで停止する腱や腱膜の酷使により、棘様の骨棘が発生する

■ 考えられる原因
- 過剰負荷（スポーツ、職業）、足に合わないシューズ
- 炎症（リウマチなど）
- 足、特に踵骨の機能障害（緩衝作用が損なわれる）

■ 症状
- 荷重時の痛み
- 急性期には、夜間や安静時（後）にも痛みがある

■ 治療的アプローチ
- 踵骨の後方変位（p.363-4）
- 腓腹筋の正常化：
  — トリガーポイントの治療（p.462の図9.23）あるいはMET（主にPIR）
  — 筋伸張（治療に加え、任意でセルフエクササイズ）
- 脊柱の分節：
  — Th12-L2/L3（交感神経を下肢に出す。p.250以下, p.267-8）
  — L4-S3（坐骨神経。p.248-9, p.262以下）
- 腸骨の機能障害（筋筋膜の下行連鎖を介して足に影響を与えることがある）：
  — 腸骨前方変位／後方変位（p.307以下）
- 症状が全身的な問題にまで深まり、腹腔内圧（IAP）が上昇していれば、p.165に挙げた部位を治療することが望ましい
- 腸腰筋が関与すると（p.452の図9.12）、股関節の屈曲を介して、下肢で屈曲の連鎖（股関節と膝関節で連鎖して「屈曲股」と「屈曲膝」が生じる）が生じることがある

6.26 不妊症 Fertility disorder

■ 定義
- 男性および女性で生殖機能（妊孕性）が障害される

■ 考えられる原因
- 内分泌系、遺伝子、毒性因子、免疫などが関与する
- 炎症が精管や卵管へ移行する

■ 症状
- 「定義」を参照

■ 治療的アプローチ
- 「6.20　卵巣炎」(p.386以下)と「6.23　勃起障害」(p.390)を参照

6.27 鼓腸 Flatulence

■ 定義
- 腸でガスが多く排出され、胃や腸が膨張した状態

■ 考えられる原因
- 神経の関与、器質的原因、栄養条件などが関与

■ 症状
- 「定義」を参照

■ 治療的アプローチ
- 脊柱の分節（交感神経が起始する分節）：
  — Th5-Th9：臍より上位の鼓腸。しばしば食後に見られる（p.251以下, p.267-8）
  — Th10-Th11：臍周囲の鼓腸(p.251以下, p.267-8)
  — Th12-L2/L3：臍より下位の鼓腸(p.250以下, p.267-8)

- ― OAA領域(p.261-2, p.275以下)あるいは仙腸関節(仙骨。p.317以下)
- 腸骨の機能障害(p.307以下)：
- ― 右側：盲腸、上行結腸、回盲弁
- ― 左側：下行結腸
- 症状が全身的な問題にまで深まり、腹腔内圧(IAP)が上昇していれば、p.165に挙げた部位を治療することが望ましい

6.28 胆道ジスキネジー(運動障害) Gallenblasendyskinesie (Biliary dyskinesia)

■ 定義
- 胆道運動失調症とも呼ばれる。器質的原因を有さない機能性障害としての胆道の運動障害であり、胆石症(胆石疝痛)と似ている

■ 考えられる原因
- 不明

■ 症状
- 「定義」を参照

■ 治療的アプローチ
- 脊柱の分節：
- ― Th5-Th9(内臓求心性神経と交感神経を出す。p.251以下, p.267-8)
- ― 第5-9肋骨(p.277以下)
- ― OAA領域(副交感神経を出す。p.261-2, p.275以下)
- 症状が全身的な問題にまで深まり、腹腔内圧(IAP)が上昇していれば、p.165に挙げた部位を治療することが望ましい

6.29 胃炎 Gastritis

■ 定義
- 胃粘膜の炎症

■ 考えられる原因
- A型(約5%)：抗胃壁細胞抗体と抗内因子抗体が出来る自己免疫性胃炎
- B型(約80%)：ヘリコバクター・ピロリ感染胃炎(慢性胃炎)
- C型(約10%)：胆汁逆流などを原因とする胃炎

■ 症状
- 急性胃炎：腹部膨満感、胃痛、悪心(吐き気、むかつき)
- 慢性胃炎：しばしば無症状である

■ 治療的アプローチ
- 「6.28　胆道ジスキネジー」を参照

6.30 顔面神経痛 Gesichtsneuralgie (Facial neuralgia)

■ 定義
- 顔面領域における急性または慢性の痛み

■ 考えられる原因
- 特発性が多い
- 炎症、多発性硬化症、腫瘍(口腔がんなど)、帯状疱疹後
- 血管性：内頸動脈解離、側頭動脈炎、群発頭痛

■ 症状
- 神経痛性の顔面痛：頭蓋内神経が分布する部位で神経痛が生じることによる(最も多いのは三叉神経痛)

- 非定型の顔面痛：男性より女性に多く、顔面の半分でびまん性の痛みが長時間続く。解剖学的に部位を特定できない（局所的な病理過程により説明できない）。顎の外科的治療後などに発生する

■ 治療的アプローチ
- 脊柱の分節：
  — OAA領域（副交感神経を出す。p.261-2, p.275以下）
  — Th1- Th4（交感神経を頭部に出す。p.255-6, p.272）およびこれらに属する肋骨(p.277以下)
- 筋の正常化：
  — トリガーポイントの治療(p.445以下)あるいはMET（主にPIR）：
    ○ 顎関節の筋(次の部位で放散痛を生じさせる。上顎、下顎、側頭(眉まで)、外耳道、側頭骨、頭頂骨、咽頭、喉頭)
    ○ 頸椎の筋(次の部位で放散痛を生じさせる。頭蓋冠、眼窩後方、側頭、後頭、肩頸部)
    ○ 胸鎖乳突筋（三叉神経痛に似た痛みを生じさせる）
  — 筋伸張（治療に加え、任意でセルフエクササイズ）
- 胸郭上口：
  — Th1（上述の「脊柱の分節」を参照）
  — 第1肋骨(p.279以下, p.284-5)
  — 鎖骨(p.285-6)
- 症状が全身的な問題にまで深まり、腹腔内圧（IAP）が上昇していれば、p.165に挙げた部位を治療することが望ましい。特に胸郭上口に重点を置く（上述の「胸郭上口」を参照）

6.31 変形性膝関節症 Gonarthrosis

■ 定義
- （膝関節の）関節軟骨の過剰な摩耗の早発

■ 考えられる原因
- 一次性（原発型）：直接的原因（重労働、スポーツ、高体重）、間接的原因（内因的変化（加齢、代謝障害）により代謝緩徐となった組織の機能低下）、過用性損傷

- 二次性（続発型）：先天的形成不全、（亜）脱臼、後天的な関節変形（炎症過程やリウマチ性関節疾患による）、外傷後（関節半月の損傷や切除）、関節軸の移動（内反股／外反股）
- 炎症（活動期に膝関節炎が生じる）

症状
- 膝関節の機能が低下する。初期には、関節の張りや硬さがあり、その後は、痛み（動き始め、荷重時（後）、持続性）や、痛みによる運動制限が生じる。最終的に、拘縮、筋萎縮、関節の不安定性、関節音が生じる
- 膝関節炎では、腫脹、発熱

治療的アプローチ
- 大腿の筋の正常化：
  — トリガーポイントの治療（p.458以下）、あるいはMET（主にPIR）
  — 筋伸張（治療に加え、任意でセルフエクササイズ）
- 膝関節の機能障害の正常化（p.337以下）
- 脊柱の分節：
  — Th12-L2（交感神経を下肢に出す。p.250以下, p.267-8）
  — L2-L4（大腿神経と閉鎖神経。p.248-9, p.262以下）
  — L5（坐骨神経。同上）
- 骨盤の機能障害（仙骨神経叢、筋筋膜の下行連鎖を介して膝関節に影響を与えることがある）：
  — 腸骨（p.307以下）
  — 仙骨（p.317以下）
  — 恥骨結合（p.324-5）
- 距骨の機能障害（p.359以下）と踵骨の機能障害（p.363以下）。筋筋膜の上行連鎖を介して膝関節に影響を与えることがある
- 症状が全身的な問題にまで深まり、腹腔内圧（IAP）が上昇していれば、p.165に挙げた部位を治療することが望ましい
- 腸腰筋が関与すると、股関節の屈曲を介して、屈曲膝が生じ、これにより、膝関節の正常な運動学が阻害され、接触圧が上昇することがある

6.32 ギヨン管症候群（尺骨管症候群） Guyon's canal syndrome

■ 定義
- ギヨン管の中で尺骨神経が圧迫される

■ 考えられる原因
- ギヨン管領域の神経節による尺骨神経の圧迫、職業やスポーツによる長時間または反復的な圧迫（例：長時間のサイクリング）、まれに有鉤骨や他の隣接骨の骨折による圧迫

■ 症状
- 環指と小指の感覚異常、進行すると手関節の痛み（特に夜間）
- 運動神経枝の損傷による母指球筋や手内在筋の萎縮や麻痺、しばしばホフマン・チネル徴候陽性

■ 治療的アプローチ
- モビリゼーション：
  - 豆状骨（p.198）
  - 手根管症候群の治療法（p.306-7）。循環改善のため、ギヨン管症候群の治療でも用いる
- 脊柱の分節：
  - Th2-Th8（交感神経を上肢に出す。p.251以下, p.267-8）
  - C8-Th1（尺骨神経。p.255以下）
- 第1-8肋骨（p.277以下）
- 症状が全身的な問題にまで深まり、腹腔内圧（IAP）が上昇していれば、p.165に挙げた部位を治療することが望ましい

6.33 尿失禁(腹圧性失禁) Harninkontinenz (Stress incontinence)

定義
- 膀胱の蓄尿機能が障害され、不随意に排尿する

考えられる原因
- 膀胱の筋の筋力低下、骨盤底筋の機能不全、ホルモンの減少

症状
- 腹腔内圧(IAP)の上昇による尿失禁
- 最も多い型(タイプ)は女性の尿失禁
- 症状別の重症度：
  — グレード1：強めの負荷(咳、くしゃみ)により失禁する
  — グレード2：軽い負荷(起立、歩行)により失禁する
  — グレード3：安静時に失禁する

治療的アプローチ
- 「6.11 骨盤底筋の機能不全」(p.379)を参照

6.34 不整脈 Herzrhythmusstörugen (Cardiac arrhythmia)

定義
- 心臓の拍動(電気信号により生じる)の異常。特徴として、不規則な興奮(不整脈)、心拍数の異常(正常値は1分間に60-80回)、心周期の異常などが見られる

考えられる原因
- 刺激伝導系の機能的あるいは形態学的異常。その原因は様々であり、心臓の器質的疾患、自律神経障害、心身障害、薬物治療、内分泌障害(特に甲状腺機能障害)など
- しばしば何らかの疾患を有さなくても不整脈が表れる(特に小児、若年者、アスリート)

■ 症状
- 多くは無症状である
- しばしば動悸、頻脈、奔馬律動（期外収縮）として知覚される
- 血行力学的原因により生じる不整脈では、脳血行障害（アダムス・ストークス症候群）、冠状動脈不全（狭心症、心筋梗塞）、心不全、ショック、心血栓など

> **要注意** 不整脈により心停止が起きることもある！

■ 治療的アプローチ
- 脊柱の分節：
  — Th1-Th6（交感神経を下肢に出す。p.251以下, p.267-8）
  — OAA領域（副交感神経を出す。p.261-2, p.275以下）
  — 中位／下位頸椎（心臓枝。p.259-260, p.272）
- 第1-6肋骨（p.277以下）
- 右大胸筋のトリガーポイントの治療（p.449の図9.8）あるいはMET（主にPIR）
- 症状が全身的な問題にまで深まり、腹腔内圧（IAP）が上昇していれば、p.165に挙げた部位を治療することが望ましい

6.35 腸腰筋症候群 Iliopsoas syndrome

■ 定義
- 腸骨筋および大腰筋の領域における痛み

■ 考えられる原因
- 局所的な炎症過程。例：虫垂炎、子宮付属器炎、腰筋膿瘍
- 筋収縮（筋短縮）、筋の構造的変化（トリガーポイント）、筋の硬化

■ 症状
- 両下肢を引き寄せると痛みが緩和する。患下肢を持ち上げると痛みが強まる（いわゆる腰筋徴候）。ただし、軽度の刺激では、このような痛みの変化が生じない場合もある

■ 治療的アプローチ

> **要注意** 筋骨格系オステオパシー治療は、炎症過程の鑑別後にのみ行う。

- 腸骨筋と大腰筋の正常化：
  — トリガーポイントの治療（p.452の**図9.12**）あるいはMET（主にPIR）
  — 筋伸張（治療に加え、任意でセルフエクササイズ）
- 脊柱の分節：
  — Th12-L4（腸骨筋や大腰筋が起始・分布する分節。p.250-1, p.267-8）
- 腸骨（p.307以下）
- 腹腔内圧（IAP）が上昇し、また腸腰筋が関与していれば、p.165に挙げた部位を治療することが望ましい

6.36 肋間神経痛 Intercostal neuralgia

■ 定義
- 1つまたは複数の肋間神経で神経痛が生じ、患部の肋間で感覚過敏あるいは感覚鈍麻を有する

■ 考えられる原因
- しばしば帯状疱疹の症状の1つとして表れる
- 肋骨の病変（骨折、骨膜炎）、脊柱疾患（脊椎炎、骨軟骨症、腫瘍）、硬膜内の脊髄腫瘍（硬膜内髄外腫瘍）
- 脊髄癆（せきずいろう）
- 胸膜炎

■ 症状
- 痛み：吸息や呼息により生じる。咳・くしゃみ・怒責（いきみ）により強まる

■ 治療的アプローチ
- 肋椎関節の正常化（p.277以下）、肋椎関節が属する脊柱の分節の正常化（p.251以下，p.267-8）
- 筋の正常化：斜角筋群（前斜角筋・中斜角筋・後斜角筋）、前鋸筋、小胸筋・大胸筋
  ― トリガーポイントの治療（p.447以下）あるいはMET（主にPIR）
  ― 筋伸張（治療に加え、任意でセルフエクササイズ）
- 症状が全身的な問題にまで深まり、腹腔内圧（IAP）が上昇していれば、p.165に挙げた部位を治療することが望ましい

6.37　坐骨神経症候群　Ischiassyndrom (Sciatic pain syndrome)

■ 定義
- 坐骨神経やその起始分節の神経根が刺激（圧迫）される

■ 考えられる原因
- L4/L5/S1の刺激（圧迫）、椎間板ヘルニア
- 脊柱疾患（腰椎骨軟骨症、脊椎症、脊椎すべり症）、脊髄腫瘍、小骨盤領域の腫瘍、梨状筋症候群など
- 外傷（や外科的介入）、骨折、股関節脱臼
- 女性：子宮後屈、妊娠中

■ 症状
- 急性または亜急性の根性症状
- 放散痛（皮膚分節（デルマトーム）を指向して腰部から下肢へ広がる）、咳・くしゃみ・怒責（いきみ）による痛みの増強、棘突起の局所的な過敏性・圧痛・叩打痛
- 傍脊椎筋の緊張亢進、固有反射の低下、随意運動障害（ラセーグテスト。p.228）

■ 治療的アプローチ
- 患分節の正常化：
  ― MET（p.262以下）：可動性を改善し、これにより液循環を改善する
  ― スラスト法（p.248-9）

> **要注意** スラスト法を行うには経験が必要である。スラスト法の開始肢位や手順が痛み（や放散痛）の悪化の原因となってはならない。

- 脊柱を圧迫している筋の正常化（p.452以下）：
  — 腸腰筋
  — 腰方形筋
  — 脊柱起立筋
  — 横隔膜
- （梨状筋症候群では）梨状筋：
  — トリガーポイントの治療（p.453の図9.13）あるいはMET（主にPIR）
  — 筋伸張（治療に加え、任意でセルフエクササイズ）
- 症状が全身的な問題にまで深まり、腹腔内圧（IAP）が上昇していれば、p.165に挙げた部位を治療することが望ましい。これらの治療は、静脈血の排出（内椎骨静脈叢／外椎骨静脈叢）に好影響を与えるため、特に重要である

6.38 手根管症候群 Karpaltunnelsyndrom (Carpal tunnel syndrome)

■ 定義
- 正中神経圧迫症候群の1つ

■ 考えられる原因
- 正中神経が手根管の中で慢性的に圧迫される

■ 症状
- 特に40-50歳代の女性に多い
- 母指球筋（短母指外転筋、母指対立筋）の萎縮、手掌と第1-3指（第4指の橈側面を含む）の感覚障害、上腕痛（全症例の約50％）

■ 治療的アプローチ
- 手根骨の近位列と遠位列の全体的なモビリゼーション（p.306）
- 個々の骨のモビリゼーション（p.305）：
  — 舟状骨
  — 豆状骨
  — 大菱形骨

― 有鉤骨
- 脊柱の分節：
  ― Th2-Th8（交感神経を上肢に出す。p.251以下, p.267-8）
  ― C6-Th1（正中神経。p.255-6）
- 第1-8肋骨(p.277以下)
- 上肢帯(p.285以下)：
  ― 肩鎖関節
  ― 胸鎖関節
  ― 肩甲骨
- 上肢帯の筋の正常化：
  ― トリガーポイントの治療(p.449以下)あるいはMET（主にPIR）
  ― 筋伸張（治療に加え、任意でセルフエクササイズ）
- 症状が全身的な問題にまで深まり、腹腔内圧(IAP)が上昇していれば、p.165に挙げた部位を治療することが望ましい

6.39 喉頭炎 Kehlkopfentzündung (Laryngitis)

■ 定義
- 喉頭の炎症。時に咽頭炎(p.422)を合併する

■ 考えられる原因
- 急性型：多くはウイルス性または細菌性。しばしば上気道疾患（風邪症状など）に関連して発症する
- 慢性型：多くは、日常的な喉の酷使(教師、歌手)。あるいは外因的病毒（大気汚染、空気の乾燥、タバコの煙、有害物質への曝露）

■ 症状
- 急性型：疼痛、嗄声、失声、（まれに）発熱
- 慢性型：次の症状が数週間から数カ月続く。嗄声、発声障害、咽喉頭の異常感(ヒステリー球)、時に咳、まれに痛み

■ 治療的アプローチ
- 脊柱の分節：

— OAA領域（副交感神経を出す。p.261以下, p.275以下）
— Th1- Th4（交感神経を頭部に出す。p.255-6, p.272）
- 第1-4肋骨（p.277以下）
- 胸郭上口：
— Th1 （上述の「脊柱の分節」を参照）
— 第1肋骨（p.279以下, p.284-5）
— 鎖骨（p.285以下）
- 症状が全身的な問題にまで深まり、腹腔内圧（IAP）が上昇していれば、p.165に挙げた部位を治療することが望ましい。特に胸郭上口に重点を置く（上述の「胸郭上口」を参照）
- 全身性障害（MALT系障害）が疑われる場合：「6.3　アレルギー」（p.370以下）を参照
- その他の推奨：
— プロバイオティクスの摂取
— 必要に応じて、音声言語医学に基づく発声訓練

6.40 頭痛 Kopfschmerz (Headache)

定義
- 頭部領域における急性または慢性の疼痛

考えられる原因
- 器質的原因：クモ膜下出血、脳卒中、感染症（脳炎、髄膜炎）、脊椎疾患
- 片頭痛：原因は不明。アルコールやストレスにより助長される。発作性の頭痛。しばしば思春期に初発する
- 緊張型頭痛：ニコチンやアルコールの乱用、ストレス、項筋緊張などにより助長される
- 群発頭痛：重度の頭痛発作を起こす（発作の持続時間：50-180分）

症状
- 片頭痛：頭痛の特徴は発作性、しばしば拍動性（脈打つようにズキズキと痛む）、多くは片側性。随伴症状として自律神経症状（悪心、嘔吐）、視覚症状（前兆として閃輝暗点）、神経障害、光過敏や音過敏など。女性に多い

- 緊張型頭痛：反復緊張型頭痛と慢性緊張型頭痛に分けられる。頭痛の特徴は、両側性、痛みの拡散（後頭から額あるいは肩へ）、鈍い圧迫痛、頭部および項部の筋の緊張亢進。女性に多い
- 群発頭痛：眼・側頭の領域における片側性の痛み、多汗、鼻汁、流涙、ホルネル症候群。男性に多い

■ 治療的アプローチ
- 「6.30　顔面神経痛」の治療的アプローチ（p.396）を参照

6.41　腰痛 Lumbago

■ 定義
- 急性的に発生する偽根性の腰痛で、激痛を伴う。腰椎の感覚神経の自己支配により引き起こされる

■ 考えられる原因
- 椎間板損傷、脊柱疾患
- 脊髄腫瘍、腹部内腫瘍

■ 症状
- 姿勢性の腰痛、痛みによる運動の妨害、腰部の筋の硬化、棘突起の過敏性・圧痛・叩打痛
- 痛みの下肢への拡散はない

■ 治療的アプローチ
- 患分節（腰椎）の正常化：
  — MET（p.262以下）
  — スラスト法（p.248-9）

要注意　スラスト法を行うには経験が必要である。スラスト法の開始肢位や手順が痛み（や放散痛）の悪化の原因となってはならない。

- 脊柱を圧迫している筋の正常化：
  — 腰椎：

- 腸腰筋（p.452の**図9.12**）
- 腰方形筋（p.454の**図9.15**）
- 横隔膜（p.164以下）
- 骨盤底筋（p.336-7）
- 脊柱起立筋：この筋のトリガーポイントはしばしば患分節の高さに存在する。トリガーポイントが腰椎の高さにあると、殿部や仙腸関節領域で放散痛が生じることがある
- 隣接部の正常化：
  — 骨盤（腸骨／仙骨／恥骨結合 p.307 以下）
  — 胸椎（p.251 以下）
- 症状が全身的な問題にまで深まり、腹腔内圧（IAP）が上昇していれば、p.165に挙げた部位を治療することが望ましい。これらの治療は、静脈血の排出（内椎骨静脈叢／外椎骨静脈叢）に好影響を与えるため、特に重要である

6.42 坐骨神経痛 Lumbor sciatic neuragia

定義
- 腰椎の神経根が刺激され、根性痛症状や筋の硬化が生じる

考えられる原因
- 多くは椎間板ヘルニアを原因とする（p.373-4）
- 脊椎すべり症、脊柱管狭窄症、椎骨骨折、腫瘍、感染症によっても生じる

症状
- 腰部の痛み（下肢に拡散し、足の外側縁で痛みが生じることもある）、咳・くしゃみ・怒責（いきみ）による痛みの増強、棘突起の過敏性・圧痛・叩打痛
- 傍脊柱筋の緊張亢進
- 重要：鑑別検査を行うこと（p.228以下）

治療的アプローチ
- 「6.41 腰痛」の治療的アプローチ（p.406）を参照

6.43 乳房切除術の術後 Mastectomy, after

■ 定義
- 乳房温存手術を行えない場合に、手術で乳房を切除する
- 現在、一般的に行われるのは、非定型的根治的乳房切除術（小胸筋の筋膜を切除）である。同時に腋窩リンパ節の郭清（場合により乳輪乳頭温存）、時間をあけて乳房再建術（二次再建）を行う

■ 考えられる原因
- 進行性乳がんや多中心性乳がんの外科的治療

■ 症状
- リンパ浮腫
- 痛み。特に手術時の神経損傷に起因する痛み（頸部痛、上腕痛、幻肢痛）
- 感覚障害（手術や放射線治療の後遺症）

■ 治療的アプローチ
- 脊柱の分節：
  — OAA領域（副交感神経を出す。p.261以下, p.275以下）
  — Th2-Th8（力学的影響を与える分節。また交感神経を上肢に出す。p.251以下, p.267-8）
- 第1-8肋骨（p.277以下）
- 上肢帯（p.285以下）：
  — 肩鎖関節
  — 胸鎖関節
  — 肩甲骨
- 上肢帯の筋の正常化：特に大胸筋と小胸筋
  — トリガーポイントの治療（p.448以下）あるいはMET（主にPIR）
  — 筋伸張（治療に加え、任意でセルフエクササイズ）

- リンパのポンプ・テクニック：
  — クチェラによる「胸郭ポンプ」[46]：
    ○ 患者：背臥位
    ○ 療法士：治療台の足側に立つ
    ○ 両手を鎖骨中線上(medioclavicular)で上位肋骨と胸骨に置く
    ○ 患者の呼息期ごとに、リズミカルに振動させ尾側・後方へ押す（1分間に90-120回）
    ○ 代替法：呼息期に押し、続く吸息期に突然緩め、「跳ね返り」（Recoil）を生じさせる（これを数回繰り返す）
  — クチェラによる「ペダルポンプ」[46]：
    ○ 患者：背臥位
    ○ 療法士：治療台の足側に立つ
    ○ 両手を底側から両足に置く
    ○ 足をリズミカルにモビリゼーションする（1分間に90-120回）。その際、明確な抵抗が感知されるまで足を背屈し、その後、他動的に底屈位にリバウンドさせる
    ○ この足の運動が、足から頭部へ「通り抜ける」ように行うこと
  — ヘプゲンによる「肝臓ポンプ」[30]
- 症状が全身的な問題にまで深まり、腹腔内圧(IAP)が上昇していれば、p.165に挙げた部位を治療することが望ましい

6.44 扁桃炎 Mandelentzündung (Tonsillitis)

■ 定義
- 同義語：扁桃性アンギナ、扁桃咽頭炎
- ワルダイエル咽頭輪のリンパ組織の炎症（ワルダイエル咽頭輪は、口蓋扁桃、咽頭扁桃、舌扁桃、さらに耳管開口部の周囲にある耳管扁桃、耳管口蓋ひだ、そして喉頭蓋周囲のリンパ組織により構成される）

■ 考えられる原因
- 急性型：ウイルス性（約80％）または細菌性。猩紅熱や単核球症に随伴して表れる
- 慢性型：多くは重複感染（連鎖球菌が関与）により発症する

■ 症状
- 急性型：次の症状が突然表れる。高熱、嚥下痛、顎下リンパ節の腫れと圧痛、これに伴う口蓋扁桃の発赤と腫脹、しばしば特有の白い舌苔
- 慢性型：扁桃炎の再発を繰り返す、軽度の症状（喉がひりひり痛む）、頸部のリンパ節の拡大、口臭、口蓋扁桃の変位（すなわち舌圧子で舌を押すと口蓋扁桃が口蓋舌弓まで上昇する）

■ 治療的アプローチ
- 「6.39　喉頭炎」(p.404-5)を参照

6.45 正中神経圧迫症候群 Median nerve compression syndrome

■ 定義
- 正中神経が圧迫で損傷される神経圧迫症候群

■ 考えられる原因
- 手根管症候群：正中神経が手根管の中で圧迫される
- 円回内筋症候群：正中神経の神経幹が円回内筋を貫通する部分で圧迫される
- 前骨間神経症候群：前骨間神経が前腕の近位部で圧迫される（線維性靱帯による圧迫、前腕骨折）

■ 症状
- 手根管症候群：「6.38　手根管症候群」(p.403-4)を参照
- 円回内筋症候群：
  — 橈側3本半の指（母指、示指、中指、環指半分）の感覚麻痺、時に母指球筋の筋力低下、書痙
  — 円回内筋の圧痛、前腕の回内による痛み（抵抗に逆らって回内することで生じる）
- 前骨間神経症候群：
  — 長母指屈筋と第2指（および第3指）の深指屈筋の麻痺により、母指と示指（まれに中指）の末節骨屈曲が不能となる。円回内筋症候群と異なり、感覚障害はない。特発性の退行変性が生じることがある

— 遅くとも8週間の保存的治療の後、根本的な改善が見られなければ、絞扼された神経の外科的治療を行う

■ 治療的アプローチ
- 円回内筋の正常化：特にトリガーポイントの治療（p.457の**図9.18**）あるいはMET（主にPIR）
- その他の治療：「6.38　手根管症候群」(p.403-4)を参照

6.46　更年期障害 Menopausal syndrome

■ 定義
- 多くの場合、更年期に典型的な三徴候（ホットフラッシュ、めまい、発汗）が表れる

■ 考えられる原因
- エストロゲンの減少

■ 症状
- 上述の三徴候
- 精神神経症状として、易刺激性、精神機能の低下、抑うつ、睡眠障害
- 身体症状として、生殖器や乳房の萎縮、子宮下垂、骨粗鬆症、関節痛

■ 治療的アプローチ
- 骨盤の正常化：
   — 腸骨（p.307以下）
   — 仙骨（p.317以下）
   — 恥骨結合（p.324以下）
   — 閉鎖孔（p.335-6）
   — 骨盤底筋（p.336-7）

- 脊柱の分節：
  — OAA領域(副交感神経を出す。p.261以下, p.275以下)
  — Th12-L2/L3（交感神経を骨盤内臓器に出す。p.250-1, p.267-8)
  — 胸椎全体(交感神経系にアプローチする。p.251以下)
- 症状が全身的な問題にまで深まり、腹腔内圧(IAP)が上昇していれば、p.165に挙げた部位を治療することが望ましい
- その他の推奨：
  — ビタミンB群、ビタミンE、植物性エストロゲン(特に大豆製品に含まれる)を多く含む食物の摂取
  — カルシウム剤、ビタミンD剤(骨粗鬆症の予防)
  — 定期的な運動
  — ストレスの緩和および回避

6.47 月経異常 Menstrual disorder

■ 定義
- 月経周期の異常

■ 考えられる原因
- 器質的因子：生殖器の疾患(筋腫、ポリープ、腫瘍)、子宮内膜症、甲状腺機能亢進症、甲状腺機能低下症、糖尿病、肝疾患、腎疾患
- ホルモン因子：ホルモンバランスの変化。すなわち、極端な気候変化への適応、エストロゲン、競技スポーツなどがホルモンバランスに影響を与える
- 精神的因子：ストレス、葛藤(パートナーとの関係、性生活)、不妊

■ 症状
- 月経周期の異常。すなわち月経の頻度の異常(多発月経、稀発月経)
- 月経血量の異常。すなわち出血量の異常(月経過多、月経過少)
- 月経期間の異常(過長月経、過短月経)
- 中間期出血
- 月経が遅れ、その後持続的に出血をみる。例：卵胞存続(無排卵性月経)など

■ 治療的アプローチ
- 骨盤の正常化：
  - 腸骨（p.307以下）
  - 仙骨（p.317以下）
  - 恥骨結合（p.324以下）
  - 閉鎖孔（p.335-6）
  - 骨盤底筋（p.336-7）
- 脊柱の分節：
  - OAA領域（副交感神経を出す。p.261以下, p.275以下）
  - Th12-L2/L3（交感神経を出す。p.250-1, p.267-8）
- 症状が全身的な問題にまで深まり、腹腔内圧（IAP）が上昇していれば、p.165に挙げた部位を治療することが望ましい

6.48 中耳炎 Middle ear inflammation (Otitis media)

■ 定義
- 中耳の炎症

■ 考えられる原因
- 急性型：多くは、鼻咽頭から耳管を介した上行性感染（特に連鎖球菌、ブドウ球菌、肺炎球菌、インフルエンザ菌）
- 慢性型：多因子による。幼児期の損傷、慢性の耳管機能障害、口蓋裂、免疫不全など

■ 症状
- 小児期（小児の耳管は短く幅が広い）や、鼓膜破裂後に発症する。また、血行性のものでは（特に小児で）敗血症の随伴症状や、感染症（猩紅熱、麻疹など）の合併症として表れる
- 急性型では、発熱、耳痛、鼓膜穿孔、難聴、乳様突起の圧痛や叩打痛

6.49 副鼻腔炎 Nasennebenhöhlenentzündung (Sinusitis)

■ 定義
- 副鼻腔における急性または慢性の炎症。化膿や蓄膿症を伴うこともある

■ 考えられる原因
- 副鼻腔からの感染（特にウイルス。しばしば重複感染する）。また好酸球性副鼻腔炎や歯性上顎洞炎（歯性感染症による）

■ 症状
- 全身症状として倦怠感、さらに顔面痛や頭痛、（片側性）鼻閉
- 合併症：眼窩や頭蓋腔の穿孔（髄膜炎、前頭洞膿瘍）、（小児や若年者で）前頭骨骨髄炎

■ 治療的アプローチ
- 「6.39 喉頭炎」（p.404-5）を参照

6.50 腎盂炎 Nierenbeckenentzündung (Pyelonephritis)

■ 定義
- 上部尿路の細菌性感染による腎間質や腎杯の炎症
- 女性に多い。ただし3歳未満の幼児でも見られる

考えられる原因

- 一次性：病原体による。特に腸内細菌、シュードモナス菌（緑膿菌など）、腸球菌、ブドウ球菌など
- 二次性：尿路の力学的な閉鎖や奇形、上行性感染で膀胱炎に続発する、血行性（他の部位の炎症過程が移行）
- 助長因子：妊娠、代謝性疾患、末梢作用性の鎮痛薬の乱用

症状

- 急性型：発熱、側腹部痛、排尿障害、頻尿、しばしば倦怠感や渇き感、時に悪心、嘔吐、下痢
- 慢性型：しばしば無症状。あるいは非特有の一般的症状。例えば、不快感、食欲不振、頭痛、微熱（全症例の約25％）、時に蒼白、口渇、頻尿など

治療的アプローチ

- 脊柱の分節：
  - OAA領域（副交感神経を出す。p.261以下, p.275以下）
  - Th10-Th11（交感神経を出す。p.251以下, p.267-8）
- 隣接する筋の正常化：腰方形筋、腸腰筋
  - トリガーポイントの治療（p.452以下）あるいはMET（主にPIR）
  - 筋伸張（治療に加え、任意でセルフエクササイズ）
- 症状が全身的な問題にまで深まり、腹腔内圧（IAP）が上昇していれば、p.165に挙げた部位を治療することが望ましい
- 全身性障害（MALT系障害）が疑われる場合：「6.3 アレルギー」の治療的アプローチ（p.371）を参照
- その他の推奨：
  - 十分な水分摂取
  - 必要に応じてプロバイオティクス（消化管内の有用な微生物及び増殖促進物質）の摂取

6.51 便秘 Obstipation

■ **定義**
- 便の詰まり
- 複数の異種の障害を包括した概念であり、排便回数の減少（3回未満／週）や排便時の強い怒責（いきみ）を特徴とする

■ **考えられる原因**
- しばしば不明
- 栄養因子：水分や食物繊維の摂取が少なすぎる
- ホルモン因子：妊娠
- 器質的因子：糖尿病、甲状腺機能低下症、副甲状腺機能低下症
- 薬物：神経遮断薬、抗うつ薬、カルシウム拮抗薬、アヘン剤、利尿薬

■ **症状**
- 結腸通過時間遅延型：便秘症で最も多い。特に女性に多い
- 直腸閉塞（結腸下部や肛門管が狭窄化する。すなわち腫瘍、炎症、瘢痕など）、機能性閉塞（直腸脱、アニスムス）、神経性障害（多発性硬化症、パーキンソン症候群、脳卒中など）

■ **治療的アプローチ**
- 内臓系では、しばしば右結腸曲と結腸左部分全体において可動性低下が認められる
- 脊柱の分節：
  — Th10-Th11（交感神経を右結腸曲に出す。p.251 以下, p.267-8）
  — Th12-L2/L3（交感神経を左側大腸に出す。p.250 以下, p.267-8）
  — OAA 領域（副交感神経を出す。p.261 以下, p.275 以下）
- 骨盤の正常化：
  — 腸骨（p.307 以下）
  — 仙骨（p.317 以下）
  — 恥骨結合（p.324 以下）
- 腸腰筋（p.452 の**図 9.12**）

- 症状が全身的な問題にまで深まり、腹腔内圧（IAP）が上昇していれば、p.165に挙げた部位を治療することが望ましい
- その他の推奨：
  — プロバイオティクスの摂取
  — 食物繊維の摂取
  — 十分な水分摂取

6.52　口腔顔面機能障害 Orofacial dysfunction

■ 定義
- 口腔および顔面領域の筋機能障害

■ 考えられる原因
- 幼児期の持続性嚥下運動障害や、器質的発育異常（扁桃肥大、顎や口蓋の奇形、顎骨発育不全など）

■ 症状
- 非生理的な頭位や姿勢
- 口唇閉鎖障害、下顎運動障害、構音障害（サ行構音障害）、口呼吸
- 挺舌、舌癖
- 唾液分泌過多、嚥下障害、嚥下時のしかめ面

■ 治療的アプローチ
- 脊柱の分節：
  — OAA領域と上位頸椎（頸神経叢。p.260以下, p.275以下）
  — Th1-Th4（交感神経を頭部に出す。p.255-6, p.272）
- 第1-4肋骨（p.277以下）
- 顎筋・舌骨上筋・舌骨下筋の正常化：
  — トリガーポイントの治療（p.445-6）
  — 筋筋膜の緊張を緩和する治療法
  — 舌骨のモビリゼーション：舌骨の水平移動の可動性検査を行い、頭蓋骨や肩甲骨の影響があると考えられる場合、直接法（可動性低下を有する方向へ動かす）を行う

- 顎関節：「6.10　歯ぎしり」の治療的アプローチ(p.378)を参照
- 胸郭上口：
  — Th1（上述の「脊柱の分節」を参照）
  — 第1肋骨(p.279以下, p.284-5)
  — 鎖骨(p.285以下)
- 症状が全身的な問題にまで深まり、腹腔内圧(IAP)が上昇していれば、p.165に挙げた部位を治療することが望ましい。特に胸郭上口に重点を置く（上述の「胸郭上口」を参照）

6.53 オスグッド・シュラッター病（若年性変形性骨軟骨症）
Osgood-Schlatter-disease

■ 定義
- 脛骨（脛骨粗面）の骨端症。脛骨頭の領域の圧痛を伴う
- 無菌性骨壊死の1つとされる

■ 考えられる原因
- 無菌性骨壊死に共通する原因として、骨に分布する血管の閉塞により、骨組織で梗塞が生じる
- 詳細な病因論は不明

■ 症状
- 圧痛。初期には荷重時(後)の痛み、進行すると安静時にも生じる
- 腫脹、局所性肥厚（膝蓋腱）
- 若年者（特に急成長期にある10-15歳）に多い

治療的アプローチ
- 大腿四頭筋の正常化：
  — トリガーポイントの治療(p.458)あるいはMET（主にPIR）
  — 筋伸張（治療に加え、任意でセルフエクササイズ）
- 膝関節の正常化(p.337以下)
- 脊柱の分節：
  — Th12-L2（交感神経を下肢に出す。p.250以下, p.267-8）
  — L2-L4（大腿神経と閉鎖神経。p.248-9, p.262以下）
- 骨盤の機能障害（筋筋膜の下行連鎖を介して膝に影響を与えることがある）：
  — 腸骨前方変位／後方変位(p.307以下)
  — 恥骨結合(p.324以下)
- 症状が全身的な問題にまで深まり、腹腔内圧(IAP)が上昇していれば、p.165に挙げた部位を治療することが望ましい
- 腸腰筋が関与すると、屈曲股と屈曲膝が生じることがある
- その他の推奨：一時的に膝関節を保護する

> **実践のアドバイス**　局所（刺激されている組織）の治療にもまして、「遠隔部」の治療は重要である。すなわち、脊椎分節、骨盤の機能障害、関与が疑われる内臓系の障害を治療する必要がある。

6.54　卵巣嚢胞 Ovarian cyst

定義
- 様々な原因により、卵巣に限局して機能性嚢胞や貯留嚢胞が生じる

考えられる原因
- 機能性嚢胞：正常な月経周期によっても生じるが、ホルモン療法の副作用や、内因性ホルモンの調節異常によっても生じる
- 貯留嚢胞：まれに内分泌液が貯留して生じる

■ 症状
- しばしば無症状
- それ以外の場合、下腹部痛、消化不全、明らかな腹囲増大、しばしば月経周期の異常（月経不順）など
- 突発的な腹痛。これは囊胞が引き伸ばされ捻れて生じる

■ 治療的アプローチ
- 骨盤の正常化：
  ― 腸骨（p.307 以下）
  ― 仙骨（p.317 以下）
  ― 恥骨結合（p.324 以下）
  ― 閉鎖孔（p.335-6）
  ― 骨盤底筋（p.336-7）
- 隣接する筋の正常化：腸腰筋
  ― トリガーポイントの治療（p.452 の図 9.12）または MET（主に PIR）
- 脊柱の分節：
  ― OAA 領域（副交感神経を出す。p.260-1, p.275 以下）
  ― Th12-L2/L3（交感神経を出す。p.250 以下, p.267-8）
- 症状が全身的な問題にまで深まり、腹腔内圧（IAP）が上昇していれば、p.165 に挙げた部位を治療することが望ましい

6.55 肩関節周囲炎 Periarthropathia humeroscapularis

■ 定義
- 肩関節の有痛性の運動制限をもたらす種々の変性過程を包括した非厳密な概念。変性過程は、回旋筋腱板、関節包、滑液包、靱帯、上腕二頭筋長頭腱などの領域で生じる
- 石灰化や断裂を伴う場合もある

■ 考えられる原因
- 力学的外傷、代謝、循環系、感染症、毒性因子、精神的因子など

■ 症状
- 単純性腱障害：自発痛（夜間、亜急性、慢性）、運動時痛（特定の運動、抵抗に逆らって行う運動）、圧痛（決まった部位で発生）、「有痛弧」（インピンジメント症候群により生じることがある）
- 急性腱障害：急性の炎症反応、突発する激しい持続痛、疼痛性の絶対安静肢位、びまん性の腫脹や温度上昇、石灰化や回旋筋腱板断裂から来る滲出液の徴候
- 強直性腱障害（凍結肩）：重度の肩関節の運動制限（自動・他動運動）。これは、長期安静後、糖尿病、心筋梗塞後、乳房切除術後などに生じる。まれに特発性のものもある（好発年齢は40-70歳）

■ 治療的アプローチ
- 脊柱の分節：
  - Th2-Th8（力学的影響を与える分節であり、交感神経を上肢に出す。p.251以下, p.267-8）
- 第1-8肋骨（p.277以下）
- 上肢帯（p.285以下）：
  - 肩鎖関節
  - 胸鎖関節
  - 肩甲骨
- 上肢帯の筋の正常化：棘上筋、棘下筋、小円筋、肩甲下筋、肩甲挙筋、大菱形筋・小菱形筋、大胸筋・小胸筋、三角筋
  - トリガーポイントの治療（p.448以下）あるいはMET（主にPIR）
- 症状が全身的な問題にまで深まり、腹腔内圧（IAP）が上昇していれば、p.165に挙げた部位を治療することが望ましい

6.56 咽頭炎 Pharyngitis

■ 定義
- 咽頭領域における炎症

■ 考えられる原因
- 急性型：いわゆる急性の咽頭カタル。特にウイルス性感染症（しばしば二次感染として細菌性感染症を伴う）、物理的・化学的病毒
- 慢性型：外因的病毒（タバコの煙、アルコール、（セメントなどへの）職業曝露）、喉の乾燥（エアコン、恒常的な口呼吸）、ホルモン因子（甲状腺機能低下症、更年期）、代謝障害（糖尿病）、頸部の放射線治療

■ 症状
- 急性型：嚥下痛、喉の違和感（ひりひりする、焼けるような感じ、乾燥感。咽頭粘膜の発赤、時に発熱を伴う）。急性細菌性咽頭炎では、耳管口蓋ひだの扁桃炎（しばしば扁桃切除術後に見られる）
- 慢性型：咳衝動、嚥下衝動、球感覚、粘稠（ねんちゅう）な痰、喉の乾燥感、乾性咳嗽、恒常的な渇き感

■ 治療的アプローチ
- 「6.39 喉頭炎」(p.404-5)を参照
- その他の推奨：湿度の調整により空気の乾燥を防ぐ

6.57 屈曲母指 Pollex flexus

■ 定義
- 母指の末節骨が屈曲位で固定される
- 弾発音とともに他動的伸展が可能な場合もある

■ 考えられる原因
- 乳児や幼児では、先天的異常により、母指屈筋腱が腱鞘の中を滑らかに通るのを妨げられている場合がある（線維鞘輪状部の狭小化や、母指中手指節関節の上を通る屈筋腱の肥厚化）

■ 症状
- 母指を動かすと痛みが生じる

■ 治療的アプローチ
- 脊柱の分節：
  — Th2-Th8（交感神経を上肢に出す。p.251以下, p.267-8）
  — C6-Th1（p.255以下, p.272）
- 手根骨や母指中手指節関節のモビリゼーション（p.198-9）
- 母指屈筋の正常化：
  — トリガーポイントの治療（p.456）あるいはMET（主にPIR）
- 胸郭上口：
  — Th1（上述の「脊柱の分節」を参照）
  — 第1肋骨（p.279以下, p.284-5）
  — 鎖骨（p.285-6）

6.58 良性前立腺肥大症 Prostatic hyperplasia, benign

■ 定義
- 前立腺の良性の過形成

■ 考えられる原因
- 原因については結論が出ていない。男性ホルモン量の変化など、様々な加齢性変化によるとされている
- 助長因子：食事（栄養）、過体重、不規則な排尿や排便

■ 症状
- 症状は次第に悪化する。排尿時痛を有する場合もある
- 尿の勢いが弱い

- 残尿。進行すると尿閉

■ 治療的アプローチ
- 「6.23　勃起障害」(p.390)を参照

6.59　胃食道逆流症　Reflux disease

■ 定義
- 胃内容物が食道へ頻繁に逆流する

■ 考えられる原因
- 一次性：逆流防止機構（下部食道括約筋）の機能低下（滑脱型食道裂孔ヘルニアによる噴門の機能不全）
- 二次性：既知の原因によるもの。食道胃接合部の解剖学的病変を生じる疾患（全身性強皮症、食道アカラシアの筋層切開術後）など
- 助長因子（特に一次性）：食事（栄養）、過体重、アルコール、コーヒー、ニコチン、ストレス、妊娠
- 横隔膜。逆流防止機構にとって重要であり、腹腔内圧（IAP）にも影響を与える（p.55以下）

■ 症状
- 胸やけ、嚥下障害、上腹部痛
- 有病率：人口の5-10％（そのうち約10％が逆流性食道炎を発症する）

■ 治療的アプローチ
- 「6.28　胆道ジスキネジー」(p.394)を参照

6.60　膝蓋大腿疼痛症候群　Schmerzsyndrom, femoropatellares (Femoropatellar pain syndrome)

■ 定義
- 大腿骨滑車の不均衡により生じる膝蓋大腿関節の疼痛

■ 考えられる原因
- 膝蓋骨の異常（形成不全、不安定性、上方変位）
- 内側広筋の機能不全、外反膝、（生理的な）脛骨ねじれ

■ 症状
- 荷重時の膝蓋骨後方の痛み
- 捻髪音、ツォーレン徴候陽性（膝蓋骨を遠位へ押し、その後膝蓋骨が自動的に戻る際、特有の摩擦（破壊された軟骨により発生）が生じる）

■ 治療的アプローチ
- 大腿四頭筋の正常化：
  — トリガーポイントの治療（p.458）あるいはMET（主にPIR）
  — 筋伸張（治療に加え、任意でセルフエクササイズ）
  — 膝関節の機能障害の正常化（p.337以下）
- 脊柱の分節：
  — Th12-L2（交感神経を下肢に出す。p.250以下, p.267-8）
  — L2-L4（大腿神経と閉鎖神経。p.248-9, p.262以下）
- 腸骨の機能障害（筋筋膜の下行連鎖を介して膝に影響を与えることがある）：
  — 腸骨前方変位／後方変位（p.307以下）
- 足の機能障害：
  — 距骨（p.359以下）
  — 踵骨（p.363以下）
- 症状が全身的な問題にまで深まり、腹腔内圧（IAP）が上昇していれば、p.165に挙げた部位を治療することが望ましい
- 腸腰筋が症状に関与すると、股関節の屈曲を介して、屈曲膝が生じ、これにより、膝関節の正常な運動学が阻害され、接触圧が上昇することがある

6.61 筋膜疼痛症候群 Schmerzsyndrom, myofasziales (Myofascal pain syndrome)

■ 定義
- 個々の筋や筋群で生じる疼痛

■ 考えられる原因
- 急性的または慢性的な筋の酷使、関節の刺激（関節症、関節炎）、外傷、変性疾患や炎症性リウマチ性疾患、内臓疾患
- 冷え
- 精神的負荷

■ 症状
- 自発痛、圧痛（筋が硬化した部分の内部のトリガーポイント）、遠位に広がる投射痛（偽根性痛など）
- 時に筋緊張（トーヌス）亢進を伴うが、感覚障害や反射異常はない
- （しばしば）限局性の痛み（患部と別の部位で生じることもある）：項筋、上肢帯および下肢帯の筋、咀嚼筋

■ 治療的アプローチ
- 患関節の正常化：
  - MET
  - スラスト法
- 痛みのある筋の正常化：
  - トリガーポイントの治療あるいは MET（主に PIR）
  - 筋伸張（治療に加え、任意でセルフエクササイズ）

> **実践のアドバイス**　筋への刺激が続く急性期には、筋伸張よりも、循環を促すテクニックを行うのが望ましい。

- 脊柱の分節：
  - 筋に分布する神経の起始分節
  - 患部に存する筋や関節に分布する交感神経の起始分節
- 症状が全身的な問題にまで深まり、腹腔内圧（IAP）が上昇していれば、p.165に挙げた部位を治療することが望ましい

6.62 めまい Schwindel (Vertigo)

■ 定義
- 空間における身体の位置の認識（定位）に問題が生じる様々な障害を包括した概念

■ 考えられる原因
- 姿勢の変化、起立
- 器質的障害：内耳障害、前庭障害（メニエール病）、視覚系の疾患（弱視、眼筋麻痺）、体性感覚神経路の疾患（多発神経炎、脊髄疾患）
- 心因性

■ 症状
- めまい、眼振、歩行障害
- 時に悪心、嘔吐

■ 治療的アプローチ

要注意 筋骨格系オステオパシー治療は、器質的原因や精神的原因を鑑別した後に行うべきである。

- 脊柱の分節：
  ― OAA領域（副交感神経を出す。p.261-2, p.275以下）
  ― Th1-Th4（交感神経を頭部に出す。p.255以下, p.272）およびこれらに属する肋骨（p.277以下）
- 胸鎖乳突筋の正常化：
  ― トリガーポイントの治療（ただしめまいの症状を誘発することがある。p.448の**図9.6**）あるいはMET（主にPIR）
- 胸郭上口：
  ― Th1（上述の「脊柱の分節」を参照）
  ― 第1肋骨（p.279以下, p.284-5）
  ― 鎖骨（p.285-6）
- 症状が全身的な問題にまで深まり、腹腔内圧（IAP）が上昇していれば、p.165に挙げた部位を治療することが望ましい。特に胸郭上口に重点を置く（上述の「胸郭上口」を参照）

6.63 ズデック症候群 Sudeck-syndrome

■ 定義
- 比較的軽い外傷の後、手足に様々な症状が生じる。神経の損傷は確認されず、神経の支配領域と無関係に生じる

■ 考えられる原因
- 最も多いのは橈骨遠位端骨折後（徒手整復を繰り返すことで生じる）
- ギプス包帯による締め付け

■ 症状
- 重度の限局性の灼熱痛が持続し、自律神経障害（浮腫、体温調節障害、発汗異常など）、感覚障害、運動障害を伴う
- 進行すると、骨萎縮、関節強直、関節の機能低下

■ 治療的アプローチ
- 脊柱の分節：
  — Th2-Th8（交感神経を上肢に出す。p.251以下, p.267-8）
  — C6-Th1（橈骨神経・正中神経・尺骨神経の起始分節。p.255以下, p.272）
- 胸郭上口：
  — Th1（上述の「脊柱の分節」を参照）
  — 第1肋骨（p.279以下, p.284-5）
  — 鎖骨（p.285以下）
- 手関節：
  — 進行度に応じて、手根骨のやさしいモビリゼーション（p.198）
- 症状が全身的な問題にまで深まり、腹腔内圧（IAP）が上昇していれば、p.165に挙げた部位を治療することが望ましい

6.64 足首捻挫後 Supination trauma, after

■ 定義
- 足関節の外側の支持系(関節包、靭帯、腱、骨)が強い力により過伸張される

■ 考えられる原因
- 最も多いのはスポーツによる負傷。特に球技は高リスクである
- 多い損傷部位は、ほぼ必ず前距腓靭帯(全症例の65-70%)、次いで前距腓靭帯と踵腓靭帯の合併(同20-25%)

■ 症状
- 発生頻度:1日に1万人に1人
- 推奨される応急処置:RICE処置。すなわち安静(Rest)、冷却(Icing)、圧迫(Compression)、挙上(Elevation)
- 患者の10-20%で、足根外側部に、痛みや腫脹傾向が残る
  — これにより、機能的症状として、距腿関節、距骨下関節、腓骨、立方骨(これと接する踵骨と舟状骨を含む)、第5中足骨などで機能障害が生じることがある
  — さらに注意すべきものとして、機能性不安定性、骨内や関節間の負傷、さらに脊髄促通(p.437)の関与(これにより固有感覚が障害され、運動制御が部分的に低下する)、組織液交換の異常(交感神経系が関与)などがある

■ 治療的アプローチ
- 足首捻挫後の治療法(p.366)
- 機能障害の正常化:
  — 上述の関節と骨(距腿関節、距骨下関節、腓骨、立方骨(踵骨と舟状骨を含む)、第5中足骨)の機能障害(p.346以下)
  — 下腿骨間膜(p.348-9の「腓骨の揺さぶり」)
- 脊柱の分節:
  — Th12-L2/L3 (交感神経を下肢に出す。p.250以下, p.267-8)
  — L4/L5 (坐骨神経。p.248-9, p.262以下)

6.65 足根管症候群 Tarsal tunnel syndrome

■ 定義
- 後方型：脛骨神経が屈筋支帯の下で圧迫される
- 前方型：深腓骨神経が（足背で）下伸筋支帯の下で圧迫される

■ 考えられる原因
- しばしば距腿関節の外傷性損傷の後に表れる。例：足関節骨折、足首捻挫
- 神経の走行部分で圧迫が強まり（浮腫、位置異常、不適切な負荷などによる）、神経が締め付けられる
- 腱鞘炎、骨腫瘍、距腿関節の結節腫（ガングリオン）、外骨腫（踵骨、距骨）、骨癒合
- 特発性のものもある（原因を特定できない）

■ 症状
- 後方型：放散痛（内果から踵へ）、夜間に足底の異常感覚、重度圧迫による足の筋の麻痺、脛骨神経の遠位走行部分で圧痛、ホフマン・チネル徴候陽性（患者の半数以上）、強制的な足の背屈および外反で症状が増強
- 前方型：足背の痛み。下伸筋支帯の圧迫で痛みが増強する

■ 治療的アプローチ
- 全ての足根骨の機能障害の正常化。特に距骨と踵骨に重点を置く（p.359以下）
- 脊柱の分節：
  — Th12-L2/L3（交感神経を下肢に出す。p.250以下, p.267-8）
  — L4/L5（坐骨神経。p.248-9, p.262以下）
- 骨盤の機能障害（筋筋膜の下行連鎖を介して足に影響を与えることがある）
  — 腸骨前方変位／後方変位（p.307以下）
  — 恥骨結合（p.324以下）

6.66 胸郭出口症候群 Thoracic-outlet-syndrome

■ 定義
- 胸郭上口領域における種々の神経血管圧迫症候群を包括した概念
- 神経圧迫症候群の1つ

■ 考えられる原因
- 次の3つの部位で、血管や神経の通り道が狭小化する。斜角筋隙の後部、肋鎖間隙、烏口突起と小胸筋の間隙

■ 症状
- 頚椎の鑑別テストで陰性になることもある（p.233のTOSテスト）
- 次の3つの型（症候群）に分類される。斜角筋症候群、肋鎖症候群、烏口小胸筋症候群（肩過外転症候群）。上述の「考えられる原因」を参照
- 症状：知覚異常、感覚障害、肩・上肢の疼痛、不全麻痺、進行すると（小手筋の）筋萎縮
- 血栓が鎖骨下動脈（の狭窄した後に再び拡張する部分）で生じ、末梢動脈が塞栓されることがある

■ 治療的アプローチ
- 脊柱の分節：
  — Th2-Th8（力学的影響を与える分節であり、交感神経を上肢に出す。p.251以下, p.267以下）
  — C3-Th1（頚神経叢と腕神経叢。p.255以下, p.272）
- 第1-8肋骨（p.277以下）
- 上肢帯（p.285以下）：
  — 肩鎖関節
  — 胸鎖関節
  — 肩甲骨
- 胸郭上口：
  — Th1（上述の「脊柱の分節」を参照）
  — 第1肋骨（p.279以下, p.284-5）
  — 鎖骨（p.285以下）

- 筋の正常化：
  — 斜角筋症候群：斜角筋群（前斜角筋、中斜角筋、後斜角筋）
  — 肋鎖症候群：鎖骨下筋、大胸筋、胸鎖乳突筋、斜角筋群
  — 烏口小胸筋症候群：小胸筋
  — トリガーポイントの治療（p.447以下）あるいは MET（主に PIR）
  — 筋伸張（治療に加え、任意でセルフエクササイズ）
- 症状が全身的な問題にまで深まり、腹腔内圧（IAP）が上昇していれば、p.165に挙げた部位を治療することが望ましい。特に胸郭上口に重点を置く（上述の「胸郭上口」を参照）

6.67 前脛骨筋症候群 Tibialis-anterior-syndrome

■ 定義
- 筋区画内で生じる筋圧迫症候群。前脛骨動脈圧迫や脛骨神経損傷により生じる前脛骨筋群（伸筋群）の虚血を伴う
- コンパートメント症候群の1つ

■ 考えられる原因
- 下腿の挫傷や骨折、浮腫、腫瘍、術後合併症
- 酷使（機能性の前脛骨筋症候群とされる）

■ 症状
- 下肢の圧迫症候群（血管や神経の通り道が狭小化）の約75％を占める
- 強い痛み、身体的負荷（階段の昇降など）により誘発される典型的な痛み、足の運動障害や筋力低下（荷重時に顕著となる）、麻痺（足趾あるいは足全体）、進行すると足趾の変形

■ 治療的アプローチ
- 正常化：
  — 全ての足根骨の機能障害の正常化。特に距骨と踵骨に重点を置く（p.359以下）
  — 膝関節の機能障害の正常化（p.337以下）
  — 腓骨の機能障害の正常化（p.346以下）

- 下腿骨間膜(p.348-9の「腓骨の揺さぶり」)
- 下腿の筋の正常化:
  - トリガーポイントの治療(p.460)あるいはMET(主にPIR)
- 脊柱の分節:
  - Th12-L2(交感神経を下肢に出す。p.250以下, p.267-8)
  - L4/L5(坐骨神経。p.248-9, p.262以下)
- 骨盤の機能障害(筋筋膜の下行連鎖を介して足に影響を与えることがある)
  - 腸骨(p.307以下)
  - 恥骨結合(p.324以下)

6.68 胃十二指腸潰瘍 Ulcer, gastroduodenal

■ 定義
- 胃潰瘍と十二指腸潰瘍を包括した総称

■ 考えられる原因
- ヘリコバクター・ピロリ(ピロリ菌):十二指腸潰瘍の全症例の95-99%、胃潰瘍の同75%でピロリ菌の定着が認められる。いずれの潰瘍も、ピロリ菌による慢性胃炎(胃粘膜において攻撃因子と防御因子のバランスが崩れる)により生じる
- 急性のストレス潰瘍:多発性外傷後、広範囲の熱傷後、術後の集中治療室(ICU)での長期治療などに合併して生じる
- その他:非ステロイド性抗炎症薬の服用、ニコチン摂取

■ 症状
- 胃潰瘍:上腹部痛(空腹時と食後の両方)
- 十二指腸潰瘍:しばしば上腹部痛や臍周囲痛、空腹時痛
- その他の症状:腹部膨満感、悪心、頻繁な噯気(げっぷ)、体重減少
- 無症候性:多くとも全症例の3分の1が無症状である(特に非ステロイド系抗リウマチ薬(NSAR)の服用による潰瘍はしばしば出血を経てようやく症状が表れる)

■ 治療的アプローチ
- 「6.28 胆道ジスキネジー」(p.394)を参照

6.69 下肢静脈瘤 Varicose of legs

■ 定義
- 静脈が拡張および蛇行し、静脈瘤が形成される

■ 考えられる原因
- 一次性（特発性）：多くは静脈自体に問題がある。すなわち、生まれつき（家族性の）結合組織の弱さを有し、加齢に伴い静脈瘤が生じやすくなる。小児や若年者では、静脈弁の機能不全や無形成、血管の形成異常などが原因となる
- 助長因子：立ち仕事、肥満、妊娠
- 二次性：他の静脈疾患を原因とする

■ 症状
- 発生部位：伏在静脈の本管（特に大伏在静脈）に生じる伏在静脈瘤、伏在静脈の側枝に生じる側枝静脈瘤、さらに皮内および皮下静脈叢に生じるクモの巣状静脈瘤がある
- 浅部や深部で静脈瘤が形成され、うっ血が生じる（慢性的な静脈の機能不全に陥る）
- 皮膚や筋膜の硬化、下腿潰瘍

■ 治療的アプローチ
- 静脈はいわゆる減圧系に属する。減圧系の血圧（30mmHg未満）は、主に血液量により変動する（p.337）。また、腹腔や胸腔の圧力比率は静脈系に大きな影響を与える
- 骨盤の正常化：
  — 腸骨（p.307以下）
  — 仙骨（p.317以下）
  — 恥骨結合（p.324以下）
  — 閉鎖孔（p.335-6）
  — 骨盤底筋（p.336-7）
- 脊柱の分節：
  — Th12-L2/L3（交感神経を出す。p.250以下, p.267-8）
- 症状が全身的な問題にまで深まり、腹腔内圧（IAP）が上昇していれば、p.165に挙げた部位を治療することが望ましい

第4部

筋筋膜系、筋連鎖、トリガーポイント

7	筋筋膜系	436
8	筋連鎖	441
9	トリガーポイント	443
10	筋筋膜系の機能障害の生理学的背景と治療法	463

7　筋筋膜系

　1つの部位（Region）や系（System）が他の部位や系に影響を与えることの根拠は、解剖学的に存在する。すなわち、その根拠は、筋筋膜系（筋膜と筋で構成される）および神経血管系（神経と血管で構成される）に存在する。

　まず、筋筋膜系および神経血管系はそれぞれ、**一つ**の系であると言うことができる。すなわち、「筋膜はそれぞれ解剖学的位置に応じた名称を有するが、これらは一つの組織（one tissue）である。これらは一つの筋膜ユニットであり、頭の先から足の先まで、また皮膚から人体の奥深くまで、切れ目なく連続している」[16]。この筋膜の連続性（筋骨格系・内臓系・頭蓋系のあらゆる解剖学的構造を被覆している）が、筋緊張の変化が（問題の発生源に関わりなく）全身に伝わることの前提となる。

　筋膜は、内臓系・頭蓋系・筋骨格系の構造を等しく被覆し、これら3つの系を媒介している。筋膜は他にも様々な役割を有し、特に神経血管系では神経や血管の出入り口を形成している。内臓系や頭蓋系で障害が生じると、これは筋骨格系にも作用する（その逆も同様）。すなわち

- 求心性神経および脊髄促通を介して
- 筋膜系を介して
- 胸腔や腹腔の圧力比率を介して（p.55以下を参照）

7.1　求心性神経と脊髄促通

　求心性神経は、神経線維の太さ（径の大小）により2つに分けられる。

　まず、太い神経線維は、情報伝達速度が速く、有髄であり、固有感覚情報を伝達する。太い神経線維の一部は、脊髄で別の神経線維と連結し、そこから上行路を介して「高次」の中枢系（特に視床や中心後回）に情報を伝える。伝達された情報（刺激）は、（中心後回で）意識化されて感覚となり、あるいは（間脳・中脳・後脳を経て）自動的に運動反応が生じる。神経連結部の神経細胞（ニューロン）には、起源（皮膚、筋、内臓など）の異なる神経線維が集合している。このため、脊髄分節や脳において、上行してきた入力（刺激）の発生源（末梢のいずれか）を特定することはできない。逆に、このゆえに、（入力に対する）反応が3つの分節（皮膚分節＝デルマトーム、筋分節＝ミオトーム、骨分節＝スクレロトーム）で一斉に生じることも可能となる（内臓性の痛みが運動器系に伝わる現象もこれによる）。

他方、細い神経線維は、無髄であり(あるいは髄鞘が薄く)、情報伝達速度が遅く、特に侵害刺激を伝達する。侵害受容器は、刺激閾値が高く、組織の損傷(の恐れ)により刺激される。すなわち、身体は、弱い侵害刺激を(痛みというよりむしろ)粗雑な接触として解釈する一方、強い侵害刺激を主観的に(個人の経験、文化、身体・感情の状態に応じて)痛みとして解釈する。

インフォメーション 細い神経線維の活性化は、神経原性炎症反応を引き起こし、これによりポリペプチド(ヒスタミン、ブラジキニン、P物質、ソマトスタチンなど)が放出される。これらの物質は炎症を助長する一方、侵害受容器を刺激する。こうして(炎症の)悪循環が成立する。

脊髄促通では、一次刺激に対する脊髄分節の応答が、他の部位や組織に転送される。これにより、転送先の部位や組織の機能が低下することがある(長期的には構造も損傷される)。また、これらの部位や組織に既存する刺激が強化される。例えば、リウマチ性疾患では、関節の一次刺激が、脊髄分節を介して、関節周囲の骨格筋や血管に変化をもたらす。また、細い神経線維の活性化により、組織自体が刺激や疼痛の発生源となることがある。その仕組みは次のとおりである。

侵害刺激が細い神経線維を通じて上行し、脊髄分節に入力されると、脊髄分節において機能的変化が生じる。すなわち脊髄ニューロンが過敏化し、介在ニューロンの活性化が生じる。これらの変化により、刺激閾値が下がり、刺激に対する選択性が低下し、脊髄分節が活性化しやすくなる。その結果、刺激の転送が起こる(正常な状態では転送は抑制されている)。

脊髄分節の活性化は、当初、体性刺激の一次入力(場合によっては二次入力)を受ける限りにおいて持続する。しかし、活性化した状態(促通)が長期化するにつれ、脊髄分節は、「より遠い」刺激にも反応するようになる。また、精神や感情の状態によっても、既に活性化している促通の活性化がさらに助長される。

インフォメーション (促通の)発端となる刺激が消失した後も、促通が活性化し続けることを示すエビデンスがある。

また、介在ニューロンが活性化すると、脊髄分節の前角の運動神経ニューロンや、側角(C8-L2/L3)の自律神経ニューロンが活性化する(**図7.1**)。これらのニューロンの活性化は、以下の変化をもたらす。

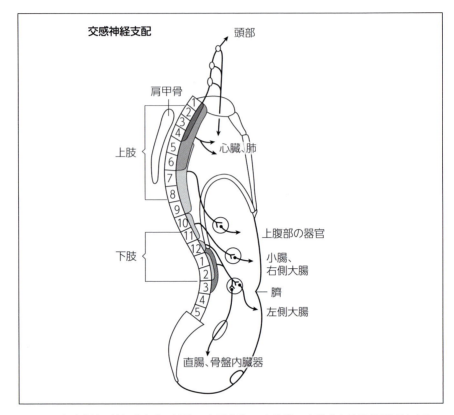

図7.1 脊髄分節と神経分布（概略図）。脊髄分節では、複数の内臓求心性神経が連結する一方、遠心性交感神経が出る。脊髄内で求心性神経は厳密に分節化されておらず、複数の分節に重複して存在することもある[46]（出典：p.479を参照）

- 骨格筋：
  - 筋線維の機能（代謝、イオンの膜輸送、筋収縮）の変調[70]
  - 長期的には筋の機能と構造が損なわれる（トリガーポイントの発生など）
- 内臓：
  - （粘膜で）分泌作用の低下、内臓運動の減少
  - （自律神経支配の）括約筋の収縮

- **血管（血管運動の変化）**：
  - 交感神経による血管収縮、これによる動脈血の流入低下
  - その結果として、間質における酸素や栄養素の供給減少、排液の悪化
- **その他**：
  - 立毛運動や発汗運動の変化
  - 局所（脊髄分節）あるいは全身における交感神経系の活性化。これによる**免疫系の変化**。すなわちMALT系の組織（粘膜関連リンパ組織）の関与による免疫系の変化。またHHN軸（視床下部―下垂体―副腎系。HPA系）の活性化により、ストレッサーが放出され、その結果、免疫系が抑制される。HHN軸は、ストレス性疾患（特に心血管疾患）の発症と進行に影響を与える[1]。

インフォメーション　いわゆる「リンパ管攣縮」[1]は、液体の蓄積や、タンパク質や免疫複合体の沈着の原因になるとされる。すなわち、吸収が低下し（時に浮腫が生じる）、老廃物が蓄積する。

7.2　筋膜系

　筋膜は、基本的に、力学的圧力に適応する能力を備えている。しかし、適応できず、その機能や構造に変化が生じると、身体各部で局所的な障害が生じる。例えば、内臓が刺激され障害されると、内臓周囲の筋膜組織が圧力を受け、緊張が強まる。反対に、内臓周囲の筋膜の緊張により、内臓の運動が阻害されることもある。筋膜の緊張は、「上方」または「下方」から作用する。すなわち、「上方」（例えば頭側）から作用すると、内臓が呼息位になる傾向が生じる。また、「下方」から作用すると、（筋膜より）上方の部位が吸息位になる傾向が生じる。筆者の経験では、体幹の背側の筋膜の強い緊張は、後頭部や隣接骨に伝わりやすい。これに対し、胸部（胸椎や胸骨）に強い硬直性を有する患者では、しばしば前頭や顔面頭蓋で硬直性が認められる。

　筋筋膜系が刺激され障害されると、痙攣、筋短縮、不均衡、トリガーポイントなどが生じる。これらは、軟部組織への過剰負荷（p.463）や、負荷と筋（の弾力性）の不均衡により生じる。したがって、筋筋膜系の治療では、次の2点を考慮する必要がある。第一に、障害を有する構造の弾力性や機能を低下させているものは何か（神経学的因子、血管学的因子、力学的因子、精神的・感情的因子）、第二に、力学的な過剰負荷のモーメントはどこに存在するか、これらを考える必要がある。

筋筋膜系の症状を有する患者は多い。医師（診療科は様々）を受診した患者の30-93％が筋筋膜の痛みを訴えている[91]。米国では、推計で約4400万人が筋筋膜痛を有し[91]、ドイツでは、慢性痛を有する患者が700万人、そのうちの70％が慢性の筋痛を有するとされる。

8　筋連鎖

　筋と筋膜は、調和的な運動シーケンス(反復運動)の遂行のため、機能的に方向づけられた連鎖(チェーン)として、互いにつながり、働いている。筋と筋膜の連鎖については、多数のモデルが考案されている。その中には、筋と筋膜が障害を引き起こすとするものや、障害を伝播するとするものもある。

　筋筋膜連鎖については様々な見解があり、統一されておらず、どのモデルを採用するかによりその意味や役割は異なる。本書では、どれか1つのモデルを掘り下げることはしない。リヒター(Richter)とヘプゲン(Hebgen)の著作［69］で様々な筋筋膜連鎖が概観されており、これに従い、以下、幾つかの筋筋膜連鎖のモデルについて述べる。

　まず、サザーランド(Sutherland)は、2つの運動パターン(屈曲―外転―外旋、伸展―内転―内旋)に基づき、**屈曲連鎖**と**伸展連鎖**の2つの連鎖(一側性または両側性［69］)があるとし、いずれの連鎖が優勢となるかを決める要因は、四肢、体幹、頭蓋底に存するとした。

　別のあるモデルでは、局所（腰椎骨盤領域）の筋系と全身の筋系があるとされる［49］。すなわち、**局所の系**(local system)の役割は、脊柱の関節と骨盤の関節の安定化であり、外力の強まりに準備し対応する。関節の安定化は、腹腔内圧(IAP)の上昇、胸背筋膜の緊張の強まり、関節の硬直などを通じてなされる。これらに関与する筋は、最適な状態で作用することを期待される。例えば、上下肢の運動の前には、腹横筋が活性化する［35］。

　全身の系(global system)は、実質的には、筋スリング(筋の輪状のグループ)の系であり、複数の筋スリング(前方／後方の筋スリング、斜め／直線の筋スリング)が統合された系である。この系は、様々な筋で構成され、これらの筋が一斉に力を発生させる。筋の中には、複数の筋スリングに参加するものもある。また、筋スリングも相互に連結し、重なり合い、これにより筋が発生させた力を伝達する。筋スリングには始点も終点もなく、筋筋膜系のネットワークの一部分として存在する。特定の筋スリングの存在は、筋スリング全体の一部が選択的に活性化されることによってのみ確認しうる。

　メールト(Meert)［55］も、筋筋膜連鎖について、**静的連鎖**、**直線連鎖**、**交差連鎖**があると述べている。さらに、筋筋膜連鎖は、その作用により、開放性運動連鎖と閉鎖性運動連鎖に分けられるとしている。

　また、レーデルマン(Lederman)［48］によると、筋収縮は、全身に影響を及ぼす事象であり、瞬間ごとに常に変化している。それは**複合的三次元パターン**であり、

そこでは筋が必要に応じてその役割を（安定装置から発動装置へ）変換する。筋が収縮すると、その作用は個々の筋群にとどまらず、さらに筋連鎖にさえとどまらない。筋は相互に連関するがゆえに、筋収縮の作用は解剖学的に見てかなりの広範囲にまで及ぶ。

　筆者自身は、筋筋膜系を**反応系**ととらえている。すなわち、筋筋膜系は、活動系というより、次の影響因子に反応する系である。
- 静的変化
- 運動学的変化。例：様々な場面（職業、スポーツなど）で生じる運動、運動不足など
- 神経（中枢神経および末梢神経）の影響。特に中枢神経の影響はより大きく、長く持続するとされる[48]
- 内臓系の影響
- 頭蓋系の影響
- 精神的・感情的な影響

インフォメーション　ただし、これらの因子に対する筋筋膜系の反応性には、かなりの個人差がある。

9 トリガーポイント

　筋は、関節の運動制限に関与する一方、筋緊張亢進やトリガーポイントが生じると、筋自体が痛みの発生源になる。トリガーポイントはいわば痛みの発生装置であり、次の場合に生じる。
- 一次的：
  - 受傷後
  - 過剰負荷（片側に負荷をかける姿勢や動き。スポーツ、職業など）
  - 静止状態（姿勢）の不均衡
- 二次的：
  - 脊髄ニューロンの過敏化（脊髄促通）。すなわち、次の部位で生じた侵害刺激が細い求心性神経線維を通じて脊髄に伝達される（p.437）
    - 筋骨格系（の他の部位）。例：仙腸関節で問題が発生＝仙骨神経叢で促通＝腓腹筋でトリガーポイントが発生
    - 内臓系
    - 頭蓋系

注意　脊髄ニューロンの過敏化で生じるトリガーポイントは、さらなる痛みの発生装置となる。すなわち、トリガーポイントは、脊髄ニューロンの過敏化に拍車をかけ、これにより既に成立している反射弓がより強固になる。

　これ以外にも、筋は、力学的作用を通じて関節の退行性病変の発生を促すことがある。ただし、関節の退行性病変については、必ず生物学的因子（血行状態など）も考慮すべきである。

9.1　トリガーポイントの治療

　トリガーポイントは、通常、活動性トリガーポイントと潜在性トリガーポイントに分けられる。ただし、両者の間でいずれにも分類されない中間的なものもある。
- 活動性トリガーポイント：恒常的な痛み（安静時痛など）や硬結の原因となる
- 潜在性トリガーポイント：トリガーポイントを押した場合にのみ痛みが生じる

9.1.1　トリガーポイントの特性

- 筋の局所的硬化が触知される

- 筋の内部で「ぴんと張った帯状のもの」が感知される
- 押すと強い圧痛が生じる
- 押圧触診で、放散痛が関連領域（位置の特定が可能な特徴的な部位）で発生する
- 指圧すると、しばしば次の反応が生じる
  — 患者の不随意の回避運動
  — 局所的な筋の攣縮
- トリガーポイントを有する筋では、（ストレッチなどで）自動的・他動的に筋長を伸ばすと、痛みが生じる

9.1.2 トリガーポイントの触診法

- 指腹触診：浅部の筋で行う
- 押圧触診：深部の筋で行う
- ピンサーグリップの触診：2指で筋をつまんで行う

ただし、触診で特定されたトリガーポイント（およびこれを有する筋）だけを治療するのではなく、病的に活性化した神経ループの原因も併せて治療する必要がある。多くの臨床家の見解として、トリガーポイントの適切な治療とは、正常な筋長の回復、また筋筋膜系の構成要素の正しい配列（生体力学的に適切な配列）の回復であり、エクササイズ（筋力トレーニング、ストレッチ）はその後に行うべきである [91]。また、通常、筋筋膜の慢性痛は、身体的要因だけでなく心理社会的要因によっても生じる。これらが回復の妨げになることもある。

9.1.3 治療の種類

- 力学的治療：
  — 圧迫
    ○ 治療すべきポイントを手で押し、痛みがなくなるまでこれを維持する
    ○ 患者が許容できる程度において押す
  — PIR（等尺性収縮後筋弛緩）
  — 強擦
- 熱による治療：温熱療法、寒冷療法
- 力と熱の併用。ストレッチ・アンド・スプレー（トリガーポイントに冷却スプレーをしながらストレッチを行う）など
- 化学的治療：局所麻酔注射など

- 電気刺激療法：TENS（テンズ。すなわち経皮的電気刺激療法）
- その他：トリガーポイントの鍼治療

9.2 身体各部のトリガーポイント

本書では、身体で生じうる全てのトリガーポイントを記述することはできない。ここでは、「6　適応症」（p.368以下）で参照として挙げたトリガーポイントを紹介する。トリガーポイントの詳細な位置、痛みの放散、内臓との関連性については、適切な参考書を参照されたい［69,87］。

9.2.1 頭部

- 顎関節の筋：
  — 咬筋、側頭筋：図9.1
  — 内側翼突筋：図9.2
- 舌骨上筋群：
  — 顎二腹筋：図9.3

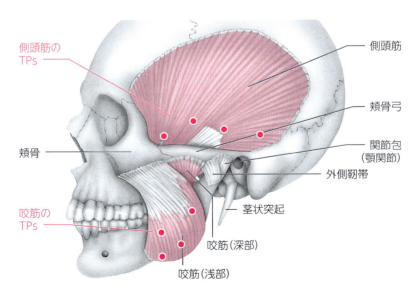

図9.1　咬筋と側頭筋（出典：p.479を参照）

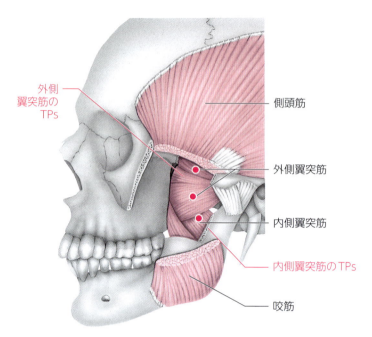

図9.2 内側翼突筋（出典：p.479を参照）

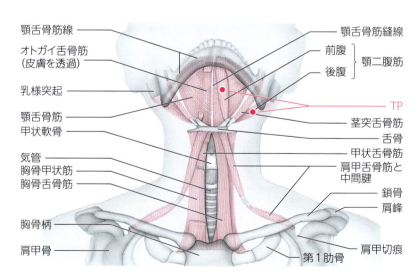

図9.3 顎二腹筋（出典：p.479を参照）

9.2.2 頸部と項部

- 頸部の筋：
  ― 斜角筋群：図9.4

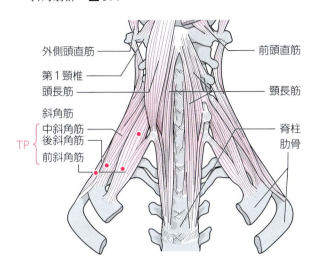

図9.4
斜角筋群
（出典：
p.479を参照）

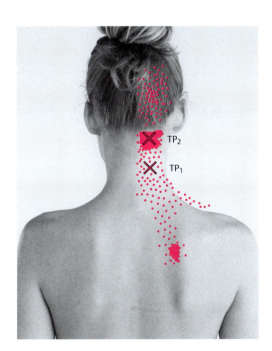

図9.5
頭半棘筋、頸半棘筋、多裂筋
（出典：p.479を参照）

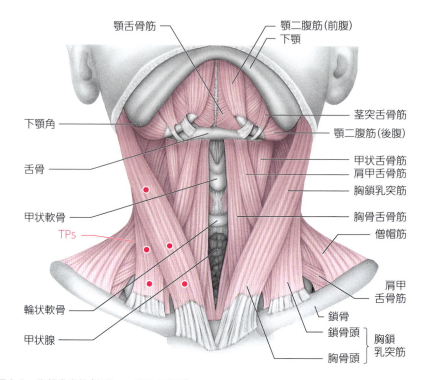

図9.6 胸鎖乳突筋（出典：p.479を参照）

- 項部の筋：
  — 頭半棘筋、頸半棘筋、多裂筋半棘筋：図9.5
  — 胸鎖乳突筋：図9.6

9.2.3 胸部と肩領域

- 腹側：
  — 三角筋：図9.7
  — 大胸筋、小胸筋、鎖骨下筋：図9.8

> **実践のアドバイス**　「心臓トリガーポイント」（大胸筋の右側に位置する）の治療は、発作的に発生する不整脈に好影響を与える。このトリガーポイントの関連痛（左の大胸筋）は、心臓症状としての痛みと似ている。

9.2 身体各部のトリガーポイント 449

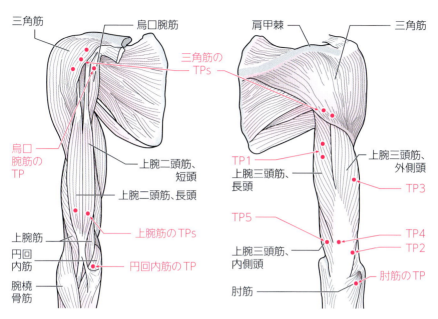

図9.7　三角筋（出典：p.479を参照）

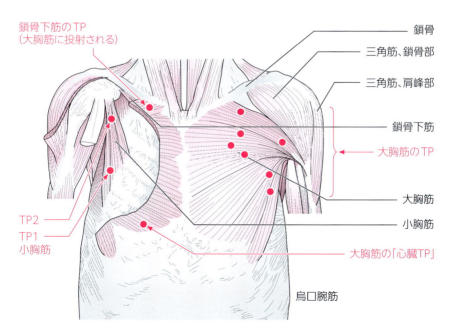

図9.8　大胸筋、小胸筋、鎖骨下筋（出典：p.479を参照）

- 背側：
  — 前鋸筋：**図9.9**
  — 肩甲挙筋と棘下筋：**図9.10**
  — 大円筋と小円筋：**図9.11**

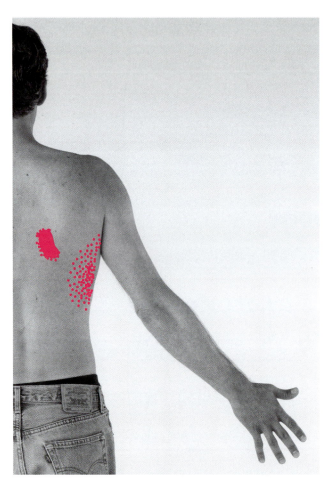

図9.9　前鋸筋（出典：p.479を参照）

9.2 身体各部のトリガーポイント　451

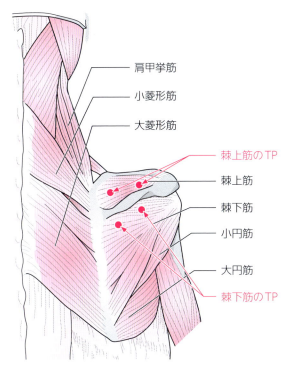

図9.10　肩甲挙筋と棘下筋（出典：p.479を参照）

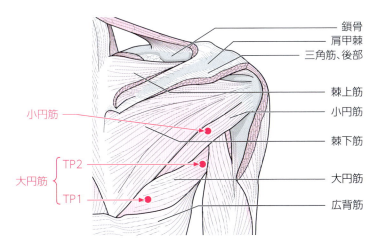

図9.11　大円筋と小円筋（出典：p.479を参照）

9.2.4 体幹下部

- 骨盤の筋：
  — 腸腰筋：図9.12
  — 梨状筋：図9.13
- 殿部の筋：
  — 大殿筋と中殿筋：図9.14
  — 腰方形筋：図9.15

インフォメーション　腰方形筋の深部のトリガーポイントは、L3-L5の横突起のすぐ近くに存在する（図9.15）。浅部のトリガーポイントは、かなり外側（第12肋骨の下方かつ腸骨稜の上方）に存在する。

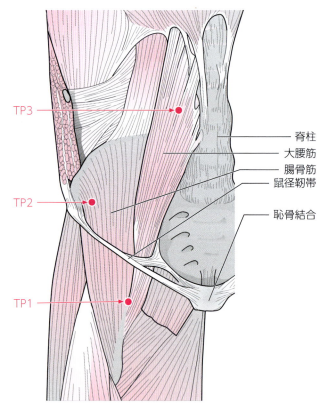

図9.12　腸腰筋（出典：p.479を参照）

9.2 身体各部のトリガーポイント 453

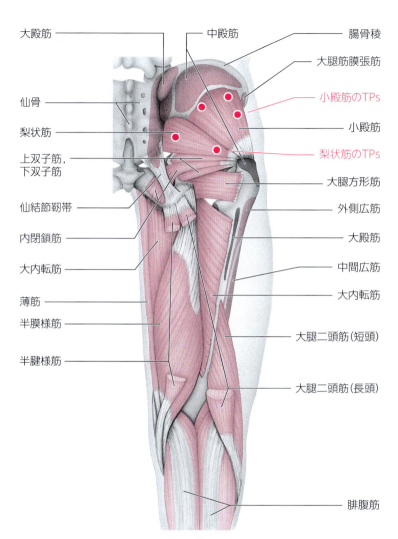

図9.13　小殿筋と梨状筋（出典：p.479を参照）

9　トリガーポイント

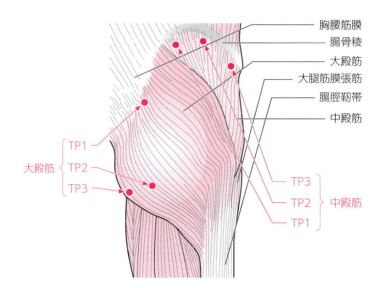

図9.14　大殿筋と中殿筋（出典：p.479を参照）

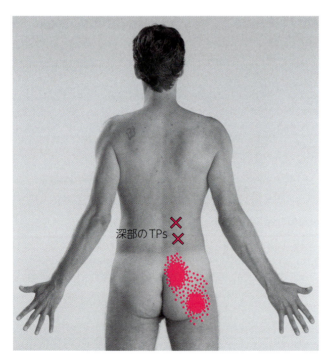

図9.15　腰方形筋（出典：p.479を参照）

9.2.5 上肢

- 前腕の筋：
  — 伸筋：図9.16
  — 屈筋：図9.17
  — 円回内筋：図9.18

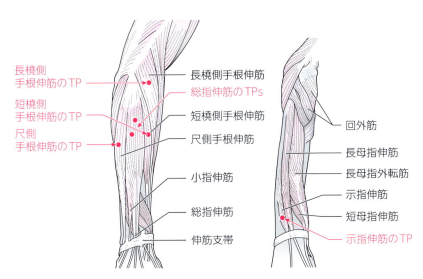

図9.16 伸筋（出典：p.479を参照）

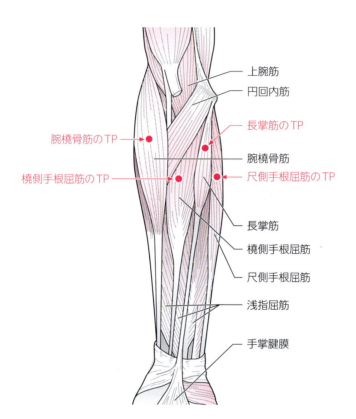

図9.17　屈筋（出典：p.479を参照）

9.2 身体各部のトリガーポイント 457

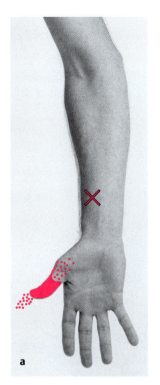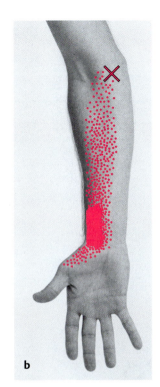

図9.18 円回内筋(出典：p.479を参照)

9.2.6 下肢

- 大腿の筋：
  — 内転筋：**図9.19**, **図9.20**
  — 大腿四頭筋：**図9.19**
- 下腿の筋：
  — 前面：
    ○ 前脛骨筋、長腓骨筋、短腓骨筋：**図9.21**
  — 後面：
    ○ ハムストリング：**図9.22**
    ○ 下腿三頭筋(腓腹筋、ヒラメ筋、足底筋)：**図9.23**

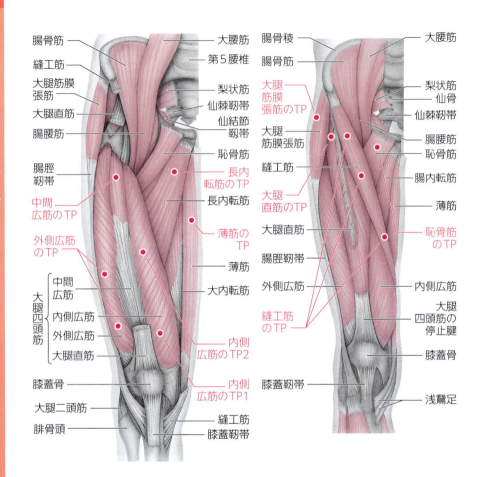

図9.19 内転筋、第1部（出典：p.479を参照

9.2 身体各部のトリガーポイント

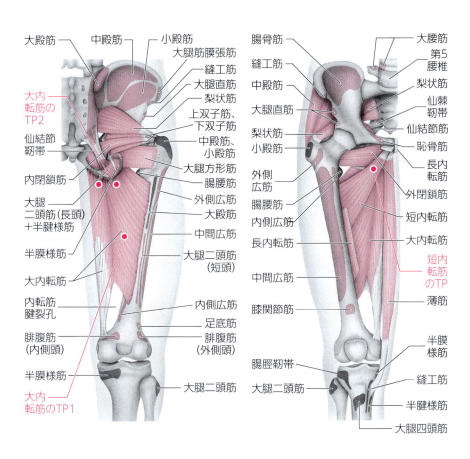

図9.20 内転筋、第2部（出典：p.479を参照）

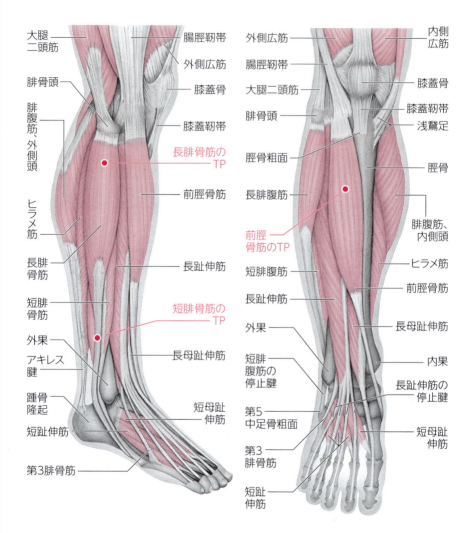

図9.21 下腿の筋、前面（出典：p.479を参照）

9.2 身体各部のトリガーポイント 461

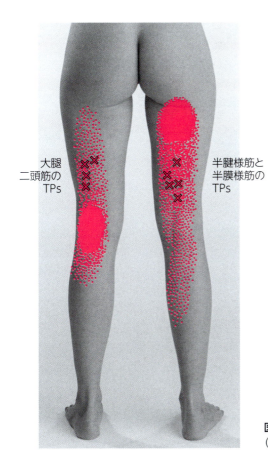

図9.22 ハムストリング
（出典：p.479を参照）

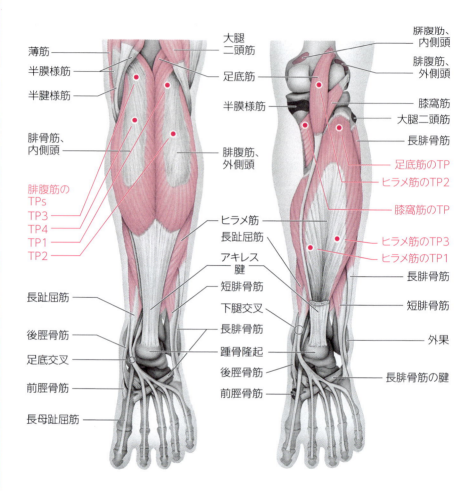

図9.23　下腿の筋、後面（出典：p.479を参照）

10 筋筋膜系の機能障害の生理学的背景と治療法

　本章では、治療法（テクニック）の適用により生じるであろう作用の機序について、その背景的知識を伝授する。（作用機序の）出発点となるのは、筋筋膜系の機能障害の存在である。そして、筋筋膜系の機能障害の原因は、筋骨格系・内臓系・頭蓋系のいずれか、あるいはこれらに重複して存在する。

10.1 再生過程の生理学

　いわゆる軟部組織（soft tissues）に属するのは、筋、筋膜、靭帯、腱、関節包、関節面、皮膚などである。これらが受傷すると、以下の修復過程を経て再生する。修復過程の各期の境目（移行期）は流動的であり、また各期の間隔は相対的である。ただし、境目が明確な場合もある。

10.1.1 炎症期

- 血管の作用（1-2日目）：
  - 漏れ出た血液や組織液が創傷部（傷口）を満たす
  - 血管収縮や血液凝固により出血が止まる
- 組織の作用（2-6日目）：
  - 急性の炎症徴候の発現（発赤、熱感、腫脹、痛み、機能の低下など）
  - マクロファージや白血球による貪食作用。これにより、壊死した組織や病原菌が吸収される
- 免疫の作用：
  - 細菌の侵入の防御
  - 残留する細菌の組織からの排除
- 構造の作用：
  - 移動してきた線維芽細胞によるコラーゲン合成（2日目以降）
  - 力学的強度の低下に伴い最初の癒着が形成される

10.1.2 再生期

- 炎症徴候の沈静化（5-14日目）
- 線維芽細胞や筋線維芽細胞の増加（瘢痕性収縮が発生）。これらの細胞の働きは、細胞外環境により、また隣接する環境の力学的刺激により影響を受ける
- これらの細胞により作られた線維組織が一時的に創傷部を充填し、これにより創傷部が縮小する（1日に約2mm）
- 引張り強度が増す

10.1.3 再構築期

> **実践のアドバイス**　組織の再構築（リモデリング）は、早期ほど妨害されやすい。というのも、後期（受傷から数カ月後）に比べて、組織のいわゆる「可塑性」が高いからである。したがって、早期の治療的介入が重要である。後期になってから組織に変化を生じさせるのは難しい。

- 強化期（14日目から最長で約60日目）：
  ― コラーゲン線維が網状に結合する
  ― 安定性が増す
- 組織化および成熟期：
  ― コラーゲン合成の亢進が徐々に弱まる
  ― 筋線維芽細胞の消失（瘢痕が縮小しなくなる）
  ― 線維芽細胞の活動は継続する

　修復が最適に進行すれば、組織は遅くとも1年後には回復する。臨床症状がある場合（刺激が長く続く、痛みが治まらない、運動が制限されるなど）、治療的介入を行い、修復を後押しする。修復過程のどの期にあるかにより、適応となる治療法（テクニック）は異なる。

インフォメーション　基本的に、運動（自動運動と他動運動）は、組織の修復過程および組織の健康維持にとって重要である。すなわち、運動は、コラーゲン沈着に方向性を与え、組織の構成要素間の均衡を保ち、正常な血管再生を助け、組織の架橋や癒着の過剰形成を減らす。

10.2 可能な治療的介入

臨床で出会う患者は、様々な症状を有する。その際、彼らの身体の組織は、次のいずれかの過程にある。すなわち、**回復**(脱臼し腫れた関節、筋違いを起こした筋など)あるいは**適応**(慢性化した運動制限など)である。これらが同時に生じる場合もある(凍結肩など)。回復と適応はいずれも多次元的である。すなわち、一次的には、症状を呈する組織で起こるが、二次的には、他の部位へ広がる可能性を秘めている[48]。レーデルマン(Lederman)はこのように述べており[48]、以下、その記述に依拠して回復と適応について述べる。

10.2.1 組織レベル

組織レベルで回復と適応が進行する中、治療的介入を行うと、次の生理学的過程において影響が生じる[48]。

- 修復:
  — 力学的刺激に反応して、組織が再生し改造される
- 液体の運動と交換:
  — 血液とリンパの供給は、組織の修復(さらに組織の機能性や健康維持)に大きな影響を与える
  — 炎症性物質の減少、浮腫の軽減。これらは痛みの発生にも影響する
  — 回復期に増大する代謝要求に応える
- 適応(組織の癒着や短縮などの形で生じる):
  — 適応(癒着や短縮)は、筋骨格系構造の受傷、中枢神経系の損傷(脳卒中)、長年の姿勢の歪みなどで生じる
  — 適応は、修復にも関わる重要な要素であり、組織が周囲の環境から力学的影響を受けることで生じる
    ○ 例えば、線維芽細胞や筋細胞は、力学的刺激に反応し、これにより細胞活動が変化する
    ○ これは、いわゆる機械的刺激伝達(mechanotransduction)、すなわち機械的信号が生化学的信号に変換されるメカニズムを基礎として起こると考えられる

■ 支持的な治療法

- 「修復」を促す治療：
  - 損傷した組織に、適切な力学的刺激を加える。圧迫など。伸張は行わない
  - 動的運動や円運動：自動運動または他動運動を行う。中立域（ニュートラルゾーン）（組織の抵抗が最小である領域）または弾性域（エラスティックゾーン）の内部で行う（p.154）。痛みが生じないように動かす
  - これら（力学的刺激、運動）を繰り返す
- 「液体の流れ」を促す治療：
  - 間欠的にリズミカルに圧迫する
  - これを繰り返す（最長15分）
  - 適切な圧迫を加える：
    - 浅部の組織は軽く圧迫する
    - 深部の組織は強く圧迫する
  - ポンプ・テクニックおよび運動：リンパ・ドレナージ、MET

> **実践のアドバイス** 神経根障害（に伴う局所の浮腫やうっ血）では、脊柱のMETをポンプ・テクニックとして行うこともできる。その際、METは、可動域の拡大ではなく、局所の代謝改善を主目的として行う。

  - 痛みのない部位で行う
  - 適応：炎症、虚血（椎間板による神経根の圧迫, p.373-4、手根管症候群, p.403-4）、うっ血（リンパや静脈血。乳房切除術後, p.408-9）
- 「力学的適応」を促す治療（短縮した組織の伸張）：
  - 力を考慮して行う。すなわち、持続的な伸張（伸張状態の維持）は、受傷後しばらく経ってから、小さい力で行う
  - 時間を考慮して行う。すなわち、組織の変形にはそれなりの時間が必要である（軟部組織では粘弾性によるクリープ変形を考慮する）。一定の伸張力を維持しながら、組織をゆっくりと伸ばす
  - 他動的伸張（METなど）または自動的伸張（PIR）が可能である
  - 伸張の効果は一時的である。獲得された効果の維持には、治療に加えて、セルフプログラム（ストレッチ、運動）が必要である

■ 組織の状態

組織の状態は、「軟らかい」と「硬い」に分類される。
- 「軟らかい」：
  ― 炎症、腫脹、浮腫、液体の滞りを有する場合に感知される

> **実践のアドバイス**　組織の状態が「軟らかい」場合でも、臨床的に運動制限が認められることがある。この場合の運動制限は、上記（炎症、腫脹、浮腫、液体の滞り）のいずれかを原因とするものであり、組織の短縮によるものではない。すなわち、患者は硬直を感じるが、組織の短縮は存在しない。

  ― 治療の目的：主に液体の流れの改善
  ― 治療法：p.466の「液体の流れを促す治療」を参照
- 「硬い」：
  ― 組織の長期的変化を有する場合に感知される
  ― 構造的変化を有する場合、これと関連して伸張性の低下、可動域の縮小が生じる
  ― 治療法：p.466の「力学的適応を促す治療」を参照

> **実践のアドバイス**　筋組織で「硬い」が顕著な場合、スラスト法（p.244以下）を行う前に、筋組織を伸張する。あるいは両者を併用する。

■ 液体の交換の阻害

液体の流れ（特に結合組織の細胞外液腔（間質）の液体）を促すには、徒手で力学的作用を生じさせる治療法を行う。細胞外液腔（間質）では、液体（組織液）は、圧力勾配に従い、力学的力に押されて動き（流体動力学的輸送, hydrokinetic transport）、また力学的刺激にも反応する。筋筋膜の組織で力学的拘束（restriction）が生じると、液体（組織液）の輸送が妨げられる。

細胞外液腔（間質）では、多くの炎症反応が発生する。炎症反応は、（虚血同様に）しばしば痛みを発生させる原因となる。すなわち
- 浮腫の発生により、組織の圧力が高まり、これにより痛覚器が活性化する
- 細胞が炎症性メディエーターを放出し、これにより痛覚閾値が下がる
- 局所の温度上昇により、痛覚器が興奮する

身体における液体の運動は、その大部分が「流体動力学的輸送」を通じて生じる。流体動力学的輸送には外的エネルギーが必要であり、外的エネルギーは次のメカニズムを通じて発生する。すなわち
- 心拍および脈拍
- 呼吸ポンプ
- 運動
- 筋肉ポンプ

> **実践のアドバイス**　局所の治療に加えて、呼吸ポンプを強化するため、横隔膜、胸部、腹部、横隔膜と骨盤の筋付着部を併せて治療するとよい(p.165)。

筋肉ポンプは、力学的性質を備えたメカニズムであり、これを強化するには、徒手で力学的刺激を加えるとよい。すなわち、圧迫と減圧を交互に加えることで、リンパ管腔が変化し、特に間質の毛細リンパ管の働きが促進される。リンパ管やリンパ本幹は平滑筋細胞を有するものの、これら(リンパ管、リンパ本幹)は、(筋肉ポンプ強化のための)徒手刺激より、むしろ胸郭ポンプに反応する。

> **実践のアドバイス**　液体の運動の改善、また液体の交換の改善は、組織の最適な修復を促し、痛みの軽減にも寄与する。

■ 筋伸張
筋伸張には、他動的伸張と自動的伸張がある。
- 他動的伸張
  - 静的な伸張
  - ゆっくり行う
- 自動的伸張(MET, p.241以下)
  - 患者による筋収縮(等尺性筋収縮)が伸張力の一部となる
  - 筋を伸ばした位置に置き、筋収縮が生じている間に
    - 筋の直列弾性要素(series elastic component)、すなわち筋の縦走線維と腱が伸張する(その際、筋収縮を15秒以上維持することが望ましい)
    - 筋の並列弾性要素(parallel elastic component)、すなわち筋外膜・筋周膜・筋内膜が収縮する
  - 弛緩期:新たな運動障壁に達し、筋筋膜のあらゆる構成要素が伸張される

10.2.2 心理学的および精神生理学的レベル

最後に、心理学的・精神生理学的レベルにおける（治療的介入の）作用について述べる。「すべての感情は運動と何らかの関連を有する」[48]とされる。治療的介入（接触）に対する身体の反応は、次の経路を通じて生じる。

- 運動神経系：骨格筋の活動を制御し、運動・静止（姿勢）・動作・表情などの形成に関わる
- 自律神経系：交感神経系と副交感神経系
- 神経内分泌系：HHN軸（視床下部—下垂体—副腎系。ストレス軸[1]）

これらのいずれかで、その活動に異常が生じると、影響が全身に及ぶ。これは、特に心身症などで見られる。心身症の患者の治療では、力学的圧力の軽減を促す一方、単なる力学的力を越えた相互作用を療法士と患者の間に生じさせ、可能な限り心理的・精神生理学レベルで患者に「接触」し、ストレス症状、不安、その他の症状にプラスの影響を与えることに努める。

Anhang

付録

11	参考文献	472
12	略語	477
13	図の出典	479
14	索引	480

11 参考文献

[1] Bauer J. Das Gedächtnis des menschlichen Körpers – Wie Beziehungen und Lebensstile unsere Gene steuern. 10. Aufl. München: Piper; 2007
[2] Boden SD, McCowin PR, Davis DO et al. Abnormal magnetic-resonance scans of the cervical spine in asymptomatic subjects. A prospective investigation. J Bone Joint Surg Am 1990; 72: 1178–1184
[3] Boszczyk BM, Boszczyk AA, Putz R et al. An immunohistochemical study of the dorsal capsule of the lumbar and thoracic facet joint. Spine (Phila Pa 1976) 2001; 26: 338–343
[4] Buyruk HM, Stam HJ, Snijders CJ et al. Measurement of sacroiliac joint stiffness in peripartum pelvic pain patients with Doppler imaging of vibrations (DIV). Eur J Obstet Gynecol Reprod Biol 1999; 83: 159–163
[5] Carreiro J. Pädiatrie aus osteopathischer Sicht. München: Elsevier/Urban & Fischer; 2004
[6] Cavanaugh JM, Kallakuri S, Ozaktay AC. Innervation of the rabbit lumbar intervertebral disc and posterior longitudinal ligament. Spine (Phila Pa 1976) 1995; 20: 2080–2085
[7] Cernea D, Cernea N, Berteanu C. Intra-abdominal pressure on the functions of abdominal and thoracic organs. Rev Med Chir Soc Med Nat Iasi 2006; 110: 929–937
[8] Chen HB, Yang KH, Wang ZG. Biomechanics of whiplash injury. Chin J Traumatol 2009; 12: 305–314, 2009
[9] Coppes MH, Marani E, Thomeer RT et al. Innervation of „painful" lumbar discs. Spine (Phila Pa 1976) 1997; 22: 2342–2349
[10] Decramer M. Action and interaction of respiratory muscles in dogs. Verh K Acad Geneeskd Belg 1990; 52: 141–201
[11] Degenhardt BF, Kuchera ML. Update on osteopathic medical concepts and the lymphatic system. J Am Osteopath Assoc 1996; 96: 97–100
[12] Delauche-Cavallier MC, Budet C, Laredo JD et al. Lumbar disc herniation. Computed tomography scan changes after conservative treatment of nerve root compression. Spine (Phila Pa 1976) 1992; 17: 927–933
[13] Edgar MA. The nerve supply of the lumbar intervertebral disc. J Bone Joint Surg Br 2007; 89: 1135–1139
[14] Evans DW. Mechanisms and effects of spinal high-velocity, low-amplitude thrust manipulation: previous theories. J Manipulative Physiol Ther 2002; 25: 251–262
[15] Faustmann PM. Neuroanatomic basis for discogenic pain. Z Orthop Ihre Grenzgeb 2004; 142: 706–708
[16] Finet G, Williame G. Treating Visceral Dysfunction. Portland: Stillness Press; 2000
[17] Finet G, Williame G. Eigene Mitschriften Postgraduate Kurs: Viszerale Osteopathie in Berlin; Januar/März 2009
[18] Forst SL, Wheeler MT, Fortin JD et al. The sacroiliac joint: anatomy, physiology and clinical significance. Pain Physician 2006; 9: 61–67
[19] Fryer G. Konzepte und Praxis der Muskel Energie Technik aus forschungorientierter Sicht. In: Franke H, Hrsg. Muscle Energy Technique. Geschichte, Modell, Forschung. Wiesbaden: Edition VOD; 2009: 62–68

[20] Fryette HH. Principles of Osteopathic Technic. Academy of Applied Osteopathy; 1954: 16
[21] Fujiwara A, An HS, Lim TH et al. Morphologic changes in the lumbar intervertebral foramen due to flexion-extension, lateral bending, and axial rotation: an in vitro anatomic and biomechanical study. Spine 2001; 26: 876–882
[22] Gamble JG, Simmons SC, Freedman M. The symphysis pubis. Anatomic and pathologic considerations. Clin Orthop Relat Res. 1986; 203: 261–272
[23] Geldof AA. Models for cancer skeletal metastasis: a reappraisal of Batson's plexus. Anticancer Res 1997; 17: 1535–1539
[24] Gray H. Gray's Anatomy: The Anatomical Basis of Medicine and Surgery. 39. ed. Edinburgh: Churchill-Livingstone; 2004
[25] Greenman PE. Lehrbuch der Osteopathischen Medizin. 3. Aufl. Stuttgart: Haug; 2005
[26] Hadjipavlou AG, Tzermiadianos MN, Bogduk N et al. The pathophysiology of disc degeneration: a critical review. J Bone Joint Surg Br 2008; 90: 1261–1270
[27] Han JN, Gayan-Ramirez G, Dekhuijzen R et al. Respiratory function of the rib cage muscles. Eur Respir J 1993; 6: 722–728
[28] Hartman LS. Lehrbuch der Osteopathie. München: Pflaum; 1998
[29] Havas E, Parviainen T, Vuorela J et al. Lymph flow dynamics in exercising human skeletal muscle as detected by scintography. J Physiol 1997; 504: 233–239
[30] Hebgen E. Checkliste Viszerale Osteopathie. Stuttgart: Hippokrates; 2009
[31] Hermanns W. GOT – Ganzheitliche Osteopathische Therapie (Auf der Grundlage des Body Adjustment nach Littlejohn und Wernham). 2. Aufl. Stuttgart: Hippokrates; 2009
[32] Hitselberger WE, Witten RM. Abnormal myelograms in asymptomatic patients. J Neurosurg 1968; 28: 204–206
[33] Hochschild J. Strukturen und Funktionen begreifen. Band 1: Grundlagen zur Wirbelsäule, HWS und Schädel, BWS und Brustkorb, Obere Extremität. 3. Aufl. Stuttgart: Thieme; 2005
[34] Hochschild J. Strukturen und Funktionen begreifen. Band 2: LWS, Becken und Hüftgelenk, Untere Extremität. Stuttgart: Thieme; 2007
[35] Hodges PW, Bui BH. A comparison of computer-based methods for the determination of onset of muscle contraction using electromyography. Electroencephalogr Clin Neurophysiol 1996; 101: 511–519
[36] Hodges PW, Gandevia SC. Changes in intra-abdominal pressure during postural and respiratory activation of the human diaphragm. J Appl Physiol 2000; 89: 967–976
[37] Hodges PW, Eriksson AE, Shirley D et al. Intra-abdominal pressure increases stiffness of the lumbar spine. J Biomech 2005; 38: 1873–1880
[38] Hunter JD, Damani Z. Intra-abdominal hypertension and the abdominal compartment syndrome. Anaesthesia 2004; 59: 899–907
[39] Infusa A, An HS, Lim TH et al. Anatomic changes of the spinal canal and intervertebral foramen associated with flexion-extension movement. Spine (Phila Pa 1976) 1996; 21: 2412–2420
[40] Jensen MC, Brant-Zawadzki MN, Obuchowski N et al. Magnetic resonance imaging of the lumbar spine in people without back pain. N Engl J Med 1994; 331: 69–73

[41] Kapandji IA. Funktionelle Anatomie der Gelenke. Obere Extremität – Untere Extremität – Rumpf und Wirbelsäule: Schematisierte und kommentierte Zeichnungen zur menschlichen Biomechanik. 5. Aufl. Stuttgart: Thieme; 2009
[42] Klein P, Sommerfeld P. Biomechanik der menschlichen Gelenke – Grundlagen, Becken, untere Extremität. München: Elsevier/Urban & Fischer; 2004
[43] Klein P, Sommerfeld P. Biomechanik der Wirbelsäule – Grundlagen, Erkenntnisse und Fragestellungen. München: Elsevier/Urban & Fischer; 2007
[44] Korr IM. Osteopathic research: the needed paradigm shift. JAOA 1991; 91: 156–171
[45] Kozanek M, Wang S, Passias PG et al. Range of motion and orientation of the lumbar facet joints in vivo. Spine (Phila Pa 1976) 2009; 34: 689–696
[46] Kuchera ML, Kuchera WA. Osteopathic considerations in systemic dysfunction. 2nd ed. Columbus: Greyden Press; 1994
[47] Kuncewicz E, Samborski W. Tender points and trigger points – differences and similarities. Chir Narzadow Ruchu Ortop Pol. 2009; 74: 367–371
[48] Lederman E. The Science and Practice of Manual Therapy. 2nd ed. Philadelphia, USA: Elsevier Churchill Livingstone; 2005
[49] Lee D. The Pelvic Girdle – An approach to the examination and treatment of the lumbopelvic-hip region. 3rd ed. Edinburgh: Churchill Livingstone; 2004
[50] Liem T, Dobler TK. Checkliste Kraniosakrale Osteopathie. Stuttgart: Hippokrates; 2009
[51] Lohman AHM. Vorm en beweging – Leerboek van het bewegingsapparaat van de mens. 11. Aufl. Houten: Bohn Stafleu van Loghum; 2010
[52] Lotz JC, Colliou OK, Chin JR et al. Compression-induced degeneration of the intervertebral disc: an in vivo mouse model and finite-element study. Spine (Phila Pa 1976) 1998; 23: 2493–2506
[53] Maigne JY, Rime B, Deligne B. Computed tomographic follow-up study of forty-eight cases of nonoperatively treated lumbar intervertebral disc herniation. Spine (Phila Pa 1976) 1992; 17: 1071–1074
[54] Maigne JY, Vautravers P. Mechanism of action of spinal manipulative therapy. Joint Bone Spine 2003; 70: 336–341
[55] Meert GF. Das Becken aus osteopathischer Sicht. Funktionelle Zusammenhänge nach dem Tensegrity-Modell. München: Elsevier/Urban & Fischer; 2003
[56] Melzack R, Wall PD. Pain mechanisms: a new theory. Science 1965; 150: 971–979
[57] Mitchell FL Jr., Mitchell PKG. Handbuch der MuskelEnergieTechniken. 3 Bde. Stuttgart: Hippokrates; 2004–2005
[58] Netter FH. Atlas der Anatomie des Menschen. 2. Aufl. Basel: Ciba-Geigy AG; 1994
[59] Netter FH. Netters Orthopädie. Stuttgart: Thieme; 2001
[60] Niethard FU, Pfeil J, Biberthaler P. Orthopädie und Unfallchirurgie. 6. Aufl. Stuttgart: Thieme; 2009
[61] Pal P, Routal RV. Mechanism of change in the orientation of the articular process of the zygapophyseal joint at the thoracolumbar junction. J Anat 1999; 195: 199–209
[62] Panjabi M, Dvorak J, Duranceau J et al. Three-dimensional movements of the upper cervical spine. Spine (Phila Pa 1976) 1988; 13: 726–730
[63] Pearcy MJ. Stereo radiography of lumbar spine motion. Acta Orthop Scand Suppl 1985; 212: 1–45

[64] Penning L. Hals- und Lendenwirbelsäule in Biomechanik und Pathologie. München: Pflaum; 2000
[65] Pickar JG. Neurophysiological effects of spinal manipulation. Spine J. 2002; 2: 357–371
[66] Pschyrembel – Klinisches Wörterbuch. 261. Aufl. Berlin: de Gruyter; 2007
[67] Putz R, Pabst R. Sobotta interaktiv – Bewegungsapparat. München: Urban & Fischer; 2000
[68] Richard J-P. Die Wirbelsäule aus Sicht der Osteopathie. Kötzting: Verlag für Osteopathie Dr. E. Wühr; 1993
[69] Richter P, Hebgen E. Triggerpunkte und Muskelfunktionsketten in der Osteopathie und Manuellen Therapie. 2. Aufl. Stuttgart: Hippokrates; 2007
[70] Roatta S, Farina D. Sympathetic actions on the skeletal muscle. Exerc Sport Sci Rev 2010; 38: 31–35
[71] Rohen JW. Funktionelle Anatomie des Nervensystems. Lehrbuch und Atlas. 5. Aufl. Stuttgart: Schattauer; 1994
[72] Rosenthal RJ, Friedman RL, Kahn AM et al. Reasons for intrakranial hypertension and hemodynamic instability during acute elevations of intra-abdominal pressure: observations in a large animal model. J Gastrointest Surg 1998; 2: 415–425
[73] Rosin D, Rosenthal RJ. Adverse hemodynamic effects of intraabdominal pressure – is it all in the head? Int J Surg Investig 2001; 2: 335–345
[74] San Millán Ruíz D, Gailloud P, Rüfenacht DA et al. The craniocervical venous system in relation to cerebral venous drainage. AJNR Am J Neuroradiol 2002; 23: 1500–1508
[75] Schiebler TH. Anatomie. 9. Aufl. Heidelberg: Springer; 2005
[76] Schiffter R, Harms E. Bindegewebsmassage. Neuronale Abläufe – Befunde – Praxis. 15. Aufl. Stuttgart: Thieme; 2009
[77] Schünke M. Funktionelle Anatomie. Topografie und Funktion des Bewegungssystems. Stuttgart: Thieme; 2000
[78] Schünke M, Schulte E, Schumacher U. Prometheus LernAtlas der Anatomie. Allgemeine Anatomie und Bewegungssystem. Illustrationen von Voll M und Wesker K. 2. Aufl. Stuttgart: Thieme; 2007
[79] Shafik A, Shafik I, El-Sibai O et al. Does the crural diaphragm share in the contractile activity of the costal diaphragm? The concept of an „autonomous esophageal crus" and its role in esophageal competence. Med Sci Monit 2004; 10: 268–272
[80] Shafik A, Shafik A, El-Sibai O et al. Physioanatomic study of the diaphragmatic crura: the identification of autonomous „gastroesophageal sphincter". J Invest Surg 2005; 18: 135–142
[81] Smith MD, Russell A, Hodges PW. Do incontinence, breathing difficulties, and gastrointestinal symptoms increase the risk of future back pain? J Pain 2009; 10: 876–886
[82] Stark J. Stills Faszienkonzepte. Pähl: Jolandos; 2006
[83] Sturesson B, Selvik G, Uden A. Movements of the sacroiliac Joints. A roentgen stereophotogrammetric analysis. Spine 1989; 14: 162–165
[84] Takahashi K, Aoki Y, Ohtori S. Resolving discogenic pain. Eur Spine J 2008; 17 (Suppl 4): 428–431
[85] Tobinick E, Vega CP. The cerebrospinal venous system: anatomy, physiology, and clinical implications. MedGenMed 2006; 8: 53

[86] Tölle R. Funktionelle Beschwerden. Somatisierungsstörungen. Dt Ärztebl 1999; 96: 128–130
[87] Travell JG, Simons DG. Handbuch der Muskel-Triggerpunkte 1 + 2. Obere Extremität, Kopf und Rumpf. 2 Bde. München: Elsevier/Urban & Fischer; 2001
[88] Vahlensieck M, Reiser M, Hrsg. MRT des Bewegungsapparates. 3. Aufl. Stuttgart: Thieme; 2006
[89] Vilensky JA, Baltes M, Weikel L et al. Serratus posterior muscles: anatomy, clinical relevance, and function. Clin Anat 2001; 14: 237–241
[90] Vleeming A, Pool-Goudzwaard AL, Hammudoghlu D et al. The function of the long dorsal sacroiliac ligament: its implication for understanding low back pain. Spine (Phila Pa 1976) 1996; 21: 556
[91] Wheeler AH. Myofascial pain disorders: theory to therapy. Drugs 2004; 64: 45–62
[92] Wiesel SW, Tsourmas N, Feffer HL et al. A study of computer-assisted tomography. I. The incidence of positive CAT scans in an asymptomatic group of patients. Spine (Phila Pa 1976) 1984; 9: 549–551
[93] Willard FH. The muscular, ligamenteous and neural structure of the low back and its relation to back pain. In: Vleeming A, Mooney V, Dorman T, Snijders C, Stoeckart R, eds. Movement, stability and low back pain: Movement, stability and low back pain. Edinburgh: Churchill Livingstone; 1997: 3

12 略語

A./Aa	動脈
ACG	肩鎖関節
ADL	日常生活動作(activities of daily life)
AFO	アカデミー・フィア・オステオパシー
AIL	外側下角
Art./Artt.	関節
ASO	アメリカン・スクール・オブ・オステオパシー
BALT	気管支随伴リンパ組織(bronchial associated lymphoid tissue)
BSO	ブリティッシュ・スクール・オブ・オステオパシー
BWK	胸椎体
BWS	胸椎
C0/C1	環椎後頭関節
C1/C2	環軸関節
C1-C7	第1-第7頸椎
CMD	頭蓋下顎障害
Co1-Co3 (-5)	第1-第3 (-5)尾椎(尾骨)
CThÜ	頸胸椎移行部
EBM	根拠に基づく医療(evidence-based medicine)
EMG	筋電図検査
Fabere	ファベレ。屈曲・外転・外旋・伸展(Flexion, Abduction, Externalrotation, Extension)
GALT	腸管関連リンパ組織(gut associated lymphoid tissue)
HHN	視床下部—下垂体—副腎系(HPA系、HHN軸)
HNO	頸部—鼻—耳領域
HVLA	高速低振幅(high velocity, low amplitude)
HWK	頸椎体
HWS	頸椎
IAH	腹腔内高圧
IAP	腹腔内圧(intraabdominal pressure)
IFAO	応用オステオパシー研究所
ISG	仙腸関節
L1-L5	第1-第5腰椎
L/L	左斜方軸の左へのねじれ
L/R	右斜方軸の左へのねじれ

LAS	靭帯性関節ストレイン（ligamentous articular strain）
LBH	腰部—骨盤—股関節シェーレ
LSÜ	腰仙椎移行部
LWK	腰椎体
LWS	腰椎
MALT	粘膜関連リンパ組織（mucosa associated lymphoid tissue）
MCP	中手指節関節
MET	筋エネルギー法
OAA	後頭・環椎・軸椎
OMM	オステオパシー手技医学（Osteopathic Manipulative Medicine）
OSG	距腿関節
Proc./Procc.	突起
R/L	左斜方軸の右へのねじれ
R/R	右斜方軸の右へのねじれ
R./Rr.	枝
S1-S5	第1-第5仙椎
SALT	皮膚関連リンパ組織（skin associated lymphoid tissue）
SCG	胸鎖関節
SIAI	下前腸骨棘
SIAS	上前腸骨棘
SIPI	下後腸骨棘
SIPS	上後腸骨棘
Th1-Th12	第1-第12胸椎
ThLü	胸腰椎移行部
TP	トリガーポイント
USG	距骨下関節
V./Vv.	静脈

13　図の出典

7章の**図**7.1：M. L. クチェラ、W. A. クチェラ『全身の機能障害についてのオステオパシー的考察』（2版）（Columbus: Greyden Press 1994）

3章、4章、見返し部分の解剖図：M・シュンケ、E・シュルテ、U・シュマッハー『プロメテウス解剖学アトラス　解剖学総論／運動器系』（2版）（イラスト：K・ヴェスカー、M・フォル）（Stuttgart: Thieme 2007）

4章と5章の写真の撮影：マルヤン・ファン・デン・ボス（オランダ・シッタート在住）

9章の図：P. リヒター、E. ヘプゲン『オステオパシーおよび徒手療法におけるトリガーポイントと筋機能連鎖』（2版）（Stuttgart: Hippokrates 2007）

14 索引

あ

アカデミー・フィア・オステオパシー（AFO）　4
アキレス腱痛　368
足首捻挫後　429
圧力,力学的　439
アレルギー　370
胃炎　395
胃十二指腸潰瘍　433
胃食道逆流症　424
痛み
　―筋骨格系を起源とする　152
　―脊柱の　243
　―内臓系を起源とする　152
咽頭炎　422
インピンジメント症候群　91
運動　464
運動,内臓　55
運動学
　―胸郭　58
　―肩関節　80
　―股関節　118
　―骨盤　70
　―膝関節　129
　―手関節　106
　―上肢帯　79
　―脊柱　34
　―仙尾関節　67
　―足　145
　―足関節
　　―距骨下関節　144
　　―距腿関節　140
　―恥骨結合　66
　―肘関節　98
　―腓骨　136
運動検査
　―自動　154
　―他動　154
　―肋骨　186-8
会陰切開術後　389
液体の交換の阻害　467
円回内筋症候群　87
炎症期　463

円板
　―恥骨間　66
　―椎間　17
横隔膜　19, 53, 57
横足弓　145
オスグッド・シュラッター病　418

か

回旋筋腱板　81, 93
外側下角（AIL）　73
海綿骨　18
海綿体筋　68
潰瘍性大腸炎　381
カウンターニューテーション　69
隔膜
　―骨盤　67
　―尿生殖　68
下肢帯　59
下腿の筋　460, 462
括約筋　68
過敏性腸症候群　382
管
　―右リンパ本幹　45
　―胸　45
寛骨臼　109
関節,下橈尺　100
関節,胸鎖　75
関節,胸肋　49
関節,距骨下　140
関節,距踵　140
関節,距踵舟　140
関節,距腿　138
関節,脛腓
　―遠位　134
　―近位　134, 346-8
関節,肩　75
関節,肩鎖　75
関節,股　109
関節,指節間
　―近位　102
　―遠位　102
関節,手根間　102
関節,手根中央　102

関節, 手根中手　102
関節, 肘　93
関節, 中手間　102
関節, 中手指節　102
関節, 椎間　14
関節, 橈骨手根　101
関節, 橈尺　95
関節, 軟骨間　49
関節, 母指手根中手　102
関節, 肋横突　49
関節, 肋椎　48
関節, 肋骨頭　48
関節運動学
　―膝関節　129
　―仙腸関節（ISG）71
関節窩（肩関節）78
関節症候群　14, 391
関節唇（肩関節）78
関節線
　―ショパール関節　144
　―リスフラン関節　145
関節半月　126
関節面　62
環椎　12
鑑別検査
　―圧迫テスト（頸椎）231
　―アドソンテスト　234
　―過外転テスト（頸椎）235
　―胸鎖関節（SCG）237
　―肩関節　237
　―肩鎖関節（ACG）237
　―叩打テスト（股関節）238
　―膝関節　238-240
　―尺骨神経伸長テスト　232
　―スパーリングテスト　232
　―正中神経伸長テスト　232
　―足　240
　―適応　227
　―デクラインテスト（椎骨動脈）236
　―橈骨神経伸長テスト　232
　―引き出しテスト, 前方　240
　―ピボットシフト徴候　239
　―ファベレテスト（パトリック徴候, 4の字徴候）237
　―ラセーグテスト　228
　　―リバース　230
　―ラックマンテスト　239
　―肋鎖テスト　235
　―TOSテスト（ルーステスト）233
顔面神経痛　395
期
　―加速　246
　―手技の前　246
　―定位　246
気管支ぜんそく　372
弓
　―腸恥筋膜　65
　―椎　7
求心性神経　436
吸息　55, 58
胸郭出口症候群　52, 233, 431
胸郭の筋　51
胸骨　48
胸骨柄　48
胸鎖関節（SCG）76
胸椎　11
胸肋関節　49-50
ギヨン管症候群　398
筋, 烏口腕　83
筋, 円
　―小　82, 451
　―大　83, 451
筋, 横
　―会陰
　　―深　68
　　―浅　68
　―胸　52
　―腹　31, 441
筋, 横突間　27
筋, 回外　105
筋, 回旋
　―短　26
　―長　26
筋, 回内
　―円　104, 457
　―方形　104
筋, 顎二腹　446
筋, 鋸
　―後
　　―下　53
　　―上　53
　―前　81, 281, 450
筋, 胸
　―小　81, 281, 449
　―大　83, 281, 449
筋, 胸鎖乳突　448

筋, 棘　24
筋, 棘下　82, 451
筋, 棘間　24
筋, 棘上　81, 451
筋, 屈
　—指
　　—深　104
　　—浅　104
　—手根
　　—尺側　104
　　—橈側　104
　—長趾　137
　—長母指　104
　—長母趾　137
筋, 脛骨
　—後　137
　—前　136
筋, 肩甲下　83
筋, 肩甲挙　81
筋, 咬　445
筋, 後斜角　281
筋, 広背　83
筋, 肛門挙　67
筋, 最長　27
筋, 鎖骨下　81, 449
筋,（坐骨）尾骨　68
筋, 三角　83, 449
筋, 三頭
　—下腿　128
　—上腕　98
筋, 膝窩　128
筋, 斜
　—外腹　30
　—頭
　　—下　29
　　—上　28
　—内腹　30
筋, 斜角　52, 447
　—後　281
　—前　281
筋, 小指伸　105
筋, 上腕　98
筋, 伸
　—指　105
　—示指　106
　—手根
　　—尺側　105
　　—橈側　105

　—長趾　136
　—長母趾　136
　—母指
　　—短　106
　　—長　106
筋, 錐体　31
筋, 双子, 上・下　114
筋, 僧帽　80
筋, 足底　128
筋, 側頭　445
筋, 大腿筋膜張　116
筋, 大腿四頭　117
筋, 多裂　26
筋, 多裂　447
筋, 恥骨　116
筋, 恥骨直腸　67
筋, 恥骨尾骨　67
筋, 長
　—頸　29
　—頭　29
筋, 腸骨尾骨　68
筋, 長掌　104
筋, 長母指外転　105
筋, 腸腰　32, 452
筋, 腸肋　26
筋, 直
　—頭
　　—外側　29
　　—後　28
　　—前　29
　—腹　31
筋, 殿
　—小　116, 453
　—大　116, 454
　—中　116, 454
筋, 内側翼突　446
筋, 内転
　—大　117
　—短　116
　—長　116
筋, 二頭
　—上腕　98
　—大腿　117
筋, 薄　117
筋, 半棘　26
　—頸　447
　—頭　447
筋, 半腱様　118

筋, 板状　27
筋, 半膜様　118
筋, 腓骨　137
筋, 閉鎖
　―外　114, 116, 335
　―内　114
筋, 方形
　―大腿　114
　―腰　31, 454
筋, 縫工　117
筋, 梨状　68, 114, 120, 337, 453
筋, 菱形, 大・小
筋, 肋間
　―外　52
　―最内　52
　―内　52
筋, 肋骨挙　27
筋, 肋骨挙　53
筋, 腕橈骨　105
筋エネルギー法(MET)　241
　―環椎　276
　―禁忌　241, 245
　―頸椎　270, 272
　―頸椎／頸胸椎移行部　273-4
　―後頭　275-6
　―股関節　330-1
　―作用　242
　―仙骨　320, 323
　―恥骨結合　324, 326
　―肘関節　297-8
　―腸骨　312, 314-5
　―適応　241
　―手順　241
　―腰椎　262, 264
　―腰椎／胸椎　267, 269
　―肋骨　282-5
筋群
　―胸肋　52
　―肩関節の　81
　―骨盤後壁　68
　―骨盤転子　114
　―脊柱起立　24
　―体幹肋　52
　―ハムストリング　461
筋弛緩, 等尺性収縮後(PIR)　241, 242
筋伸張　468
筋長検査　153
筋連鎖　441

クチェラ, ウィリアム　3
クチェラ, マイケル　3
屈曲母指　422
屈筋(上肢)　456
クローン病　383
系
　―局所の　441
　―筋筋膜　436, 442
　―筋骨格　152
　―筋膜　21, 439
　―全身の　441
　―リンパ　45
頸
　―解剖　78
　―大腿骨　109
脛骨顆部　125
憩室炎　384
憩室症　384
頸体角(CCD角)　110
頸椎　11
頸部の筋　29
血管系
　―静脈　41
　―動脈　38
月経異常　412
減圧系　337, 434
肩関節　78
肩関節周囲炎　420
検査→鑑別検査も参照
　―足の回内／回外　161
　―圧迫テスト(骨盤)　210
　―運動検査, 肋骨　186-7
　―横隔膜の緊張, フィネットとウィリアムによる　164
　―回外, 肘関節　193
　―回旋
　　―胸椎／胸腰椎移行部　173
　　―頸胸椎移行部　178
　　―頸椎　182
　　―股関節　213
　　―膝関節　216
　　―自動　166
　　―他動　166
　　―腰椎　175
　　―L5-Th3/Th4　170
　―回旋パラメーター確定, L5-Th3/Th4　170
　―外転

―関節半月　240
―股関節　214
―膝関節　216
―肘関節　194
―回内,肘関節　193
―下肢　159
―鑑別
　―上行／下行連鎖　159-160
　―腸骨の機能障害と仙骨の機能障害　201
―胸鎖関節(SCG)　189
―距骨下関節の可動性　226
―距骨(距腿関節)　225
―距腿関節　162
―近位脛腓関節　219
―屈曲
　―関節半月　240
　―胸椎／胸腰椎移行部　174
　―頸胸椎移行部　180
　―頸椎　184-5
　―股関節　215
　―腰椎　178
　―L5-Th3/Th4　171
―脛骨の前方／後方　217
―脛腓靭帯結合　218
―肩関節　191
―肩甲胸郭関節　192
―ゲンスレンテスト(骨盤)　208
―股関節　158
―呼吸(仙骨)　206
―骨
　―月状　198
　―舟状(手)　197
　―舟状(足)　224
　―第1中足　220
　―第5中足骨　221
　―中間楔状　223
　―豆状　198
　―内側楔状　222
　―立方　224
―鎖骨の回旋(SCG／ACG)　190
―膝関節の回旋　162
―手根骨の近位列　198
―踵骨(距骨下関節)　226
―上肢　169
―上肢帯　188
―触診,静的,肋骨　187
―伸展

―関節半月　240
―胸椎／胸腰椎移行部　174
―頸胸椎移行部　180
―頸椎　184-5
―股関節　215
―腰椎　178
―L5-Th3/Th4　171
―弾力性検査(仙骨)　203
―脊柱(腸骨)　202
―前屈,自動　155
―仙骨スラストテスト(骨盤)　211
―仙腸関節(ISG)　157, 199
―前方移動
　―上肢　168
　―立位　156
―足底弓の弾力性　160
―足の揺さぶり　161
―側屈
　―下位腰椎　176-177
　―胸椎　163
　―胸椎／胸腰椎移行部　173
　―頸胸椎移行部　179
　―頸椎　183-4
　―L5-Th3/Th4　171
―大腿スラストテスト(骨盤)　212
―恥骨結合　207
―橈骨頭　195
―橈尺関節,遠位　196
―頭部の回旋
　―自動回旋　167
　―他動回旋　167
―内転
　―関節半月　240
　―股関節　214
　―膝関節　216
　―肘関節　194
―能動的下肢伸展挙上テスト(骨盤)　212
―パトリック・フェーバーテスト(骨盤)　209
―引き離しテスト(骨盤)　211
―ヒップ・ドロップ・テスト　156
―並進
　―胸椎　163
　―胸椎／胸腰椎移行部　173
―母指の手根中手関節　198
―誘発肢位,脊柱　172
―揺さぶり(仙骨)　204-5

—腰椎　158
　　—肋骨　164
　　—TOSテスト　233, 431
肩鎖関節（ACG）　77
腱中心　54
コー，アービン・M　3
溝（Sulcus）　73
孔
　　—横突　12
　　—大静脈　54
　　—椎間　7, 9
口腔顔面機能障害　417
高血圧症　376
後枝　37
喉頭炎　404
更年期障害　411
股関節　109, 327
呼息　55, 58
鼓腸　393
骨
　　—寛　59, 73
　　—仙　59, 73
　　—尾　59
　　—肋　48
骨運動学
　　—骨盤の　69
　　—膝関節の　129
　　—脊柱の　33
骨指標
　　—骨盤　73
　　—脊柱　169
骨軟骨症　9
骨盤底筋　67
骨盤底筋の機能不全　378

さ

再構築期　464
最小斜角筋　53
再生期　464
坐骨結節　73
坐骨神経症候群　402
坐骨神経痛　407
三角
　　—胸肋　54
　　—腰肋　55
三叉神経痛　395
軸椎　13

枝，交通
　　—灰白　37
　　—白　37
枝，後（背枝）　35
枝，（反回）硬膜　36
指骨　100
枝，前（腹枝）　36
枝，恥骨上　73
膝蓋骨　125
膝蓋軟骨軟化症　380
膝関節　123, 337
歯突起　13
尺骨　95
ジャクソン法
　　—仙骨　318
　　—腸骨　307
　　　　—上方変位（Up-Slip）　316
縦走線維　23
縦足弓　145
手根管症候群　403
手根骨　100
主要ベクトル（主要な運動）　246
掌区　108
踵骨棘　392
小指球筋　106
小指球区　108
上肢帯　75, 285
上肢帯の筋　80
静脈，胸腹壁　41
静脈，浅腹壁　41
静脈，大
　　—下　41
　　—上　41
静脈，内胸　43
静脈，腰　41
静脈叢，内・外椎骨　43, 44
静脈，肋下　43
静脈，腕頭　43
静脈瘤　434
上腕骨　93
上腕骨上顆炎　387
上腕の筋
　　—後方　98
　　—前方　98
触診　153
　　—静的　153, 169
　　—動的　153
　　—トリガーポイントの　444

所見, オステオパシー　150
所見作成の基準　154
腎盂炎　414
伸筋(上肢)　455
神経, 陰部大腿　118
神経, 横隔　92
神経, 胸背　88
神経, 筋皮　86
神経, 脛骨　131
神経, 肩甲下　88
神経, 坐骨　130
神経, 鎖骨上　37
神経, 腋窩　87
神経, 尺骨　86, 99
神経, 正中　87, 99
神経, 脊髄　35
神経, 大腿　119, 130
神経, 腸骨下腹　118
神経, 腸骨鼡径　118
神経, 橈骨　87, 99
神経, 内側・外側胸筋　87
神経, 皮
　―大腿骨　109
　　―外側　119
　　―後　120
　―内側上腕　87
　―内側前腕　87
神経, 腓骨　130
神経, 伏在　130
神経, 閉鎖　119, 130
神経, 迷走　93
神経, 肋間　37
神経絞扼または血管捕捉　120
靱帯, 烏口肩峰　78
靱帯, 烏口鎖骨　78
靱帯, 烏口上腕　79
靱帯, 横
　―寛骨臼　113
　―環椎　23
靱帯, 横手根　103
靱帯, 黄色　21
靱帯, 横突間　21
靱帯, 関節上腕　79
靱帯, 関節包　19
靱帯, 環椎十字　23
靱帯, 胸鎖　76
靱帯, 棘間　21
靱帯, 棘上　21

靱帯, 距腓　142
靱帯, 肩鎖　78
靱帯, 項　24
靱帯, 骨間　67
靱帯, 骨間距踵　142
靱帯, 鎖骨間　76
靱帯, 坐骨大腿　112
靱帯, 三角　144
靱帯, 歯尖　24
靱帯, 縦
　―後　22
　―前　22
靱帯, 掌側尺骨手根　103
靱帯, 踵腓　142, 240
靱帯, 仙棘　64
靱帯, 仙結節　63
靱帯, 前・後十字　239
靱帯, 仙腸
　―骨間　62
　―深後　62
　―前　63
　―浅後　62
靱帯, 仙尾　67
靱帯, 側副
　―外側　97, 238
　―手根
　　―外側　103
　　―内側　103
　―内側　97, 238
靱帯, 鼡径　65
靱帯, 大腿骨頭　113, 334
靱帯, 恥骨大腿　112
靱帯, 腸骨大腿　112
靱帯, 腸腰　65
靱帯, 橈骨手根
　―掌側　103
　―背側　103
靱帯, 橈骨輪状　97
靱帯, 背側手根弓状　103
靱帯, 翼状　24
靱帯, 肋鎖　76
髄核　17
頭痛　405
スティル, アンドリュー・テイラー　2
ズデック症候群　428
スラスト法　244
　―環椎　261
　―胸椎

―交差手テクニック　254
　　―ドッグ・テクニック　251
　―胸腰椎移行部　250
　―距骨　359-360
　―禁忌　244
　―頸胸椎移行部　257
　　―顎回旋テクニック　255
　―頸椎　259
　―肩鎖関節（ACG）　293
　―後頭　262
　―股関節　332-4
　―骨
　　―舟状　355, 358
　　―第1中足　349, 351
　　―第5中足　352
　　―中間楔状　354
　　―内側楔状　351, 352
　　―立方　356, 358
　―作用　247
　―踵骨　363-5
　―仙骨　318-319
　―前腕　304
　―肘関節　298, 300
　―腸骨　307, 309-316
　　―上方変位（Up-Slip）　316
　―適応　244
　―手順　246
　―橈骨頭　301, 303-4
　―腓骨　346-9
　―腰椎　248
　―肋骨　277, 279
正中神経圧迫症候群　410
脊髄促通　436-9
脊椎関節症　391
線維輪　17
前脛骨筋症候群　432
前枝　37
前足部の回内／回外　145
仙腸関節（ISG）　59, 61, 71
仙尾関節　67
前立腺肥大症, 良性　423
前腕の筋　104
叢
　―頸神経　37
　―仙骨神経　119
　―椎骨静脈
　　―外　43
　　―内　44

　―腰神経　37, 118
　―腕神経　84, 92
足関節
　―距骨下関節　140
　―距腿関節　138
足根管症候群　430
足根骨　138
足根中足関節　144
足趾　138
足底弓　145
側弯症　58
組織の状態　467

た

体
　―胸骨　48
　―椎　7
大腿筋群
　―後方　117
　―前方　117
大腿骨　109
大腿骨顆部　123
大動脈縮窄症　40, 376
端
　―胸骨　76
　―肩峰　77
胆道ジスキネジー　394
胆嚢摘出術後　379
恥骨結合　66, 72
恥骨結節　73
肘関節　93, 297
中耳炎　413
中手筋　106
中手骨　100
中足骨　138
聴覚異常　386
腸骨棘
　―上後（SIPS）　73, 200
　―上前（SIAS）　73, 200
腸骨稜　73
腸腰筋症候群　400
治療法→スラスト法と筋エネルギー法
　（MET）も参照
　―足首捻挫後　366
　―外閉鎖筋　335
　―関節半月　334
　―脛骨　338-343

―骨盤底筋　336
―手根管症候群　306
―大腿骨頭靭帯　334
―膜
　―前腕骨間　305
　―閉鎖筋　335
　―有痛性回内病変(肘内障)　304
　―梨状筋　337
椎間関節　14, 16
椎間関節の関節症　9
椎間関節の向き　16
椎間板ヘルニア　9, 373, 402, 407
椎弓の靭帯　19
椎体の靭帯　22
痛覚鈍麻　243
手の筋　106
殿部の筋　116
頭
　―上腕骨　78
　―大腿骨　109
橈骨　95
橈尺関節　95, 99
疼痛症候群
　―筋膜　425
　―膝蓋大腿　424
頭部関節の筋群　28
動脈, 腋窩　88
動脈, 横隔　38
動脈, 胸
　―外側　38
　―最上　38
　―内　40
動脈, 胸肩峰　38
動脈, 筋横隔　40
動脈, 頸　40
動脈, 脛骨
　―後　133
　―前　133
動脈, 肩甲下　38
動脈, 鎖骨下　38, 88
動脈, 膝窩　131
動脈, 尺骨　90
動脈, 上・下殿　72
動脈, 上腕　90
動脈, 仙骨
　―外側　40, 72
　―正中　72
動脈, 総頸　38

動脈, 総腸骨　38
動脈, 大腿　131
動脈, 腸骨回旋　72
動脈, 腸腰　40, 72
動脈, 椎骨　40
動脈, 橈骨　90
動脈, 内陰部　72
動脈, 腹壁
　―下　40
　―上　40
　―浅　40
動脈, 閉鎖　72
動脈, 腰　38, 40
動脈, 肋間　40
　―後　38
　―前　40
突起, 横　7
突起, 関節　7, 14
突起, 棘　7
突起, 剣状　48
突起, 鉤状　11
突起, 乳頭　10
突起, 肋骨　7, 10
トリガーポイント　443

な

内転筋　116, 455-9
内転筋刺激　369
乳児疝痛　385
乳房切除術後　408
ニューテーション　69
尿失禁　399

は

排液　243
肺気腫　58
歯ぎしり　377
腓骨　134
部
　―外側, 仙骨底　73
　―胸骨　54
　―鎖骨下　83
　―鎖骨上　83
　―腰椎　54
　―肋骨　54
形態的安定　60

力学的安定　61
腹腔内圧（IAP）　19, 55, 122
腹腔内圧（IAP）上昇の治療　165
副鼻腔炎　414
腹壁の筋　30
付随的ベクトル　246
不整脈　399
不妊症　393
フライエットの法則　35
ベヒテレフ病　58
変形性膝関節症　396
扁桃炎　409
便秘　416
膀胱炎　375
母指球筋　106
母指球区　107
勃起障害　390
ボホダレック孔　55
ポンプ
　―胸郭　409
　―ペダル　409
ポンプ・テクニック, リンパの　409

ま

膜
　―蓋　24
　―滑　126
　―環椎後頭
　　―後　23
　　―前　23
　―骨間　99
　　―下腿　134
　　―前腕　305
　―線維　126
　―閉鎖筋　335
慢性気管支炎　377
ミッチェル・シニア, フレッド・L　3
めまい　427
モビリゼーション
　―胸鎖関節（SCG）　285, 287-8
　―距骨　361-2
　―脛腓靱帯結合　346
　―肩関節　295-6
　―肩甲胸郭関節　294
　―股関節　328-9
　―鎖骨の回旋　290, 292
　―腓骨（腓骨の揺さぶり）　348

や

夜尿症　374
腰椎　10
腰痛　406
腰部―骨盤―股関節シェーレ　59
腰部の裂孔　54
腰リンパ本幹　45
抑制, 相反（RI）　241-2

ら

ラレー裂　54
卵管炎　387
卵巣炎　386
卵巣嚢胞　419
リトルジョン, ジョン・マーティン　2
リンパ管攣縮　439
ルシュカ関節の関節症（頸椎）　9
裂孔（Hiatus）
　―食道　54
　―大動脈　54
裂孔（Lacuna）
　―筋　65
　―血管　65
漏斗胸／鳩胸　58
肋横突関節　49, 50
肋骨頭関節　50
肋椎関節　48, 58
肋軟骨　48
肋間筋　52
肋間神経痛　401
肋骨　48

わ

ワルダイエル咽頭輪　371, 409
腕頭動脈　38

欧文索引

MALT系　371, 439
TARTモデル　153

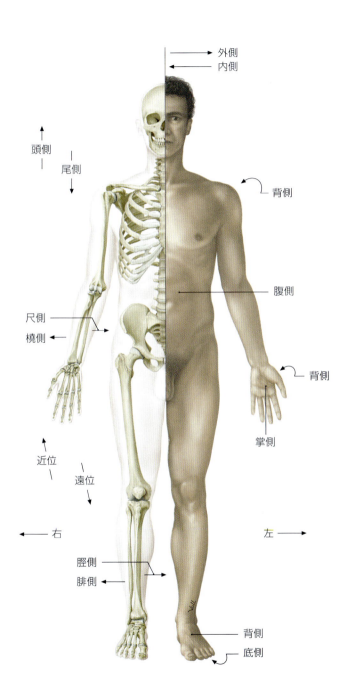

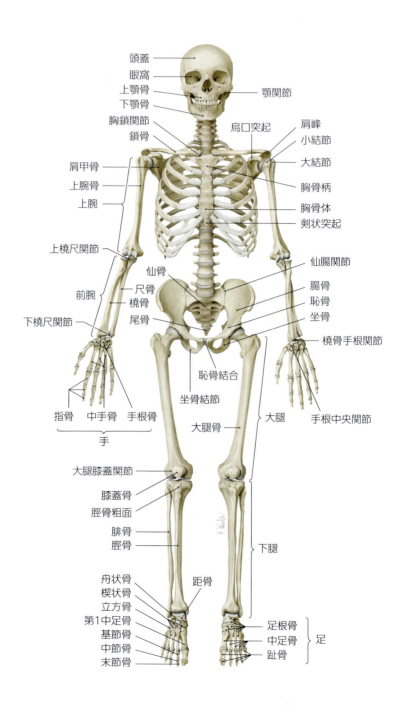

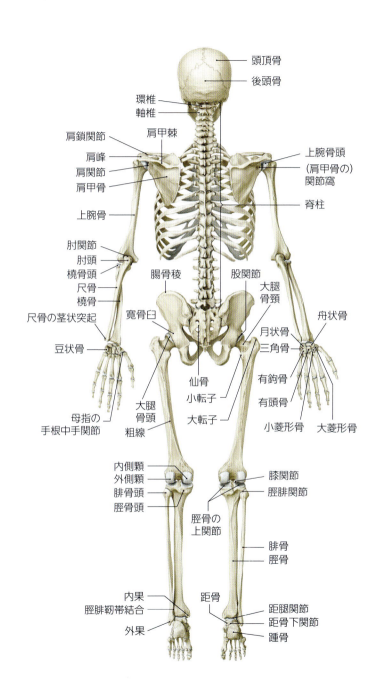

著者：
アンドレアス・マースセン（Andreas Maassen）

1991年オランダのホーヘスホール・ヘールレン（専門職大学）学士号取得。2000年ドイツのインスティテュート・フィア・アンゲバンテ・オステオパシー（IFAO：応用オステオパシー研究所）でオステオパシーの専門教育を修了し、2001年ドイツのハンブルクで、オステオパシー博士（D.O.）の学位論文「胆嚢のドレナージ・テクニックが閉経前女性にもたらす直接測定可能な効果」を発表。2016年ハイルプラクティカーの資格を取得。2000-2016年IFAOでオステオパシーの講師を務め、2016年〜高度なオステオパシーの教育と訓練を行う「オステオパシー・ミット・ハント・ウント・フェアスタント」（手と知によるオステオパシー）を設立し代表に就任。共著に『Lehrbuch Osteopathie』（Haug Verlag）。論文に『Osteopathische Medizinim Elsevier-Verlag』（専門誌「オステオパティッシェ・メディツィン」（エルゼビア社）に発表）。

監修者：
平塚 晃一（ひらつか こういち），MRO（J）

日本オステオパシー学会名誉会長。日本オステオパシー連合オブザーバー。1943年、福岡県久留米市生まれ。18歳から6年間、闘病生活を送り、その後、オステオパシーと出合い病気を克服する。1969年、日本指圧学校卒業。1974年、平塚指圧治療所を(現・立川オステオパシー・センター)を開業。1990年に日本オステオパシー学会を設立し会長に就任。1992年、日本オステオパシー専門学院(現・ジャパン・カレッジ・オブ・オステオパシー)を設立し、現在に至る。著書に『オステオパシーとは何か』（現代書林）、『続・オステオパシーとは何か』（ごま書房）、監修書に『クラニオセイクラル・オステオパシー』『オステオパシーの内臓マニピュレーション』（ガイアブックス)がある。

翻訳者：
吉水 淳子（よしみず じゅんこ）

奈良女子大学文学部社会学科哲学専攻を卒業後、大阪府立大学大学院綜合科学研究科文化学専攻を修了。医薬翻訳者として、独語および英語の翻訳を手掛ける。訳書に、『整形外科における理学療法』『エビデンスに基づく高齢者の作業療法』『シュロス法による側弯症治療』『クラニオセイクラル・オステオパシー』『カイロプラクティックテクニック教本』（いずれもガイアブックス）など。

Checkliste Parietale Osteopathie
筋骨格系のオステオパシー

発　　　行	2017年10月1日	
発 行 者	吉田　初音	
発 行 所	株式会社 **ガイアブックス**	
	〒107-0052　東京都港区赤坂1-1-16　細川ビル	
	TEL.03 (3585) 2214　FAX.03 (3585) 1090	
	http://www.gaiajapan.co.jp	

Copyright for the Japanese edition GAIABOOKS INC. JAPAN2017
IISBN978-4-88282-992-8 C3047

落丁本・乱丁本はお取り替えいたします。
本書を許可なく複製することは、かたくお断わりします。
Printed in China